환자중심
의료커뮤니케이션
길라잡이

이명선·임정준·강창우·박일환·이민정·박신영

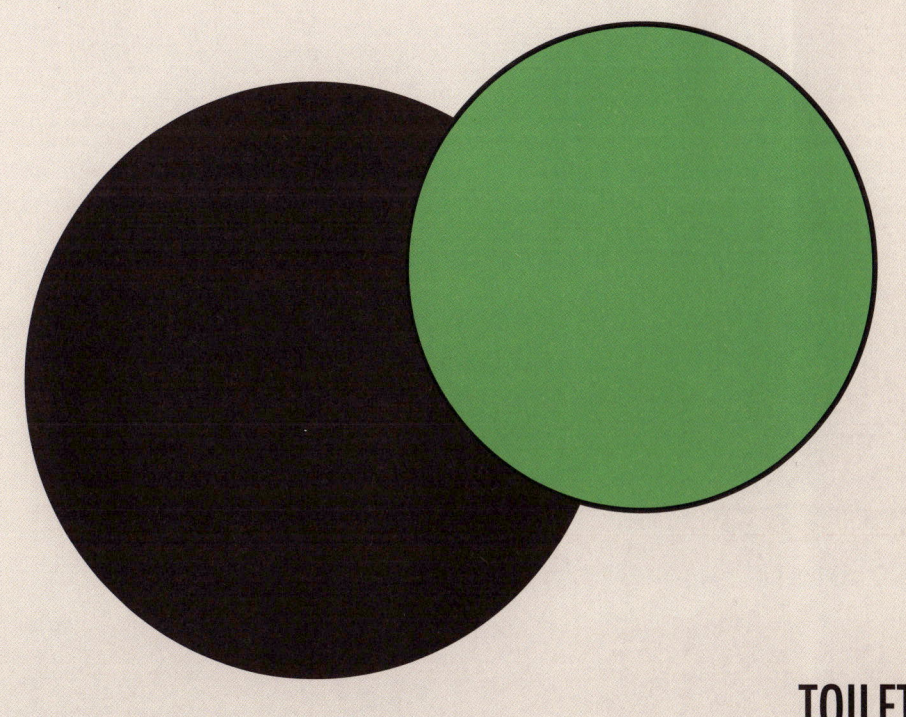

TOILET
PRESS

목차

머리말 · 6

제 1부 커뮤니케이션의 개념과 원리

1장 커뮤니케이션의 개념과 과정 · 12
2장 성공적인 커뮤니케이션의 조건 · 25
3장 문장 의미와 화자 의도 사이의 불일치 현상 · 38
4장 대화의 구조와 원리 · 52

제 2부 환자중심의 의료커뮤니케이션

1장 환자중심 커뮤니케이션의 필요성 · 68
2장 대화분석 · 84
3장 질병체험 내러티브 · 98
4장 비언어적 커뮤니케이션 · 110

제 3부 의료커뮤니케이션 기술

1장 진료 면담의 시작과 종결 · 126
2장 병력 청취와 진단 설명 · 138
3장 환자-의료인 관계 형성 · 156
4장 치료계획 수립과 공동 의사결정 · 174

제 4부 직종별 커뮤니케이션의 특성

1장 의사-환자 커뮤니케이션 • 190
2장 치과의사-환자 커뮤니케이션 • 206
3장 간호사-환자 커뮤니케이션 • 220

제 5부 환자의 특성에 따른 커뮤니케이션

1장 의사소통이 어려운 환자와 치료적 커뮤니케이션 • 238
2장 연령별 커뮤니케이션 전략 • 256
3장 상황별 커뮤니케이션 전략 • 268
4장 환자의 행동 특성에 따른 커뮤니케이션 전략 • 280

제 6부 의료커뮤니케이션의 교육과 평가

1장 의료커뮤니케이션의 교육 • 292
2장 의료커뮤니케이션의 평가 • 302

머리말

커뮤니케이션은 인간이 사회생활을 영위해 나가기 위한 필수 요소이다. 커뮤니케이션을 통해서 인간은 자신의 생각과 정보와 지식뿐만 아니라 감정을 포함하는 총체적인 경험을 나누게 된다. 그런데 이러한 커뮤니케이션은 상황과 맥락뿐만 아니라 특정 제도와 인간관계 등에 따라 그 목적과 중요성에 차이가 있다. 질병의 치료와 회복 등을 다루는 의료 현장에서 일어나는 커뮤니케이션의 목적은 생명과 직결되어 있으며, 따라서 그 중요성은 더욱 크다고 할 수 있다.

그동안의 의료커뮤니케이션은 전문적인 지식과 기술을 겸비한 의료인 중심으로 이루어져 왔다. 그러나 이제 우리의 의료 환경은 급성질환에서 만성질환 중심으로 바뀌었을 뿐만 아니라, 과학과 의학 기술의 발달과 인구의 고령화 및 정보화 시대로의 전환 등으로 인하여 빠르게 변화하고 있다. 이에 따라 환자들의 요구도 변화하고 있으며, 의료계는 이에 대응하기 위한 노력의 하나로 의료인 중심의 커뮤니케이션에서 환자중심의 커뮤니케이션으로의 전환을 강조하고 있다.

이 책의 특징은 커뮤니케이션의 규범과 규칙 등 매우 추상적인 개념에 중점을 두기보다는, 보다 구체적인 의료 상황 속에서 의료인과 환자가 서로 어떻게 상호작용하며 커뮤니케이션을 수행할 것인지에 대해 초점을 두었다는 점이다. 특히 다양한 대화에 초점을 두어 대화분석적으로 세밀하게 분석함으로써 실제 대화에서의 문제들을 발견하여 원인을 규명할 수 있게 하였다. 이로써 의료인들의 자기 성찰과 반성을 이끌어내고, 궁극적으로는 대화의 감수성을 높이는데 기여하고자 하였다.

이 책의 또 다른 특징은 의학, 치의학, 그리고 간호학을 전공하는 학생과 의료인들이 공통으로 사용할 수 있도록 고안되었다는 점이다. 이를 위해서 각 의료계 전공자뿐만 아니라 커뮤니케이션과 대화를 전공한 인문학자와 함께 공동으로 집필함으로써, 커뮤니케이션에 대한 기초적인 이해와 함께 의료커뮤니케이션에 대한 종합적이고 포괄적인 이해를 도모하고자 하였다. 물론 각 전공별 커뮤니케이션의 특성 또한 심층적으로 다루었다.

제 1부에서는 커뮤니케이션 전반에 관한 이해를 돕도록 구성하였다. 커뮤니케이션의 개념과 함께 성공적인 커뮤니케이션의 조건, 그리고 상황과 맥락에 따른 언어 표현 등을 포함함으로써, 의료인은 환자의 눈높이에 맞는 커뮤니케이션 방식을 선택하여 의료인과 환자 모두가 자신의 의도를 적절하게 표현할 수 있는 방법을 도모할 수 있게 하였다. 그리고 커뮤니케이션의 기본이 되는 대화의 특정한 규칙과 심층적인 구성 원리에 대한 이해를 바탕으로 효과적인 대화를 수행하도록 돕고 있다. .

제 2부에서는 환자중심의 맞춤형 커뮤니케이션의 필요성에 대해 다루었다. 그리고 대화분석 방법과 함께 구체적인 대화분석 사례를 포함하여 의료 대화에 대한 이해를 높이고자 하였다. 또한 환자가 세상을 어떻게 이해하는지에 대한 질병체험 내러티브 혹은 이야기를 다룸으로써, 의료인은 단순히 환자의 이야기를 듣는 간접 체험에 그치는 것이 아니라, 깊은 정서적 체험을 통해 감정이 이입되고 더 많은 것을 느끼고 배움으로써 직관과 지혜를 얻을 수 있도록 하였다. 사실상 이야기의 본질은 감정의 연결이다. 질병체험 이야기는 의학적 지식과는 완전히 새로운 차원의 의미와 중요성을 갖게 함으로써, 의료인으로 하여금 환자중심의 커뮤니케이션 능력을 갖도록 도와준다. 마지막으로 환자의 감정을

보다 잘 이해하고 공감할 수 있는 역량을 키우도록 하기 위하여 감정과 인간관계를 표현하는 중요한 수단인 비언어적 커뮤니케이션에 대해 다루었다.

제 3부에서는 진료 면담과 병력 청취와 함께 진단에 대한 효과적인 설명 기술, 환자와 의료인 간의 관계 형성 등을 위한 커뮤니케이션 기술들을 다루고 있다. 그리고 환자와 함께 치료계획을 수립하고 공동의 의사결정을 이끌어내는 기술 등을 포함함으로써, 이 시대가 요구하는 환자중심의 맞춤형 커뮤니케이션 역량을 갖추도록 하였다.

제 4부에서는 치료적 커뮤니케이션과 함께 직종별 커뮤니케이션의 특성을 밝히고자 의사, 치과의사, 그리고 간호사와 환자 간의 커뮤니케이션에 대해 다루었다. 제 5부에서는 환자의 다양한 특성, 예를 들면, 상호작용 혹은 커뮤니케이션이 어려운 환자, 그리고 연령, 상황, 환자의 행동 특성에 따른 커뮤니케이션 전략들을 다루었다.

제 6부에서는 효과적인 의료커뮤니케이션 교육을 위한 목표와 학습 성과와 더불어 다양한 학습 자료를 제공하여 적합한 교수학습 방법 선택에 도움이 되도록 하였다. 또한 의료커뮤니케이션을 위한 평가 요소와 지침을 제공하고, 의료인 면허 시험에 적용되는 평가 영역과 지침들도 다루었다.

사실상 의료와 간호의 성패는 의료인의 커뮤니케이션 능력에 의해 좌우된다고 할 수 있다. 그런데 일부에서는 자신의 커뮤니케이션 능력을 자신하며 문제점을 인식하지 못할 수 있고, 다른 일부에서는 자신의 인간관계와 커뮤니케이션이 서툴다고 여길 수 있다. 이 책은 자신감을 지닌 학생이나 의료인에게는 본인의 커뮤니케이션 방식과 태도 등에 대한 성찰을 통해 더욱 효과적인 커뮤니케이션을 발휘할 수 있도록 도울 것이다. 반면에, 커뮤니케이션이 서툴다고 여기는 학생이나 의료인에게는 다양한 의료 상황과 맥락 속에서 여러 가지 커뮤니케이션 전략들을 활용함으로써, 성공적인 커뮤니케이션을 이끌어 낼 수 있기를 기대한다. 이로써 의료와 간호 서비스의 효과를 극대화하고, 궁극적으로는 의료인뿐만 아니라 환자와 가족 모두가 만족하는 의료 서비스 제공에 기여할 수 있기를 기대한다.

마지막으로 이 책의 출판을 위하여 애써주신 토일렛프레스 관계자 여러분들께 모든 집필진을 대신하여 깊은 감사의 마음을 전한다.

2023년 1월 30일
대표 저자 이명선

제 1부 커뮤니케이션의 개념과 원리

1장 커뮤니케이션의 개념과 과정·12
2장 성공적인 커뮤니케이션의 조건·25
3장 문장 의미와 화자 의도 사이의 불일치 현상·38
4장 대화의 구조와 원리·52

제 1부 커뮤니케이션의 개념과 원리

1장 커뮤니케이션의 개념과 과정

◇ 학습목표

커뮤니케이션의 개념을 이해한다.
커뮤니케이션이 이루어지는 과정에 대하여 이해한다.
일반적인 커뮤니케이션 과정을 보건의료 상황에 적용하여 이해할 수 있다.

인간 사회가 성립하고 유지·발전하기 위해서는 그 사회의 구성원들이 서로 정보, 생각, 감정 등에 대하여 소통할 수 있어야 한다. 이와 같은 소통을 위해서는 다양한 방법이 사용될 수 있지만, 인류의 진화 과정에서 소통해야 할 내용이 많아지고 복잡해지면서 언어가 대표적인 소통의 수단으로 자리 잡게 되었다. 그러나 언어도 의사(intention)를 완벽하게 전달해주지는 못하기 때문에 흔히 **의사소통의 오류**(miscommunication)가 발생하게 된다. 의료상황에서 발생하는 오류는 치명적일 수 있기 때문에, 커뮤니케이션에 대하여 충분히 이해함으로써 오류 발생을 최소화하는 것은 매우 중요하다. 여기에서는 커뮤니케이션의 개념과 원리에 대하여 살펴본다.

1. 커뮤니케이션의 개념과 중요성

커뮤니케이션의 어원은 라틴어의 **commūnicātiō**로 **전달, 통지**라는 의미를 가지며, 좁은 의미에서의 커뮤니케이션은 인간이 언어적 수단 혹은 몸짓이나 표정과 같은 비언어적 수단을 이용하여 정보, 생각, 감정 등을 서로 주고받는 것을 말한다. 그러나 커뮤니케이션이란 개념은 생명체가 기호를 이용하여 서로 정보를 주고받는 모든 형태의 활동을 포괄하기도 하고, 인간과 데이터를 처리하는 기계 간의 상호 정보 전달까지 이 개념에 포함시키기도 한다.

사회의 구성원 사이에 정보를 공유하고 서로의 생각이나 감정에 대하여 이해하는 것은 사회의 형성과 유지를 위한 본질적 조건이기 때문에, 인간은 인류의 발생 초기부터 비언어적 수단을 이용하여 커뮤니케이션을 했을 것으로 추정할 수 있다. 또한 인류가 진화하면서 원시적 형태의 언어가 발생하였고, 인지가 발달하고 소통의 내용이 복잡해지면서 언어도 발전하여 오늘날에 이르게 되었다.

21세기에는 사회가 더욱 복잡해지면서 커뮤니케이션에 대한 욕구와 필요성이 커지고 있으며, 과학의 발달로 커뮤니케이션에 사용되는 매체도 매우 다양해졌다. 이로 인하여 현대 사회에서 커뮤니케이션이 갖는 의미는 이전 어느 시대보다 커졌으며, 커뮤니케이션 능력은 대인관계와 사회생활에서 매우 중요한 성공 요인으로 자리 잡게 되었다. 훌륭한 커뮤니케이션 능력을 갖기 위해서는 우선 커뮤니케이션의 기본 원리에 대하여 충분히 이해하는 것이 필요하다.

보건의료 분야에서는 다른 어느 분야에서보다 커뮤니케이션이 중요한데, 그것은 커뮤니케이션이 정확한 진단과 처방, 그리고 효과적인 치료와 간호를 위한 핵심적인 수단이기 때문이다. 또한 보건의료인들 간의 소통과 팀워크를 다지기 위해서도 필수불가결한 것이 커뮤니케이션이다.

2. 커뮤니케이션의 과정

커뮤니케이션이 이루어지기 위해서는 최소한 두 사람의 참여자가 있어야 하고, 이 두 사람이 동일한 소통 수단을 사용해야 한다. 이 소통의 수단을 커뮤니케이션 모델에서는 **코드(code)**라고 부르는데, 언어를 이용한 커뮤니케이션에서는 특정 언어의 어휘와 문법 지식이 여기에 속한다. 커뮤니케이션은 한 사람(S)이 상대방(H)에게 음파와 같은 매체(M)를 이용하여 신호를 보냄으로써 시작된다.

언어 커뮤니케이션에서는 목소리를 이용하는 것이 전형적인 방법이지만, 광파를 이용하는 문자나 전파를 이용하는 다양한 통신 매체를 사용할 수도 있다. 이와 같은 커뮤니케이션의 과정은 다음과 같이 단순하게 도식화 할 수 있다.

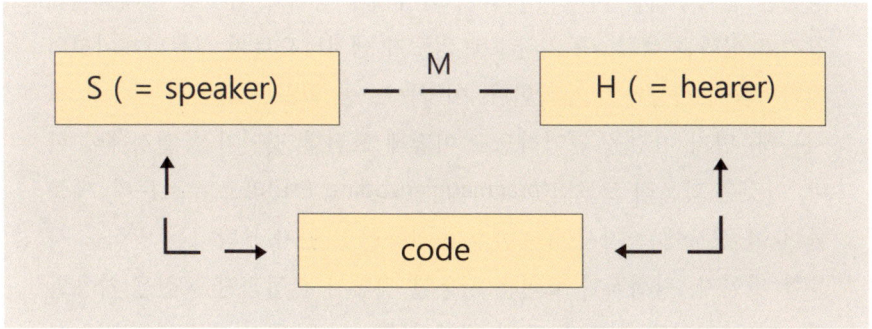

(그림 1) 단순화한 커뮤니케이션의 과정

1) 의사소통 의도의 언어화 과정

먼저 커뮤니케이션의 과정 가운데 화자의 인지체계 내에서 이루어지는 언어화 과정을 좀 더 상세하게 살펴보자.

화자(S)가 말하고자 하는 의도(intention, I)를 갖는 것이 커뮤니케이션의 시작이며, 이 의도는 언어화 과정(encoding)을 거쳐서 발성기관을 통하여 음성의 형태로 실현된다. 이 음성은 음파라는 매체(M)에 실려서 청자(H)의 청각기관에 도달하게 되며, 청각기관에 도달한 음파는 전기·화학적 신호의 형태로 뇌로 전달된다. 뇌에 도달한 신호는 언어 기호로 해석되는 과정(decoding)을 거치게 되며, 이 과정의 결과로 청자는 화자의 의도를 이해하게 된다. 이와 같은 과정을 통해 커뮤니케이션이 이루어지기 위한 전제 조건은 화자와 청자가 동일한 코드(code)를 사용한다는 것이다.

여기서는 창문을 열어달라고 말하려는 의도가 언어적으로 실현되는 과정을 통하여 화자의 의도가 언어화되는 과정을 살펴보자. 먼저 청자가 창문을 열어주기를 바라는 마음이 화자에게 생기고 이것을 상대방에게 알리고 싶다는 생각, 즉 의사소통 의도가 생겨남으로써 커뮤니케이션의 메커니즘이 작동하기 시작한다. 이 의사소통 의도는 언어화 과정을 거치는데, 먼저 이것을 언어적으로 어떻게 표현할 것인가를 결정해야 한다. 이것은 화용적 코드화(pragmatic encoding, PrE)라고 부르는데, 예를 들어 이 경우에는 지시하는 방식을 사용할 것인지 부탁하는 방식을 사용할 것인지, 직접적인 표현을 사용할 것인지 간접적인 표현을 사용할 것인지를 결정해야 한다. 또한 대화 상황이나 대화 상대방을 고려하여 여러 가지 선택을 해야 하는데, 대화 상대에 맞는 공손법을 선택하는 것이 여기에 속한다.

화용적 코드화가 이루어져도 의사소통 의도는 아직 언어 표현으로 구체화되지 않고 추상적인 형태로 존재하는데, 언어화 과정의 다음 단계에서는 이것을 언어적으로 표현하기에 적절한 어휘를 선택한다. 의미적 코드화(semantic encoding, SE)라고 부르는 이 단계에서 선택하는 어휘들은 화자의 지식체계 안에 존재하는 '머릿속 사전(mental lexicon)'에 들어있는데, 동일한 언어 사회의 구성원들이 갖고 있는 머릿속 사전들은 조금씩 차이가 있기는 하지만 대부분 유사하다. 따라서 한국어를 모국어로 사용하는 사람들의 머릿속 사전은 개인 간, 세대 간, 지역 간 차이가 있기는 하지만 공통적인 부분이 많기 때문에, 큰 불편이나 오해 없이 서로 의사소통을 할 수 있는 것이다.

의미적 코드화를 통해 선택된 어휘들은 문법적인 문장의 형태로 배열되는데, 이 단계는 통사적 코드화(syntactic encoding, SynE)라고 부른다.

예를 들어, 의미적 코드화를 통해 '창문', '좀', '열다'와 같은 어휘를 선택했다면, 통사적 코드화를 통해서는 "창문 좀 여세요!"와 같은 문법적인 문장이 만들어지게 되는 것이다.

통사적 코드화의 결과물은 아직 우리의 뇌 속에 존재하는데, 이것을 대화 상대방에게 전달하기 위해서 사용할 수 있는 가장 전형적인 매체는 음성이다. 통사적 코드화의 결과물을 음성으로 실현 시키기 위해 변환하는 과정은 음운적 코드화(phonological encoding, PE)라고 부른다. 영어 사전의 표제어 옆에 발음기호가 제시되어 있듯이 인간의 머릿속 사전에도 각 어휘의 발음에 대한 정보가 들어있으며, 어휘들의 연속체가 어떻게 발음되어야 하는지에 대한 정보도 들어있다.

음운적 코드화의 결과에 따라 뇌는 발성기관과 조음기관에 해당 문장을 발음하도록 명령을 내린다. 이 명령에 따라 성대와 같은 발성기관과 구강, 비강, 혀, 입술, 치아 등과 같은 조음기관이 움직이게 되며, 그 결과 "창문 좀 여세요!"와 같은 발화(utterance)가 이루어지게 되는 것이다.

이상에서 살펴본 언어화 과정을 도식화하면 다음과 같다.

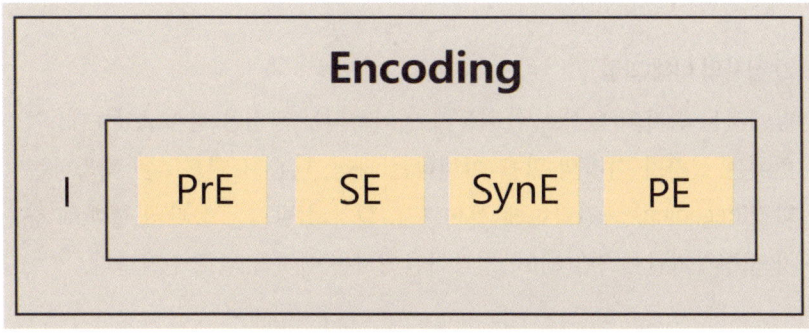

(그림 2) 의사소통 의도의 언어화 과정

위에서 예로 제시한 "창문 좀 여세요!"라는 표현은 화자가 청자에게 창문을 열어달라고 말하기 위해 선택할 수 있는 여러 가지 표현 방식 가운데 하나이다. 화자가 의사소통 의도를 언어화하는 각 과정에는 다양한 선택지들이 있는데, 이 선택지들의 조합만큼 다양한 방식으로 의사소통 의도를 언어적으로 표현할 수 있다. 위에서 예로 제시한 상황에서 표현할 수 있는 다른 방식 몇 가지를 살펴보자.

(1) a. 창문 열어! / 창문 여세요!
　　b. 창문 좀 열어! / 창문 좀 여세요!
　　c. 창문 좀 열어줄래? / 창문 좀 열어주시겠어요?
　　d. 창문 좀 열어주면 안 될까? / 창문 좀 열어주시면 안 될까요?
　　e. 창문 좀 열면 좋겠는데. / 창문 좀 열면 좋겠는데요.

이와 같은 표현들은 화자의 의도를 직접적인 방식으로 표현한 것인데, 실제 커뮤니케이션에서는 다음과 같은 간접적인 방식으로도 자신의 의도를 전달할 수 있다.

(2) a. 여기 좀 덥지 않니? / 여기 좀 덥지 않으세요?
　　b. 공기가 좀 답답하네. / 공기가 좀 답답하네요.
　　c. 여기 환기를 좀 시켜야 할 것 같아. / 여기 환기를 좀 시켜야 할 것 같군요.

2) 청자의 이해 과정

앞에서는 화자의 의사소통 의도가 언어화되는 과정을 살펴보았는데, 이번에는 청자가 화자의 말을 이해하는 과정, 다른 표현으로는 해독하는 과정(decoding)을 간략하게 살펴보자. 화자의 발화는 음파의 형태로 청자의 청각기관에 전달되며, 청각기관에서는 이것을 뇌로 전달한다.

뇌에서는 먼저 이 정보로부터 언어적으로 유의미한 소리를 찾아내는 음운적 해독(phonologic decoding, PD) 과정을 거친다. 이 과정을 통해 찾아낸 음운의 연속체에서 통사적 해독(syntactic decoding, SynD)을 통해 단어나 절과 같은 문법적·통사적 단위들을 찾아내고 문장의 구조를 파악하게 된다.

이제 각 단어들의 의미를 머릿속 사전에서 찾아내고 각 단어의 의미로부터 문장의 의미를 파악하는 작업이 의미적 해독(semantic decoding, SD) 과정에서 일어난다. 이렇게 파악한 문장의 의미를 바탕으로 화자의 의도를 파악하는 과정이 화용적 해독(pragmatic decoding, PrD)인데, 예를 들어, "여기는 좀 덥지 않니?"라는 발화로부터 창문을 열어주기를 바란다는 화자의 의도를 찾아내는 일이 이 과정에서 일어난다. 이와 같은 여러 단계의 해독 과정을 통해 청자는 화자의 의도를 이해하게 되는 것이다.

여기서 살펴본 청자의 이해 과정을 정리하면 다음과 같다.

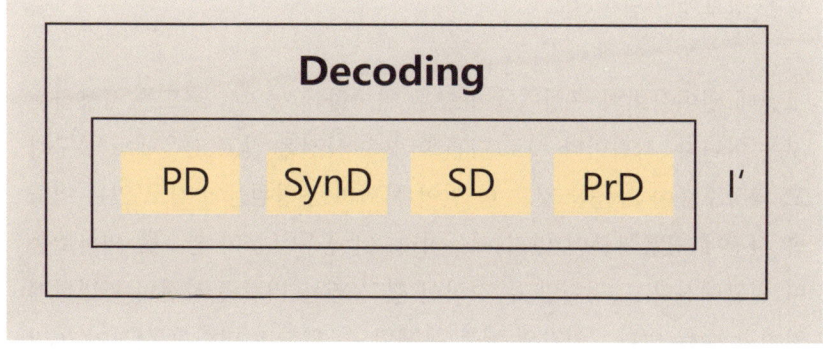

〈그림 3〉 화자의 말을 이해하는 과정

지금까지 살펴본 언어의 생산과 이해의 과정은 화자가 언어를 통하여 의사소통 의도를 전달하고 이것을 청자가 이해하는 과정을 단순화하여 보여주는 의사소통에 대한 한 가지 모델이다. 실제 언어생산과정은 이 모델이 보여주는 것보다 훨씬 복잡하며 이 과정에 개입하는 요소들도 훨씬 더 다양할 것이다. 특히 언어의 생산과 이해의 과정이 여기에 제시한 것처럼 선형적으로 이루어지는 것이 아닐 수 있는 가능성을 보여주는 인지과학의 연구 결과들도 있다. 그럼에도 불구하고 이 모델은 커뮤니케이션의 기본 원리를 설명하기에 충분하다.

3) 코드, 경험, 그리고 세상에 대한 지식

앞에서 살펴본 (그림1)은 화자와 청자가 공유하는 코드를 기반으로 커뮤니케이션이 이루어진다는 것을 보여주고 있다. 언어를 이용한 의사소통에서 코드는 특정 언어의 어휘와 문법 규칙이다. 의미적 코드화와 해독 과정에서는 어휘에 대한 지식이 사용되고, 통사적 코드화와 해독 과정에서는 문법 규칙이 활용된다. 음운적 코드화와 해독 과정은 각 어휘의 발음 정보에 기반한다.

그런데 언어사회의 구성원들이 모두 완벽하게 동일한 코드를 사용하는 것은 아니다. 사람마다 서로 다른 머릿속 사전을 갖고 있음에도 불구하고 의사소통이 가능한 것은 한 언어 사회의 구성원들이 갖고 있는 머릿속 사전에 공통부분이 있기 때문이며, 이 공통부분이 클수록 의사소통이 원활해진다. 그렇지만 두 사람이 갖고 있는 머릿속 사전이 완벽하게 일치할 수는 없다. (인간의 뇌를 복제할 수 있다면 머릿속 사전이 동일한 두 개체가 존재할 수도 있을 것이다.) 따라서 같은 언어를 사용하는 두 사람의 코드는 다음과 같이 도식화할 수 있다.

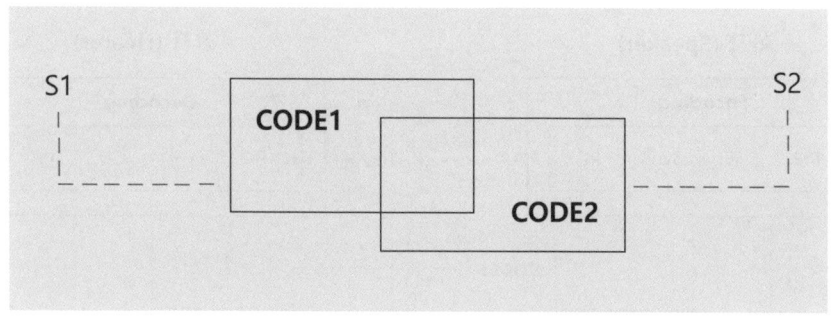

(그림 4) 두 사람이 갖고 있는 코드의 공통점과 차이점

커뮤니케이션은 언어적인 지식만으로 할 수 있는 것이 아니다. 세상에 대한 지식과 경험도 매우 중요한 역할을 하는데, 이것도 코드와 마찬가지로 사람마다 다른 부분과 공통적인 부분이 있다. 물론 공유하는 지식과 경험이 많을수록 의사소통이 더 원활해지는 것은 당연하다. 이것을 도식화하면 다음과 같다.

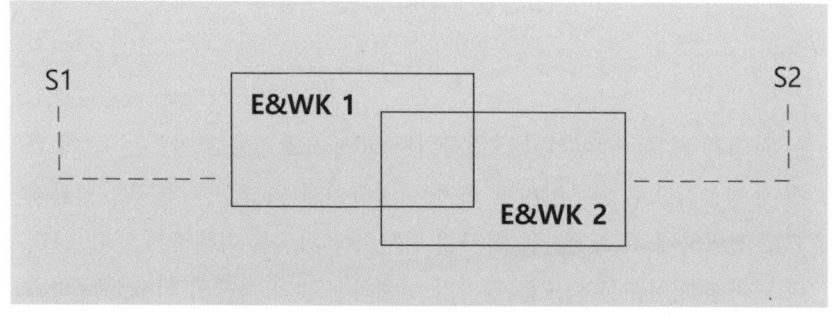

(그림 5) 두 사람이 갖고 있는 경험과 세계에 대한 지식의 공통점과 차이점
(E: Experience, WK: World Knowledge)

3. 커뮤니케이션 모델과 커뮤니케이션의 성공

앞에서 살펴본 커뮤니케이션의 과정과 커뮤니케이션의 기반이 되는 코드와 경험, 그리고 세계에 대한 지식을 모두 하나의 표에 나타내면 다음과 같은 커뮤니케이션에 대한 모델이 만들어진다.

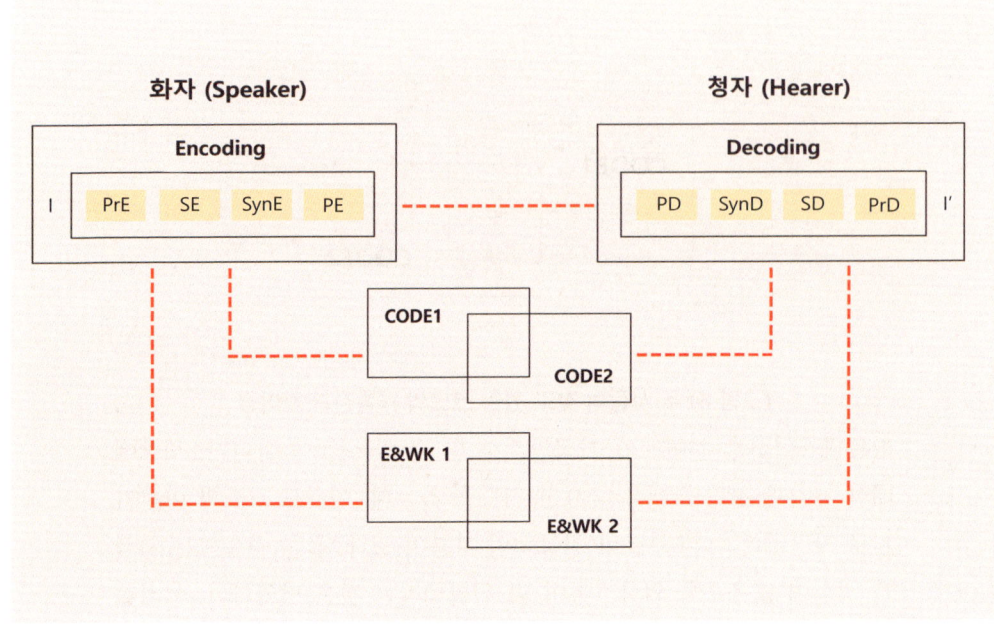

(그림 6) 커뮤니케이션 모델

이 모델은 커뮤니케이션이 성립하기 위한 필요조건을 보여주는데, 이 과정이 성공적으로 이루어지면 화자는 청자에게 의사소통 의도를 성공적으로 전달하게 되고 청자는 화자의 의사소통 의도를 이해하게 된다. 그러나 화자의 의사소통 의도를 청자가 이해하는 것과 화자의 의사소통 의도가 실현되는 것은 별개의 문제이다. 예를 들어, 창문을 열어주기를 바란다는 화자의 의도를 청자가 이해했다고 해서, 청자가 반드시 창문을 열어주는 것은 아니기 때문이다. 따라서 발화의 성공적 수행이라는 측면과 의사소통 목적의 달성이라는 측면을 구분하여 커뮤니케이션을 이해하는 것이 필요하다. 이 부분에 대해서는 2장에서 자세히 살펴보겠다.

(그림6)이 커뮤니케이션의 본질적인 부분을 적절히 반영하지 못하는 점이 있다. 커뮤니케이션은 화자가 청자에게 보내는 일방적인 신호가 아니라 두 사람 이상의 참여자가 양방향으로 말을 주고받음으로써 이루어지는 것인데, (그림6)은 커뮤니케이션을 화자가 청자에게 의사소통 의도를 보내고 청자는 그것을 이해하는 과정으로 제시하고 있다. 그러나 실제로 커뮤니케이션은 화자의 역할과 청자의 역할을 서로 바꿔가며 각자의 의사소통 의도를 전달하는 발화의 연속체적인 성격을 갖는다. 이와 같은 연속체를 대화라고 부르는데, 대화는 여러 개의 발화가 차례대로 수행되는 것만으로는 이루어지지 않는다. 여기에 대해서는 4장에서 자세히 살펴보겠다.

▶ 요약

커뮤니케이션은 화자가 의사소통 의도를 언어화하는 과정과 청자가 화자의 말을 이해하는 과정으로 이루어지는데, 이와 같은 과정을 통하여 커뮤니케이션이 이루어지기 위해서는 화자와 청자가 공유하는 코드와 경험, 그리고 세계에 대한 지식이 전제된다. 이와 같은 것들은 커뮤니케이션이 이루어지기 위한 필요조건으로, 이 조건이 충족되지 않으면 커뮤니케이션이 성공적으로 이루어질 수 없지만, 이 조건이 충족된다고 해서 반드시 화자의 의사소통 의도가 달성되는 것은 아니다.

▶ 토론주제

• 커뮤니케이션 모델을 보건의료 상황에서 이루어지는 커뮤니케이션에 적용하여 설명하시오.
• 보건의료커뮤니케이션 상황에서 어떤 사람들이 커뮤니케이션 모델의 화자와 청자에 해당하는지 말해보시오.
• 커뮤니케이션 모델에서 화자와 청자의 코드가 완전히 일치하지는 않는다는 것을 보건의료 상황의 사례를 예로 들어 설명하고, 이와 같은 불일치가 보건의료커뮤니케이션에는 어떤 영향을 끼치는지 토론하시오.
• 화자와 청자의 경험과 세계에 대한 지식이 일치하지 않는다는 것이 보건의료 상황에서는 어떻게 나타나는지, 그리고 이 문제에 대하여 어떻게 대처해야 하는지 토론하시오.

▶ 참고문헌

- 강창우 (2010): 「의료인과 만난 인문학 – 의료커뮤니케이션에 대한 학제적 연구」, 스무살, 인문학을 만나다, 그린비, 227-244.
- 구현정 (2000): 대화의 기법. 이론과 실제, 경진문화사.
- 김선/박주현/허예라 공역 (2008): 의료커뮤니케이션, 아카데미프레스.
- 김태옥/이현호 공역 (1994): 인지적 화용론. 적합성 이론과 커뮤니케이션, 한신문화사.
- 백미숙/우상수 공역 (2002): 의사와 환자의 대화. 백산서당.
- 정병을/변상현/안상윤 (2006): 의료서비스 커뮤니케이션. 그 이론과 실제, 보문각

제 1부 커뮤니케이션의 개념과 원리

2장 성공적인 커뮤니케이션의 조건

◇ 학습목표

커뮤니케이션이 성공적으로 이루어지기 위한 조건을 이해한다.
커뮤니케이션이 실패하는 원인을 파악할 수 있다.
커뮤니케이션의 성공 조건을 보건의료 상황에 적용하여 적절하게 커뮤니케이션하는 방법을 이해한다.

커뮤니케이션에 있어서 가장 이상적인 상황은 대화 참여자들이 서로 상대방의 말을 정확하게 이해하여 어떤 종류의 커뮤니케이션 문제도 발생하지 않는 것이다. 그러나 우리가 매일 경험하는 커뮤니케이션에서는 다양한 유형의 장애가 발생하는데, 이때 청자는 "뭐라고?", "뭔 말인지 못 알아듣겠어", "그게 무슨 말이야?", "그게 무슨 뜻이야?", "왜 그렇게 말해?", "그 말을 왜 해?" 등과 같은 말을 통해 커뮤니케이션에 장애가 발생했다는 것을 상대방에게 알릴 수 있다. 화자도 커뮤니케이션이 원활하게 이루어지고 있지 않다고 생각하면 "내가 무슨 말을 하는지 모르겠어?", "너 가는 귀먹었니?", "(내가 하려고 하는 것은) 그 말이 아니잖아" 등과 같은 말을 통해 커뮤니케이션에 문제가 있다는 것을 표현할 수 있다.

커뮤니케이션에 문제가 발생하면 우리는 흔히 상대방에게 책임을 전가하기도 하는데, 이렇게 되면 커뮤니케이션의 장애는 인간관계의 문제로 악화할 수도 있다. 그렇다고 해서 커뮤니케이션에 장애가 발생한 상황에서 청자가 되묻기나 이의제기 등을 통해 화자에게 알리지 않으면, 장애를 수정할 기회는 사라지고 커뮤니케이션은 결국 실패한 채 끝나게 된다. 특히 보건의료 상황에서의 커뮤니케이션 실패는 치명적인 결과로 이어질 수 있다. 때로는 커뮤니케이션에 문제가 있다는 것을 대화 참여자들이 인식하지 못한 채 지나갈 수도 있는데, 이때는 **의사소통의 오류**(miscommunication)가 발생하게 된다. 의사소통의 오류 역시 보건의료 상황에서 발생하게 되면 치명적인 결과로 이어질 위험이 있다.

인간은 다양한 언어 자극과 경험을 통하여 자연스럽게 모국어에 대한 언어 지식을 거의 완벽하게 습득하지만, 누구나 커뮤니케이션을 잘 할 수 있는 능력을 갖게 되는 것은 아니며, 모든 커뮤니케이션 시도가 성공하는 것도 아니다. 커뮤니케이션을 잘하기 위해서는 우선 커뮤니케이션 모델에서 제시하는 커뮤니케이션의 전 과정이 성공적으로 이루어져야 한다. 여기서는 커뮤니케이션 모델에 근거하여 성공적인 커뮤니케이션의 조건이 무엇인지 알아보겠다.

1. 화용적 코드화와 해독의 성공 조건

화자의 의도는 언어화 과정을 거쳐서 말로 표현되는데, 이 언어화 과정의 첫 단계가 화용적 코드화이다. 이 단계에서는 의사소통 의도를 어떤 방식으로 표현할 것인지 결정하게 되는데, 언어마다 특정한 의사소통 의도를 표현하기 위해 사용할 수 있는 다양한 발화형태(utterance form)를 갖고 있다. (여기에 대해서는 예문 (1)과 (2)를 참조.) 그 가운데는 동일한 상황에서 선택적으로 사용할 수 있는 것도 있지만, 대부분은 대화 상대와 대화 상황에 따라 사용하기에 적절한 것과 그렇지 않은 것으로 나누어진다. 여기서는 성공적인 커뮤니케이션의 조건이 되는 화용적 적절성이 무엇인지 살펴보겠다.

첫째, 적절한 발화형태를 사용해야 한다. 예를 들어, 요청할 때 "**창문을 여세요**"와 같은 명령문을 사용할 것인지, "**창문 좀 열어주시겠어요?**"와 같은 의문문을 사용할 것인지는 대화 상대에 따라 신중하게 판단해야 한다. 명령이나 지시를 할 수 있는 대상이 아닌 사람에게 명령문을 사용하여 말하면, 요청의 내용을 상대방에게 전달할 수는 있겠지만 상대방이 그 요청을 들어줄 가능성은 현저하게 낮아지며, 경우에 따라서는 인간관계까지 훼손될 수 있다. 잘못된 발화형태의 사용은 화자가 상대방에 비해 위계상으로 높은 위치에 있다고 잘못 판단했기 때문일 수도 있고, 화자의 언어습관 혹은 말투 때문일 수도 있다. 어떤 이유에서든 적절하지 않은 발화형태를 사용하게 되면 커뮤니케이션에 큰 문제가 발생할 수 있다.

둘째, 적절한 공손법을 사용해야 한다. 청자에 대한 존대의 태도를 언어적으로 표현하는 방법 가운데 하나가 공손법인데, 청자와의 사회적 관계에 따라 적절한 공손법을 사용해야 한다. 예를 들어, 청자를 높여 표현해야 하는 상황에서 "창문 열어라"와 같이 해라체를 사용한다면, 커뮤니케이션이 정상적으로 이루어지길 기대하기 어려울 것이다. 이처럼 적절하지 않은 공손법을 사용하게 되면 원만한 커뮤니케이션이 이루어지기 어렵고, 화자는 커뮤니케이션의 목표를 달성하지 못하게 된다. 이와 같은 문제가 발생하는 것 역시 화자와 청자 사이의 사회적인 위계 관계를 화자가 잘못 판단하였거나, 화자의 잘못된 언어 습관에 기인할 수 있다.

셋째, 추론이 필요한 언어표현을 사용할 때는 그것이 적절한지에 대하여 특별히 유의해야 한다. 화자의 의사소통 의도는 많은 경우 화자의 발화(utterance)로부터 축어적(literally)으로 이해할 수 있지만, 예문 (2)의 문장처럼 추론을 통해서 '간접적으로' 이해할 수 있는 경우도 있다. (여기에 대해서는 3장에서 자세히 다루겠다.) 예를 들어, "창문 좀 열어줘"라는 발화의 축어적 의미로부터는 창문을 열어달라는 화자의 의도를 직접적으로 파악할 수 있지만, "여기 좀 덥지 않니?"라는 발화의 축어적 의미는 실내 온도에 대한 질문이므로 창문을 열어달라는 화자의 의도를 이해하기 위해서는 추론해야 한다. 추론을 통해 화자의 의도를 간접적으로 이해하도록 하는 커뮤니케이션 방식은 일상 언어생활에서 흔히 사용되지만, 직접적인 방식보다는 커뮤니케이션이 실패할 위험이 더 크다. 추론을 통한 커뮤니케이션을 시도하기 위해서는 청자가 추론을 통해서 화자의 의도를 파악할 수 있을 것이라는 믿음을 화자가 가져야 하며, 이런 방식의 커뮤니케이션이 성공하기 위해시는 청자가 실제로 추론할 수 있는 능력과 추론하기 위해 필요한 지식을 갖고 있어야 한다. 청자가 적절하게 추론할 수 있으리라는 믿음이 약한 경우 화자는 언어적·비언어적인 수단을 이용하여 청자의 추론에 도움을 줄 수 있다.

2. 의미적 코드화와 해독의 성공 조건

의미적 코드화 단계에서 화자는 자신의 의도를 표현하기에 적절한 어휘를 머릿속 사전에서 선택하며, 의미적 해독 과정에서 청자는 자신의 머릿속 사전에 있는 그 어휘를 찾아서 이해하게 된다. 이 과정에서도 커뮤니케이션의 문제가 발생할 가능성이 있는데, 이것을 방지하기 위해서는 다음 세 가지 점에 유의해야 한다.

첫째, 화자가 선택한 어휘를 이용하여 커뮤니케이션하기 위해서는 청자의 머릿속 사전에도 그 어휘가 들어있어야 한다. 즉 커뮤니케이션 모델에서 두 대화 참여자가 사용하는 코드의 교집합 부분에 이 어휘가 들어있어야 하는 것이다. 그러나 두 사람이 정확하게 동일한 코드를 갖고 있는 경우는 없기 때문에, 화자가 선택한 어휘가 청자의 코드에 들어있다는 보장은 없으며, 따라서 화자가 사용한 어휘를 청자가 이해하지 못하는 경우가 발생할 수도 있다.

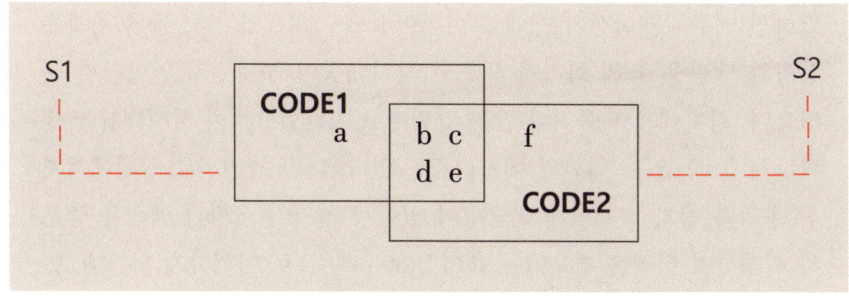

(그림 7) 공유하는 어휘와 공유하지 않는 어휘

화자(S1)가 어휘 b, c, d, e를 사용하면 청자(S2)와 커뮤니케이션할 수 있지만, 화자가 어휘 a를 사용하면 청자가 그 어휘에 대한 의미 해독을 할 수 없어서 커뮤니케이션이 성공할 수 없다. 이와 같은 상황은 보건의료커뮤니케이션에서 드물지 않게 발생하는데, 보건의료인들이 환자나 환자 가족과의 대화에서 해당 분야의 전문용어를 사용하는 것이 전형적인 예이다. 물론 화자는 청자가 어떤 어휘를 알고 있는지 정확하게 알 수 없다. 따라서 성공적인 커뮤니케이션을 하기 위해서는 청자가 알고 있는 어휘에 대한 적절한 판단 혹은 추정이 필요하므로, 청자를 이해하고 청자와 눈높이를 맞추려는 노력이 커뮤니케이션 능력의 핵심적인 부분이다. 그리고 화자가 사용한 어휘를 청자가 알고 있는지 확실치 않으면, 청자에게 그 어휘의 의미를 알고 있는지 묻거나 추가로 설명하는 세심한 배려가 필요하다.

둘째, 화자가 선택한 어휘가 화자의 커뮤니케이션 의도를 적절하게 반영해야 한다. 예를 들어, 사람 이름이나 물건의 명칭을 잘못 말하는 경우는 일상 대화에서 드물지 않게 나타나는데, 이것이 때로는 커뮤니케이션의 실패로 이어질 수 있다. **사과**를 배라고 하거나 **런던**을 **뉴욕**이라고 말하면 커뮤니케이션이 제대로 이루어질 수 없는 것이다. 물론 청자는 상황과 맥락을 통해 화자가 의도한 지시대상이 무엇인지 알아차릴 수 있으며, 화자에게 되묻거나 잘못 말했다고 지적함으로써 지시대상을 명확하게 할 수 있는 대화의 메커니즘도 있다. 다만 보건의료 상황에서처럼 화자와 청자의 지식에 불균형이 있어서 청자가 상황과 맥락을 충분히 이해하기 어려운 경우에는 축어적(literally)으로 이해하게 되는데, 이것은 자칫 불행한 결과로 이어질 수도 있다.

셋째, 화자가 선택한 어휘는 중의적으로 해석될 수 있는 여지가 없어야 한다. 자연 언어의 어휘는 흔히 중의성을 갖는데, 예를 들어 **배**라는 표현은 신체의 부위를 가리킬 수도 있고, 과일이나 교통수단을 의미할 수도 있다. 물론 청자는 대개 상황과 맥락을 통해 어휘의 중의성을 해소하고 화자가 의미하는 것을 제대로 이해할 수 있는 능력을 갖고 있지만, 상황과 맥락을 다르게 이해하거나 제대로 이해하지 못하면 커뮤니케이션이 실패할 수 있다. 따라서 화자는 어휘의 중의성으로 인해 자신의 의도가 제대로 전달되지 않을 수 있는 위험에 주의하여야 하며, 위험이 존재한다고 판단하면 중의성을 배제하기 위한 노력을 해야 한다. 여기에는 중의적이지 않은 어휘로 대체하거나(예: '배' 대신 '선박'이라는 어휘 사용), 부가적인 표현을 통해 중의성을 배제하거나(예: '배' 대신 '과일의 한 종류인 배'라고 표현), 혹은 손짓과 같은 비언어적 표현을 통해 지시대상을 명확하게 하는 방법(예: '배'라고 말하면서 손으로 신체 부위인 배를 가리킴) 등이 속한다.

3. 통사적 코드화와 해독의 성공 조건

커뮤니케이션 모델에서는 화자의 의사소통 의도를 표현하기에 적절한 어휘들을 문법 규칙에 따라 배열하는 과정을 통사적 코드화라고 부르는데, 이 과정에서도 커뮤니케이션의 실패를 유발할 수 있는 오류가 발생할 수 있다. 사람들은 대화할 때 종종 비문법적인 문장을 말하는데, 이것도 통사적 코드화 과정에서 발생하는 오류에 속한다고 볼 수 있다. 이 밖에도 통사적 코드화 과정에서는 커뮤니케이션의 실패를 야기할 수 있는 여러 가지 유형의 오류가 발생할 수 있는데, 이것을 방지하고 성공적으로 커뮤니케이션하기 위해서는 다음과 같은 점에 유의해야 한다.

첫째, 어휘는 문법 규칙에 따라 적절한 순서로 배열되어야 한다. 이것은 매우 당연한 말로 보이지만, 일상 대화에서는 잘 지켜지지 않는 경우가 자주 발견된다. 물론 어순 규칙을 완벽하게 지키지 않더라도 청자는 화자의 말을 '찰떡같이' 이해하기도 하지만, 규칙으로부터의 일탈 정도가 크면 클수록 화자의 의도가 제대로 전달되지 않을 가능성도 커진다.

둘째, 문장 구조의 변경이나 불완전한 종결과 같은 **파격구문**(anacoluthon)은 일상 대화에서 자주 나타나는 현상이지만, 이것의 사용을 최소화하는 것이 필요하다. 다음 예문을 보자.

(3) a. 이건 좀 비싸기는 한데, 그런데 색깔도 별로네.
    b. 이게 뭔지 정확히는 모르겠지만……

(3a)는 '이건 좀 비싸기는 한데'로 시작한 문장구조가 문장 가운데에서 바뀐 경우이며, (3b)는 시작한 말을 마무리하지 않은 경우이다. 이와 같은 파격구문들은 청자가 화자의 커뮤니케이션 의도를 제대로 이해하는 것을 방해할 수 있다.

셋째, 단어나 구와 같이 문장 일부가 생략되는 구문을 **생략구문**(elliptical construction)이라고 하는데, 청자는 생략된 부분을 문장 구조나 문맥 혹은 대화 상황을 보고 복원해서 이해한다. 따라서 생략 구문을 사용할 때는 청자의 이해 가능성에 대한 정확한 판단이 필요하다. 다음 예문들을 보자.

(4) a. 철수는 부산에 (갔고), 영희는 광주에 갔다.
    b. 철수가 어제 돌아왔다고 들었는데, (철수는) 어디 갔어?
    c. 왜 안 와?
    d. 영희가 처리했어.

(4a)와 (4b)에서 생략된 부분은 문장 구조나 문맥을 통해 복원이 가능하지만, (4c)와 (4d)에서 생략된 부분은 추가적인 맥락 정보가 주어지지 않으면 복원할 수 없다.

화자가 생략 구문을 사용할 때는 청자가 생략된 부분을 복원하여 이해하기 위해 필요한 상황과 맥락 정보를 갖고 있다고 전제하지만, 이 전제가 충족되지 않는다면 청자는 그 문장을 이해하지 못하게 된다. 물론 청자는 생략된 부분을 복원하기 위해 필요한 정보를 화자에게 추가로 요구할 수도 있지만, 대화 상황이나 화자와 청자의 관계에 따라서는 청자가 그런 요구를 하지 않거나 하지 못할 수도 있다. 따라서 화자는 생략 구문을 사용할 때 청자가 복원에 필요한 정보를 충분히 갖고 있는지 판단하는 것이 중요하다.

넷째, 문장의 구조가 지나치게 복잡하고 문장이 장황하면, 문장의 구조를 파악하기 어렵다. 영국의 철학자 그라이스(P. Grice)가 제안한 '**대화격률(the maxims of conversation)**'에도 간단하게 말하며 쓸데없이 장황하게 말하지 말라는 격률이 포함되어 있다. 문장의 구조가 복잡하고 말이 장황하면, 대화가 비효율적일 뿐만 아니라 화자의 의사소통 의도를 청자가 정확하게 이해하는 데 지장을 줄 수 있다.

4. 음운적 코드화와 해독의 성공 조건

앞에서 살펴본 커뮤니케이션 모델에서 화자의 의사를 청자에게 전달하는 매체는 음파라고 했는데, 음파를 발생시키는 것은 성대와 구강으로 대표되는 발성기관과 조음기관이다. 이곳에서 만들어진 소리는 공기의 진동을 통해 음파의 형태로 청자에게 전달되며, 청자는 청각기관을 통해 이 음파를 수용하게 된다. 화용적 코드화, 의미적 코드화, 그리고 통사적 코드화가 정확하게 이루어졌다고 하더라도, 이 소리의 전달과정에 문제가 발생하면 커뮤니케이션은 실패하게 된다. 소리 전달과정에서 발생할 수 있는 문제에는 어떤 것이 있는지 알아보기 위해 이 과정을 다음 그림을 통해 좀 더 상세하게 살펴보자.

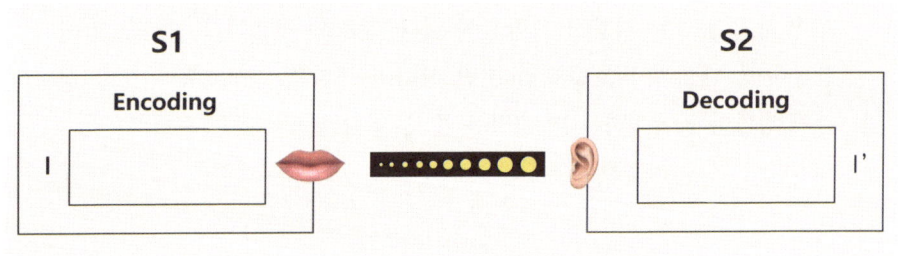

(그림 8) 음성의 생성과 전달과정

음운적 코드화와 음운적 해독을 연결하는 과정은 크게 세 부분으로 나뉘는데, 음성적 실현으로서의 발성, 물리적 현상으로서의 음파, 음파를 수용하는 청취가 그것이다. 이 과정이 성공적으로 이루어지기 위해서는 다음과 같은 점에 유의해야 한다.

첫째, 화자의 발화는 몇 가지 음성학적 적절성을 갖춰야 한다. 발음은 명료해야 하고, 말하는 속도는 지나치게 빠르거나 늦지 않아야 하며, 목소리도 지나치게 크거나 작지 않아야 한다. 또한 화자의 의도를 적절히 반영하여 강세와 억양이 주어져야 한다. 어느 정도 명료하게 발음을 해야 하는지, 얼마나 빠르게 혹은 느리게 말을 해야 하는지, 그리고 얼마나 큰 목소리로 말을 해야 하는지는 청자의 청력 및 이해 능력과 대화 상황, 그리고 대화의 주제에 따라 달라져야 한다. 예를 들어, 청력이 좋지 않은 사람과 대화할 때는 느리고 크게 말해야 하며, 중요한 정보를 전달할 때는 명료하게 말해야 할 것이다.

둘째, 화자가 음성학적 적절성을 갖는 발화를 했더라도, 목소리가 물리적으로 청자에게 정확하게 전달될 수 있어야 한다. 화자와 청자 사이의 거리가 너무 멀거나 주위에 소음이 있어서 화자의 목소리가 청자의 청각기관에 도달하기 어렵거나 도달한 목소리가 해독하기 어려운 정도라면 커뮤니케이션은 물리적 요인으로 인해 실패하게 된다. 따라서 성공적인 커뮤니케이션을 위해서 화자는 자신의 목소리가 청자에게 도달할 수 있도록 청자와의 거리를 좁히거나 소음을 제거하거나 혹은 적절한 크기의 목소리로 말해야 한다.

셋째, 청자는 청각기관에 도달하는 음파로부터 화자의 목소리를 인식하고 해독할 수 있는 능력을 갖고 있어야 한다. 화자의 발화가 음성학적으로 충분히 적절하고 화자 목소리가 전달되는 것을 방해하는 요인이 없더라도, 청자가 청각기관에 이상이 있거나 화자의 말에 집중하지 못하여 화자의 목소리를 해독 가능한 수준으로 감지하지 못한다면 커뮤니케이션이 성공할 수 없다. 그러므로 화자는 청자의 청취 능력에 따라 발음의 명료성, 말의 속도, 목소리 크기 등을 조절하고 손짓 등 비언어적 수단을 적극적으로 사용해야 한다. 또한 청자가 청각 기능을 상실한 경우에는 문자나 그림 등과 같은 다른 커뮤니케이션 수단을 사용해야 한다.

▶ 요약

의사소통 의도를 언어로 코드화(encoding)하는 모든 과정과 코드화된 메시지를 해독하는 모든 과정이 원활하게 이루어질 때 커뮤니케이션은 성공적으로 이루어질 수 있는데, 코드화와 해독의 각 단계가 성공적으로 이루어지기 위해서는 지켜야 할 여러 가지 조건들이 있다. 이 조건들 가운데 어느 하나라도 지켜지지 않으면 커뮤니케이션은 실패로 이어질 수 있다.

예를 들어, 화용적 코드화와 해독 단계에서는 발화형태와 공손법의 적절성이 지켜져야 하고, 의미적 코드화와 해독 단계에서는 적절한 어휘를 사용해야 한다. 통사적 코드화와 해독 단계에서는 적절한 문장을 사용해야 하고, 음운적 코드화와 해독 단계에서는 무엇보다 발음이 적절해야 한다.

여기서 적절성의 판단 기준 가운데 가장 중요한 것은 청자의 입장에 대한 고려이다. 청자와의 관계를 보고 화용적 적절성을 판단할 수 있으며, 청자의 머릿속 사전에 포함되어 있는지가 어휘의 적절성을 판단하는 기준이다. 통사적 적절성을 판단하는 기준은 청자의 이해 가능성이며, 발음의 적절성 또한 청자의 청력과 이해 능력에 따라 판단한다. 결국 성공적인 커뮤니케이션을 하기 위해서는 청자에 대한 이해와 배려와 존중이 필수적이다.

▶ 토론주제

- 일상 대화에서 직접 혹은 간접적으로 경험한 커뮤니케이션의 실패 사례들을 열거하고, 그 가운데 성공적인 커뮤니케이션의 조건을 위반함으로써 실패한 경우들을 찾아서 설명해보시오.
- 보건의료 상황에서 발생한 커뮤니케이션의 실패 사례들을 제시하고 실패의 원인을 분석해보시오.
- 성공적인 커뮤니케이션의 조건들 가운데 보건의료 상황에서 더 많이 주의해야 하는 조건은 무엇인지 말하고 그 이유를 설명하시오.
- 성공적인 커뮤니케이션의 조건들을 충족시켰음에도 불구하고 커뮤니케이션이 만족스럽지 않을 수 있는지 말하고, 커뮤니케이션을 잘하는 사람이 되기 위해 필요한 것이 무엇이라고 생각하는지 말해보시오.

▶ 참고문헌

- 강창우 (2010):「의료인과 만난 인문학 - 의료커뮤니케이션에 대한 학제적 연구」, 스무살, 인문학을 만나다, 그린비, 227-244.
- 김선/박주현/허예라 공역 (2008): 의료커뮤니케이션, 아카데미프레스.
- 백미숙/우상수 공역 (2002): 의사와 환자의 대화. 백산서당.
- 정병을/변상현/안상윤 (2006): 의료서비스 커뮤니케이션. 그 이론과 실제, 보문각.

제 1부 커뮤니케이션의 개념과 원리

3장 문장 의미와 화자 의도 사이의 불일치 현상

◇ 학습목표
언어 표현과 의도의 관계를 이해한다.
상황과 맥락에 따라 언어 표현이 다양하게 이해될 수 있다는 것을 이해한다.
언어 표현을 통해 자신의 의도를 적절하게 표현하는 방법을 이해하고, 실제 의사소통 상황에서 청자에게 자신의 의도를 적절하게 전달할 수 있다.

커뮤니케이션을 위해 사용할 수 있는 가장 정교한 수단인 언어도 인간의 의사소통 의도를 완벽하게 전달하지는 못한다. 특정 단어나 문장으로 특정 의도만 표현할 수 있다면, 말로 인한 오해는 발생하지 않을 것이다. 그러나 특정 언어 표현으로 여러 가지 다른 의도를 표현할 수 있기 때문에, 특정 언어 표현으로부터 화자의 의도를 정확하게 파악하는 것이 매우 중요하다. 여기에서는 언어 표현의 의미와 이 표현을 이용하여 청자에게 전달할 수 있는 화자의 의도 사이의 관계에 대하여 살펴보겠다.

1. 언어 표현의 작동 원리

커뮤니케이션은 대화참여자들이 생각, 감정, 정보 등을 서로 공유하는 과정이며, 이 과정은 화자가 의사소통 의도를 갖는 것으로부터 시작된다. 그러나 의사소통 의도를 갖는 것만으로는 상대방이 화자의 의도를 알 수 없으며, 상대방이 화자의 의도를 알 수 있기 위해서는 화자가 어떤 방식으로든 본인의 의사를 언어적 혹은 비언어적으로 표현해야 한다. 예를 들어, 깃발이나 불빛을 이용해서 신호를 보낼 수도 있고, 북이나 징과 같은 물체의 소리를 이용할 수도 있으며, 전파를 이용하여 모르스부호와 같은 신호를 보낼 수도 있다.

신체를 이용해서도 의사를 표현할 수 있는데, 몸짓, 눈짓, 손짓, 표정, 그리고 목소리 등이 의사를 전달하는 데 사용될 수 있다. 그런데 이 가운데 어떤 방법을 사용하든 그것을 통하여 의사를 전달할 수 있기 위해서는 그것이 의미와 연결되어 있어야 한다. 예를 들어, **"파란색 깃발을 들면 좋다는 뜻이고 빨간색 깃발을 올리면 싫다는 뜻이다"**와 같은 약속이 있어야만 깃발을 통한 커뮤니케이션이 가능하다. 이것보다 복잡한 내용을 전달하기 위해서는 이와 같은 약속의 체계가 더 복잡해져야 하는 것은 당연하다. 이처럼 의사를 표현하기 위해 사용되는 표시, 부호, 문자를 '기호(sign, symbol)'라고 부르는데, 스위스의 언어학자 소쉬르(F. de Saussure)에 따르면, 기호가 의사소통을 위해 사용될 수 있는 것은 기호가 다음과 같이 양면성을 갖고 있기 때문이다.

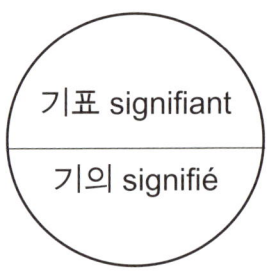

(그림 9) 기호의 양면성

여기서 기표는 인간의 감각기관을 통해 인지되는 기호의 물리적 속성이며, 기의는 그 기호가 갖는 의미이다. 예를 들어, 건널목에 있는 교통신호등에 녹색불이 들어온 것을 보고 길을 건너는 것은 녹색등이라는 기표에 '가시오'라는 기의가 결합되어 있기 때문이다.

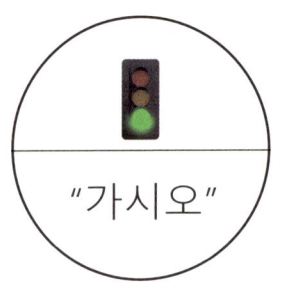

(그림 10) 기호로서의 교통신호등

기호 가운데 복잡한 생각을 전달하기에 가장 적합한 것은 언어 기호인데, 언어 기호를 통한 의사소통 역시 기호의 양면성에 기반한다. 예를 들어, '**장미**'라는 단어가 기호로 기능할 수 있는 것은 이 단어가 특정한 꽃의 종류를 기의로 갖고 있기 때문이며, '**책**'이라는 단어 역시 특정한 인쇄물의 종류를 기의로 갖고 있기 때문에 기호로 기능할 수 있는 것이다.

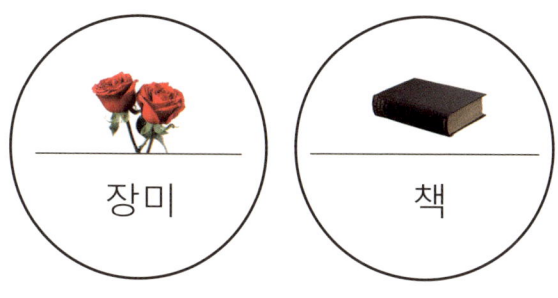

(그림 11) 언어 기호의 양면성

이와 같은 기호의 양면성은 단어들의 연속체로 이루어지는 문장의 층위에도 적용될 수 있다. "장미는 아름답다"라는 문장을 통해 생각을 전달할 수 있는 것은 이 문장 표현이 특정한 의미를 갖기 때문인데, 이 의미는 이 문장을 구성하고 있는 두 단어의 의미의 합이다. 독일의 철학자 프레게(G. Frege)는 이처럼 문장의 의미가 그 문장을 구성하는 요소들의 의미의 합으로 이루어지는 것을 '**합성성의 원리(principle of compositionality)**'라고 불렀다.

다음 문장을 보자.

(5) 장미는 아름답다.
(6) 철수는 이 책을 읽었다.

예문 (5)의 의미는 '장미'라는 단어의 의미와 '아름답다'라는 단어가 갖는 의미의 합으로 이루어진다. 물론 이 문장의 의미를 이해하기 위해서는 이 두 단어가 문장 내에서 갖는 기능을 이해해야 하고 이 문장의 시제도 알아야 하며, 이 표현이 실제로 사용되는 상황에서는 공손법도 중요한 기능을 한다. 그렇지만 이 문장의 의미가 이 문장을 구성하는 단어 혹은 표현들이 갖는 의미의 합으로 이루어진다는 사실에는 변함이 없다. 또한 예문 (6)의 문장 구조가 예문 (5)보다 조금 더 복잡하지만, 이 문장의 의미가 이 문장을 구성하고 있는 단어나 표현이 갖는 의미의 합으로 이루어진다는 점에서는 차이가 없다. 따라서 이 문장들이 커뮤니케이션의 도구로 사용될 수 있는 것은 기표에 상응하는 표현의 측면과 기의에 상응하는 의미의 측면이 있기 때문이라는 것을 알 수 있다.

2. 축어적 의미, 발화의미, 그리고 화자의 의도

모든 의사소통이 앞에서 살펴본 것과 같이 오직 기호의 양면성에 기반해서만 이루어지는 것일까? 교통신호등의 경우에는 기표와 기의가 일대일 관계에 있다. 즉 초록색은 오직 '가시오'라는 의미를, 빨간색은 오직 '서시오'라는 의미만을 가지며, 만약 초록색이 '서시오'라는 의미를 가질 수도 있고, 빨간색이 '가시오'라는 의미를 가질 수도 있다면 교통신호등은 제 기능을 수행하지 못할 것이다. 그런데 언어의 경우에는 표현과 의미가 엄격한 일대일 관계를 이루지 않는 경우들이 있다. 다음 예문들을 보자.

(7) a. 민호는 담배를 끊었다.
　　b. 민지는 민호가 내과 의사인 것을 몰랐다.

예문 (7a)를 통해서는 이 문장을 구성하는 단어들이 갖는 의미의 합으로 이루어지는 의미, 즉 민호가 담배를 끊었다는 것뿐만이 아니라, 이 문장을 구성하는 단어들이 갖는 의미의 합으로는 알 수 없는 사실, 즉 '**민호는 담배를 피웠었다**'는 것도 알 수 있다. 예문 (7b)의 경우에도 합성성의 원리에 따라 알 수 있는 의미인 '**민호가 내과 의사인 것을 민지가 몰랐다**'는 것뿐만이 아니라, 합성성의 원리로는 알 수 없는 의미인 '**민호는 내과 의사이다**'라는 것도 알 수 있다.

이와 같은 현상을 '**전제(presupposition)**'라고 부르는데, 전제란 발화의 축어적 의미 이외에 발화를 통해 화자가 사실이라고 추정하는 것을 말한다. 예를 들어, '민호는 담배를 끊었다'는 말은 '민호는 이전에 담배를 피웠었다'는 것을 전제하며, '민지는 민호가 내과 의사인 것을 몰랐다'는 말은 '민호가 내과 의사이다'라는 것을 전제한다. 이와 같은 전제 현상은 언어 표현이 합성성의 원리에 의해 결정되는 문장의 '**축어적 의미(literal meaning)**' 이외에 또 다른 의미를 갖는 한 가지 사례이다.

전제 현상 이외에도 문장의 의미가 합성성의 원리로 설명되지 않는 경우는 언어를 이용한 커뮤니케이션에서 많이 나타난다. 다음 예문을 보자.

(8) a. 가위 좀 건네줄 수 있어?
    b. 여기 좀 덥네.
    c. 내일 시험이 있어.

예문 (8a)는 가위를 건네줄 수 있는지 질문하는 표현이지만 많은 경우에 가위를 건네달라는 부탁을 하기 위해 사용된다. 따라서 (8a)가 단순한 질문이라면 여기에 대하여 "응, 건네줄 수 있어"라고 대답만 하면 되겠지만, 실제 대화상황에서는 화자에게 가위를 건네주는 행동이 있어야 제대로 커뮤니케이션이 되었다고 볼 수 있다.

예문 (8b)는 화자가 있는 공간이 덥다는 것을 말하는 표현이지만 흔히 창문을 열어달라거나 에어컨을 틀어달라는 것과 같은 부탁을 하기 위해 사용된다. 따라서 (8b)를 들은 청자가 "아, 그렇군요"와 같이 화자의 말에 동의하는 말만 하고, 창문을 열거나 에어컨을 트는 것과 같은 행동을 하지 않는다면, 화자의 의도를 제대로 이해했다고 볼 수 없다. 물론 청자가 화자의 의도를 제대로 이해하기는 했지만, 청자의 부탁을 들어주고 싶지 않아서 대답만 하고 그에 수반되는 행동을 하지 않을 수는 있다.

한편 예문 (8c)는 내일 시험이 있다는 사실을 말하는 표현이지만, "**오늘 저녁에 같이 영화 보러 갈까?**"와 같은 제안에 대한 대답으로 사용하면 상대방의 제안을 거절하는 말이 된다. 이 말을 들은 청자가 제안을 거절하는 화자의 의도를 이해하지 못한다면 커뮤니케이션이 제대로 이루어졌다고 볼 수 없다. 이와 같이 화자가 말하고자 하는 바가 문장의 축어적 의미와 다른 경우 이것을 '**발화의미(utterance meaning)**'라고 부른다. (8)의 예문들의 발화의미를 정리하면 다음과 같다.

(8') a. 가위 좀 건네줄 수 있어? --> 가위 좀 건네줘.
   b. 여기 좀 덥네. --> 창문 좀 열어줘. / 에어컨 좀 틀어줘.
   c. 내일 시험이 있어. --> (내일 시험이 있어서) 너의 제안을 받아줄 수 없어.

이와 같이 화자의 의도를 문장의 축어적 의미로부터 추론해서 파악해야 하는 언어 현상을 미국의 언어철학자 존 설(John Searle)은 '간접화행(indirect speech act)'이라고 불렀다. 간접화행을 사용하면 화자의 의도가 우회적으로 표현되기 때문에 좀 더 공손한 느낌을 주는 장점이 있지만, 화자의 의도를 추론해야 하는 인지적 부담을 청자가 갖게 되는 것은 단점이다.

문장의 축어적 의미를 이해하는 것만으로는 화자의 의도를 제대로 파악할 수 없는 또 다른 경우가 있다.

(9) 정치는 정치야.
(10) 화자 1: 민수는 왜 그래? 걔는 약속 지키는 것을 못 봤어.
    화자 2: 오늘 날씨 참 좋네.
(11) 화자 1: 누구 만나느라 이렇게 늦었어?
    화자 2: 응, 그냥 어떤 아는 사람.

(9)처럼 'A는 A이다'와 같은 형식의 문장은 언제나 참이다. '산은 산이다', '연필은 연필이다'처럼 A 대신 어떤 명사를 넣어도 항상 맞는 말이 되는 것이다. 이것을 '항진명제'라고 부른다. 항진명제는 축어적 의미로만 보면 새로운 정보를 담고 있지 않다. 그렇지만 이와 같은 형식의 문장도 실제 커뮤니케이션 상황에서는 특별한 의미를 갖게 되는데, 예를 들어 정치의 부정적인 측면에 대하여 대화하는 중에 (9)와 같은 말을 하게

되면, 이 말은 '정치는 원래 지저분한 것이다'와 같은 의미로 이해될 수 있다. (9)와 같은 형식은 문장은 대개 A 자리에 들어가는 대상의 전형적인 특성이나 속성을 강조하는 발화의미를 갖는데, 이 점은 '애는 애다', '선생은 선생이다'와 같은 문장에서 잘 드러난다.

(10)에서 화자 2는 화자 1이 한 말에 적절하게 반응하고 있지 않다. 대개 이와 같이 비협조적으로 보이는 반응은 '네가 한 말에 대해서는 언급하고 싶지 않다' 혹은 '본인이 없는 곳에서 친구 욕하는 것은 안 좋아'와 같은 의미로 이해되거나, '네 뒤에 네가 욕하는 사람이 오고 있어. 그 얘기는 더 하지 마'와 같은 의도를 전달하기 위해 사용한다. 이때 중요한 것은 대화 상대방이 이런 의도를 눈치채야 커뮤니케이션이 성공하게 된다는 것이다.

(11)에서 화자 2는 화자 1의 질문에 건성으로 대답하고 있다. 대개 이와 같은 반응은 상대방의 질문에 대해서 협조적으로 반응하고 싶지 않을 때 나타난다. 이 경우에는 '너는 몰라도 돼' 혹은 '너와 상관없는 사람이야' 등과 같은 발화의미를 갖는데, 이와 같은 방식의 커뮤니케이션이 성공하기 위해서는 역시 상대방이 이 발화의미를 추론할 수 있어야 한다.

(9)-(11)의 대화에서처럼 간접적으로 의도를 표현함으로써 청자가 추론을 통하여 화자의 의도를 이해하도록 하는 커뮤니케이션 방식을 영국의 철학자 그라이스(P. Grice)는 '대화함축(conversational implicature)'이라고 불렀다. 그라이스는 대화함축을 통해 커뮤니케이션이 작동하는 원리를 이론화하여 제시하였는데, 이것은 언어 커뮤니케이션을 설명하는 주요 이론 가운데 하나이다.

3. 표현하는 방법, 이해하는 방법

앞에서 살펴본 바와 같이, 커뮤니케이션은 기호의 양면성에 기반하고 있으며, 문장 수준에서도 합성성의 원리에 따라 생성되는 축어적 의미가 커뮤니케이션의 근간을 이룬다. 그렇지만 인간은 기표와 기의의 1:1 대응 관계에 기반하는 직접적인 소통 방식뿐만 아니라, 추론을 통한 간접적인 소통 방식도 흔히 사용한다. 간접적인 방식의 소통은 직접적인 방식의 소통에 비해 커뮤니케이션이 실패할 위험이 더 크기 때문에, 화자는 간접적인 소통 방식을 선택할 때 청자가 발화의미를 정확하게 추론할 수 있을 것인지 면밀하게 평가해야 한다. 이때 화자는 다음과 같은 점을 중점적으로 살펴봐야 한다.

(a) 청자는 발화의 축어적 의미를 정확하게 파악할 수 있는가?
(b) 청자는 발화가 이루어진 문맥과 상황을 적절하게 이해할 수 있는가?
(c) 발화의 내용과 관련해서 화자가 갖고 있는 배경지식을 청자도 갖고 있는가?
(d) 청자는 발화의 축어적 의미로부터 발화의미를 추론할 수 있는 능력을 갖고 있는가?
(e) 위의 네 가지 지식과 능력을 청자가 갖고 있다는 것을 화자가 알고 있으며, 화자가 알고 있다는 것을 청자도 알고 있는가?

(a)는 간접적인 방식의 소통이 성공하기 위해서는 청자가 축어적 의미를 이해할 수 있어야 한다는 것을 말한다. (b)는 간접적인 방식의 발화를 청자가 이해하기 위해서는 발화가 이루어진 문맥과 상황을 청자가 적절하게 이해할 수 있어야 한다는 것을 말한다. 예를 들어, 화자가 "가위 좀 건네줄 수 있어?"라는 말로 가위를 건네달라는 부탁을 하는 경우에 화자가 가위를 필요로 하는 상황이라는 것을 청자가 이해할 수 있어야 한다는 것이다. (c)는 대화의 주제와 관련한 배경지식을 화자와 청자가 공유하고 있어야 한다는 것을 말한다.

예를 들어, "정치는 정치야"와 같은 표현을 통해 의사를 전달할 수 있기 위해서는 정치의 속성에 대해 화자와 청자가 비슷한 지식과 생각을 갖고 있어야 한다. 만약 정치를 긍정적으로 보는 사람과 부정적으로 보는 사람이 이와 같은 간접적인 방식으로 대화를 시도한다면 오해가 발생할 가능성이 매우 높다. (d)는 청자가 앞의 세 가지 조건을 바탕으로 추론할 수 있는 능력을 갖고 있어야 한다는 것을 말하는데, 이와 같은 추론 능력은 언어를 배우고 인간관계를 형성하면서 습득하게 되지만, 개인차가 있을 수 있다. 예를 들어, 말귀를 잘 알아듣는 사람과 그렇지 못한 사람이 있는 것은 추론 능력의 개인차에 기인한다고 볼 수 있다.

마지막으로 (e)는 화자는 청자가 앞의 네 가지 지식과 능력을 갖추고 있다고 확신할 수 있는 경우에 간접적인 소통 방식을 사용할 것이고, 화자가 이런 조건하에서 간접적인 소통 방식을 사용한다는 것을 청자도 알아야 간접적인 방식의 소통이 성공할 수 있다는 것을 말한다. 즉 청자의 추론 능력을 화자가 믿는다는 것을 청자가 알아야 화자가 한 말의 축어적 의미가 아니라 발화의미를 찾기 위한 추론을 시작할 수 있다는 것이다.

여기에 살펴본 바에 따르면, 화자가 직접적인 방식으로 소통을 시도할 것인지, 아니면 간접적인 방식으로 소통을 시도할 것인지를 결정할 때 청자의 추론 능력에 대한 화자의 평가가 중요한 역할을 한다. 만약 청자의 추론 능력을 과대평가하여 화자가 간접적인 방식의 소통을 시도한다면 커뮤니케이션의 실패로 이어질 수밖에 없다. 이것은 결국 상대방의 눈높이에 맞춰 커뮤니케이션을 해야 한다는 것을 의미한다.

청자의 입장에서 화자가 하는 말을 잘 이해하기 위해서는 화자가 한 말의 축어적 의미만 보지 말고 화자가 간접적인 방식의 소통을 시도한 것인지도 체크해봐야 한다. 만약 간접적인 방식의 소통을 시도한 것으로 판단한다면, 청자는 발화의 문맥과 상황, 그리고 배경지식 등을 최대한 활용하여 화자의 의도를 추론하기 위해 노력해야 한다. 이때 발화의 문맥과 상황을 어떻게 이해하는가, 그리고 어떤 배경지식을 활용하는가는 청자의 커뮤니케이션 능력에 속하며, 이 능력은 학습과 연습을 통하여 향상될 수 있다.

▶ 요약

커뮤니케이션은 기본적으로 기호의 양면성에 기반하고 문장 층위에서는 합성성의 원리에 따른 축어적 의미에 기반하지만, 인간은 종종 이 틀을 벗어나는 방식의 커뮤니케이션을 시도한다. 이 경우에는 발화의 축어적 의미만을 이해해서는 커뮤니케이션이 성공할 수 없고, 추론을 통하여 발화의미를 파악해야 한다. 발화가 축어적 의미뿐만 아니라 추가적인 의미를 갖는 경우로는 전제 현상이 있고, 축어적 의미와 다른 발화의미를 갖는 경우로는 간접화행과 대화함축 현상이 있다.

이와 같은 간접적인 방식을 사용하는 커뮤니케이션은 청자가 발화의미를 추론할 수 있는 능력을 갖고 있지 않은 경우에는 실패하게 되기 때문에 대화 참여자들은 상대방의 추론 능력에 대한 확신이 있는 경우에만 간접적인 방식의 커뮤니케이션을 시도해야 한다. 정리하자면, 화자는 청자의 눈높이에 맞는 커뮤니케이션 방식을 선택해야 하고, 청자는 발화의 문맥과 상황, 그리고 배경지식을 최대한 활용하여 화자의 발화의도를 찾으려는 노력을 해야 한다.

▶ 토론주제
• 전제, 간접화행, 대화함축과 같은 간접적인 소통 방식의 예를 들고, 청자가 발화의도를 추론하는 과정을 설명해보세요.
• 축어적 의미에 기반한 직접적 소통 방식과 발화의미를 추론해야 하는 간접적 소통 방식의 장점과 단점이 무엇인지 설명해보세요.
• 보건의료 상황에서 간접적인 소통 방식이 사용되는 경우가 있는지 말하고, 일반적인 커뮤니케이션 상황과 보건의료 상황에서 간접적인 방식의 소통이 갖는 의미에 대하여 말해보세요.

▶ 참고문헌
• 강창우 (2003): 화용론, 독일어의 구조와 의미 (신수송 편), 도서출판 역락, 323-367.
• 서재석/박현주/정대성 역 (2001): 화용론, 도서출판 박이정.
• Huang, Yan (2007): Pragmatics, Oxford University Press.

제 1부 커뮤니케이션의 개념과 원리
4장 대화의 구조와 원리

◇ **학습목표**
대화는 특정한 규칙과 원리에 따라 이루어진다는 것을 이해한다.
대화에는 다양한 유형이 있고, 각 유형마다 전형적인 구조와 패턴이 있다는 것을 이해한다.
대화의 구조와 원리에 대한 이해를 바탕으로 대화를 효과적으로 할 수 있다.

1. 대화가 성립하기 위한 조건

대화(dialogue)는 형식적으로 보면 두 사람 이상의 대화참여자가 서로 돌아가며 말을 하는 것이라고 할 수 있다. 그럼 두 사람이 순서를 바꿔가며 말을 하는 다음의 경우도 대화라고 할 수 있는가?

(12) 화자 1: 어디가 불편해서 오셨어요?
　　 화자 2: 채혈실은 1층에 있습니다.
　　 화자 1: 그럼 기침은 언제부터 하셨어요?
　　 화자 2: 채혈 후에는 2층에 가셔서 CT를 찍으세요.

여기서 각각의 발화는 정확한 한국어 문장이지만, 이 네 개의 발화연속체를 대화라고 할 수 없거나, 최소한 정상적인 대화라고는 할 수 없다. 이 예를 통해서 대화가 되기 위해서는 두 사람이 돌아가며 발화를 하는 것만으로는 충분하지 않다는 것을 알 수 있으며, 발화연속체가 대화가 되기 위해 준수해야 하는 모종의 규칙이나 원칙이 있다는 것을 추론할 수 있다. 두 사람이 나누는 대화는 다음과 같이 도식화할 수 있다.

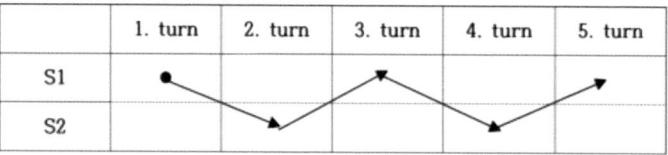

(그림 12) 대화의 진행 방식

이 도식은 화자 1(S1)이 첫 번째 순서(turn)에서 발화를 하면, 화자 2(S2)가 그것에 반응을 하고, 이어서 화자1이 다시 화자2의 발화에 반응하는 방식으로 대화가 이루어지는 것을 보여준다. 앞의 예에서 본 바와 같이, 이와 같은 발화연속체에서 선행하는 발화에 반응할 수 있는 가능성에 제약이 있다.

또한 이와 같은 발화연속체가 잡담(small talk)이 아니라면 두 화자는 특정한 목적을 갖고 언어 행위를 하고 있는데, 이 목적 지향적 발화연속체가 대화를 구성하는 기본 요소가 된다. 이때 특별한 다른 이유나 의도가 없다면, 목적 지향적 대화의 참여자는 협조적으로 상호작용을 하는 것이 전제된다. 이와 같은 목적 지향적 발화연속체의 가장 작은 단위는 '질문-대답'이나 '제안-거절'과 같이 한 번의 순서교체(turn-taking)가 이루어지는 발화연속체인데, 이것을 '인접쌍(adjacency pair)'이라고 부른다. 예를 들어, 다음과 같은 발화연속체도 인접쌍을 이룬다.

(13) 화자 1: 지난번에 참석하지 못해 죄송했습니다. (사과하기)
    화자 2: 괜찮습니다. (사과 수용하기)

대화문법이론에서는 선행하는 발화에 대하여 반응할 수 있는 가능성을 다음과 같이 제시하고 있다.

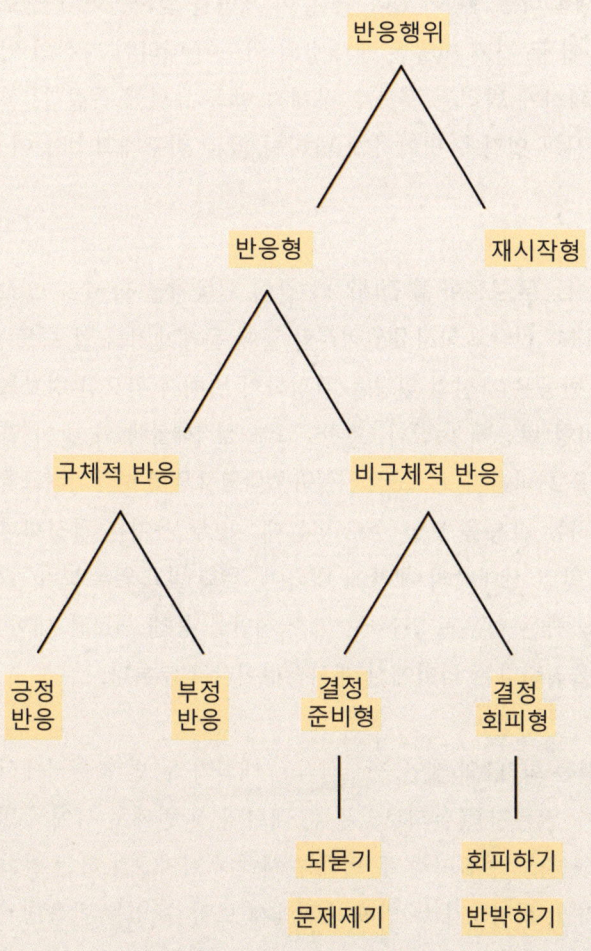

〈그림 13〉 대화의 두 번째 순서에서의 반응 가능성

대화의 첫 번째 순서에서 화자 1이 "우리 내일 영화 보러 가자"라고 제안을 했을 때, 화자 2가 "그래, 좋아"라고 제안을 받아들이는 것은 긍정반응이고, "내일 다른 계획이 있어"와 같이 제안을 받아들이지 않으면 부정반응이다. 이 두 가지 반응은 상대방의 의도에 대하여 자신의 입장이나 의견을 명확하게 밝히는 것으로 구체적 반응 유형에 속한다. 실제 대화에서는 자신의 입장을 명확하게 밝히지 않는 비구체적 반응이 나타날 수도 있다.

예를 들어, "무슨 영화 볼 건데?"와 같이 되묻기를 할 수도 있고, "너 내일 친구들과 MT 간다고 하지 않았어?"와 같이 문제제기를 할 수도 있는데, 이 두 가지 반응은 자신의 입장을 결정하기 위해서 필요한 정보를 요구하는 결정준비형 반응에 속한다. 또한 "그래, 생각해볼게"와 같이 말하면서 의견 표명을 회피하거나, "모레 시험이 있다면서 영화 보러 가려고 하니?"와 같이 반박하는 반응을 보일 수도 있는데, 이 두 가지는 결정회피형 반응에 속한다. 반면 상대방의 제안에 대하여 "영화 말고 연극 보러 가자"와 같이 역제안을 하는 경우도 있는데, 이 역제안을 통해 새로운 대화 주제가 테이블에 올려진다는 의미에서 재시작형이라고 부른다.

여기에서는 화자1의 제안으로 시작된 대화가 두 번째 순서에서는 어떻게 이어질 수 있는지를 살펴보았는데, 대화의 첫 번째 순서에서 화자 1이 어떤 발화를 하느냐에 따라 두 번째 순서에서 화자 2가 하는 발화의 내용은 달라지지만, 화자 2가 두 번째 순서에서 보일 수 있는 반응행위의 종류는 본질적으로 달라지지 않는다.

대화의 두 번째 순서 이후에 이루어지는 발화도 위의 표에서 제시한 반응 행위의 가능성과 유사한 원리에 따라 이루어진다. 그리고 이런 방식으로 이어지는 대화는 이 대화를 시작한 화자의 의사소통 목적이 달성되거나 완전히 달성되지 않는 것으로 확정되면 종료된다. 예를 들어, 영화를 보러 가자는 제안을 상대방이 받아들이게 되면 제안자의 의사소통 목적이 달성된 것이므로 이 대화는 종료된 것으로 보며, 제안에 대한 거절을 제안자가 수용하는 경우에도 대화는 종료된다. 화자 1의 제안과 화자 2의 수용으로 이루어진 발화연속체는 가장 짧은 대화이지만, 화자 2가 제안을 수용하기 전에 다양한 질문을 하거나 문제제기를 하게 되면 이 발화연속체는 이론상으로 무한히 길어질 수도 있다.

흔히 두 사람이 만나서 헤어질 때까지 주고받는 언어 행위 전체를 한 개의 대화로 보기도 하지만, 연속해서 주고받는 언어 행위 내에서 여러 개의 독립적인 의사소통 과제가 수행된다면 여러 개의 대화가 이루어진 것으로 볼 수 있다. 그리고 환자가 처음 병원을 방문하여 의사와 나누는 대화인 초진 대화처럼 대화를 통해 해결해야 하는 의사소통 과제가 여러 개의 하위 주제로 구성되는 경우에 대화는 길고 복잡한 구조를 갖게 된다.

2. 전형적인 대화 구조로서의 대화원형

젊은 부부가 여름휴가 계획을 세우기 위해 하는 대화와 처음 내원한 환자가 진료실에서 의사와 나누는 대화는 다르게 진행된다는 것을 우리는 쉽게 짐작할 수 있다. 그것은 이 두 대화에서 사용되는 언어 표현이 다를 뿐만 아니라 해결해야 할 과제와 대화의 구조가 다르기 때문이다. 여름휴가 계획의 수립을 위한 대화에서는 대개 일정, 장소, 숙소, 교통편, 비용 조달 등에 대하여 논의를 하게 되는데, 이것을 도표로 나타내면 다음과 같다.

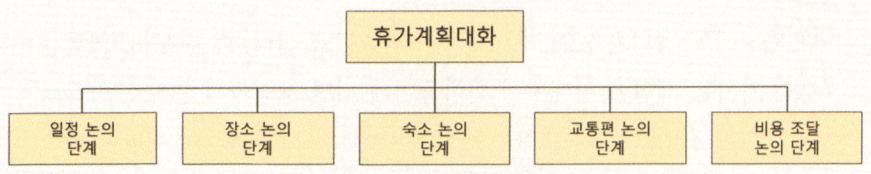

(표 1) 휴가계획대화의 구조

이와 같은 구조를 갖는 휴가계획대화의 특징은 이 단계들의 순서가 완전하게 고정되어 있지 않아서, 예를 들어 교통편에 대한 논의가 숙소에 대한 논의 이전에 이루어질 수도 있다. 또한 이 대화에서는 각 단계에서 이루어지는 언어 행위가 비슷한 패턴을 보인다는 특징을 갖는데, 각 논의 단계에서는 제안과 제안에 대한 검토, 그리고 결정 내리기와 같은 언어 행위들이 수행된다. 그러나 모든 대화가 이와 같은 구조를 갖는 것은 아니다. 초진대화의 구조를 보자.

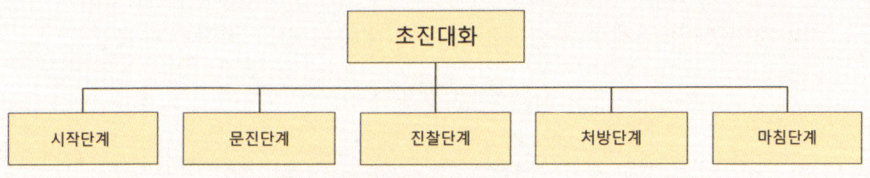

(표 2) 초진대화의 구조

초진대화의 전형적인 구조는 이와 같은 다섯 단계로 이루어지는데, 이 단계들의 순서는 휴가계획대화와는 달리 고정되어 있는 것이 특징이다. 예를 들어, 문진단계와 진찰단계 앞에 처방단계가 올 수는 없는 것이다. 그리고 초진대화는 휴가계획대화와 달리 각 단계에서 이루어지는 언어 행위가 서로 다른 것이 특징이다. 시작단계에서는 인사하기, 환자확인하기와 같은 하위단계가 있는데, 인사하기 단계에서는 의사와 환자가 서로 인사하는 언어 행위가 이루어지고 환자확인하기 단계에서는 의사가 질문하고 환자가 대답하는 언어 행위가 이루어진다.

이처럼 특정 대화유형은 전형적이고 표준화된 대화의 구조를 갖는데, 이것을 '대화원형'이라고 부른다. 이 대화원형은 한 언어공동체의 구성원들이 언어습득과 의사소통 경험을 통하여 습득하고 공유하게 되는데, 여기에는 대화원형 각 단계의 구조 혹은 하위단계에 대한 지식도 포함된다.

우리가 대화를 한다는 것은 실제 대화 상황에 맞도록 대화원형을 변형하고 구체적인 내용을 담아 언어화한다는 것을 의미한다. (이것은 인간이 문법 지식을 바탕으로 상황에 맞춰 다양한 문장을 만들 수 있는 것과 같은 기제로 이해할 수 있다.) 이때 해당 대화원형을 아직 경험하지 못한 대화참여자가 있는 경우가 아니라면, 대화참여자들은 해당 대화원형에 대한 지식을 공유하고 있으며 이 지식을 활용하여 대화의 목적에 맞게 서로 협력하여 대화를 만들어 가는 것이 원칙이다. 물론 휴가계획을 세워본 적이 없거나 병원을 방문한 적이 없는 사람이라면 휴가계획대화의 원형이나 초진대화의 원형에 대한 지식이 없거나 충분하지 않을 수 있지만, 이 경우에도 인간은 유사한 대화유형에 대한 지식과 해당 대화의 목적에 대한 정보를 바탕으로 해당 대화의 원형에 대한 가설을 세우고 대화를 할 수 있는 언어능력을 갖고 있다. 그리고 초진대화처럼 대화참여자 가운데 한 사람이 대화를 주도하는 경우에는 다른 대화참여자가 대화원형에 대한 경험과 지식이 부족하더라도 대화를 성공적으로 하는 데 큰 지장이 없다.

다만 초진대화를 주도해야 하는 의사가 이 대화의 원형에 대한 지식을 불충분하게 갖고 있다면, 이 의사가 주도하는 초진대화는 성공적 혹은 효과적으로 이루어지기 어렵다. 따라서 이 경우에 보건의료 분야 전문가들은 이와 관련한 커뮤니케이션 능력 향상을 위한 교육을 받을 필요가 있다.

2장에서는 커뮤니케이션이 성공하기 위한 조건을 개별 언어행위 차원에서 살펴보았다. 대화는 두 사람 이상이 발화순서를 바꿔가며 언어행위를 수행함으로써 이루어지는 것이지만, 개별 언어행위가 성공적으로 수행된다고 해서 반드시 대화가 성공적으로 이루어지는 것은 아니다. 대화의 성공을 위해서는 대화참여자들이 추구하는 의사소통 목표에 부합하는 대화원형에 기반하여 대화가 이루어져야 하는데, 각 대화유형의 원형이 무엇인지 밝히는 것은 언어학자들의 몫이지만 보건의료 상황에서 이루어지는 대화의 원형에 대한 연구는 해당 분야 전문가들과 공동으로 수행하는 것이 필요하다. 아래에 제시하는 투약대화의 원형은 의료인과 언어학자가 공동으로 수행한 연구의 결과물이다.

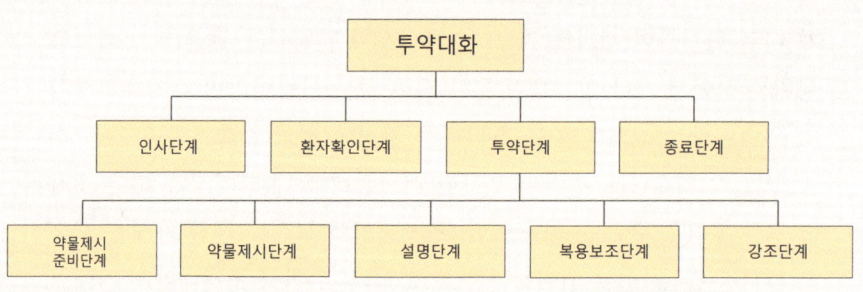

(표 3) 투약대화의 구조 (자료: 손행미 (2007: 57쪽))

동일한 대화유형의 원형도 사회문화적 조건에 따라 차이가 있을 수 있으며 통시적으로도 변화할 수 있다. 따라서 위에 제시된 투약대화 원형의 타당성 및 적절성은 지속적인 관찰과 연구의 대상이 되겠지만, 현재 우리나라 사회에서는 이 원형에 따라 투약대화를 수행하는 것이 이상적이라고 할 수 있으며, 타 문화권에서도 상당 부분 타당성을 갖는다.

실제로 보건의료인을 대상으로 하는 커뮤니케이션 교육에서 보건의료 상황에서 이루어지는 주요 대화의 원형을 활용하면 해당 대화유형의 구조와 진행에 대한 조감도를 갖게 되기 때문에 효과적이고 성공적인 커뮤니케이션을 할 수 있는 가능성이 높아진다. 예를 들어, 투약대화 상황에서 어떻게 커뮤니케이션해야 하는지를 교육할 때 위의 표에 제시된 4단계와 그 하위단계들이 순서대로 수행되고 있는지, 그리고 그 순서가 지켜지지 않는 경우에는 타당한 이유가 있는지 등을 확인하는 체크리스트를 만들어서 활용할 수 있을 것이다.

3. 커뮤니케이션에 대한 이해와 커뮤니케이션 능력 계발

지금까지 커뮤니케이션의 개념과 원리에 대하여 살펴보았는데, 커뮤니케이션이 성공하기 위해서는 여러 가지 조건들을 충족시켜야 한다는 것을 알 수 있었다. 이 조건들은 여러 가지 언어적 층위와 관련되는데, 발음 층위, 단어 층위, 문장 층위, 발화 층위, 그리고 대화 층위 등이 여기에 속한다. 이밖에도 여기서는 다루지 않았지만, 경청과 공감 표시, 그리고 적절한 비언어적 소통도 커뮤니케이션을 잘하기 위해서 중요하다. 이와 같은 커뮤니케이션에 대한 이해를 바탕으로 커뮤니케이션 능력을 측정하고 계발하기 위한 한 가지 방법으로 다음과 같은 체크리스트를 활용할 수 있다. (다음 페이지의 표4 참조)

이 표에서는 커뮤니케이션 능력의 평가 기준을 10가지로 제시하고 있으며, 각 항목에는 구체적인 판단 기준이 기술되어 있다. 이 체크리스트의 1번에서 6번까지는 2장과 3상에서 살펴본 내용에 기반하고 있으며, 7번은 4장에서 살펴본 내용을 반영하고 있다. 8번, 9번, 10번에 제시된 경청과 공감 표시, 그리고 비언어적 소통에 대해서는 앞으로 살펴보게 될 것이다.

〈표4〉 커뮤니케이션 능력 체크리스트

1. 발음은 적절한가?
- 분명하게 발음하는가?
- 너무 빠르거나 느리게 말하지 않는가?
- 너무 크거나 작게 말하지 않는가?

2. 단어의 선택은 적절한가?
- 적절한 단어를 사용하는가?
- 상대방이 이해하기 어려운 용어를 사용하지 않는가?

3. 문법적이고 적절한 구조를 갖는 문장을 사용하는가?
- 문장의 구조는 문법적인가?
- 이해하기 어려운 구문을 사용하지는 않는가?

4. 정보가치가 있고 관여적인 내용을 말하는가?
- 대화의 목적에 맞는 내용을 말하는가?
- 상대방이 기대하는 정보를 전달하는가?

5. 적절한 발화형식을 사용하는가?
- 상대방과의 관계를 고려할 때, 적절한 (공손한) 발화 형식을 사용하는가?

6. 적절한 화행을 사용하는가?
- 대화 상대와 대화 상황에 맞는 화행을 사용하는가?
- 화자의 의도를 쉽게 이해할 수 있도록 말하는가?

7. 대화를 잘 조직하는가?
- 대화가 대화원형에서 너무 자주 혹은 너무 많이 벗어나진 않는가?
- 상대방의 발언권을 존중하는가?
- 적절한 시점에서 발언권을 가져오는가?

8. 상대방의 말을 경청하는가?
- 상대방이 발언 할 때 충분히 주의를 기울이고 있다는 표시를 하는가?

9. 상대방에게 이해와 공감 표시를 충분히 하는가?
- 상대방의 말에 적당한 간격으로 청자신호를 보내고, 적절한 시점에 맞장구를 치는가?

10. 비언어적 소통을 적절히 하는가?
- 복장, 자세, 얼굴 표정, 시선, 손짓 등을 적절히 구사하는가?

각 항목에 대하여 5점 척도로 평가할 수 있도록 구성되어 있는 이 체크리스트는 자신의 커뮤니케이션 능력을 가늠해보기 위한 자가진단용으로도 활용할 수도 있고 타인의 커뮤니케이션 능력 평가 도구로 사용할 수도 있다. 또한 이 체크리스트를 커뮤니케이션 능력을 평가하기 위한 목적으로도 사용할 수 있지만, 커뮤니케이션을 잘하기 위해서는 어떤 점에 주의해야 하는지를 보여주고 있기 때문에 교육용으로도 활용할 수 있다.

여기서는 일반적인 커뮤니케이션 능력에 대한 체크리스트를 살펴보았다. 이 체크리스트에 있는 평가 항목들의 내용을 구체화하여 하위 평가 항목들을 만들 수 있는데, 이렇게 하여 만들어진 각 평가 항목별 체크리스트는 커뮤니케이션 능력 평가와 교육 목적으로 사용할 수 있다. 또한 특정 대화유형과 관련한 커뮤니케이션 능력을 교육하고 평가하기 위한 도구로 대화원형의 준수 여부를 확인하는 체크리스트를 만들어 사용할 수도 있다.

▶ 요약

대화는 두 사람이 순서를 바꿔가면서 말을 하는 것만으로 이루어지는 것이 아니다. 선행하는 발화에 대하여 언어적으로 반응할 수 있는 가능성에는 제약이 따르는데, 이 제약을 지키지 않으면 제대로 된 대화가 이루어지지 않는다.

또한 대화는 대화의 목적에 따라 대화원형이라고 부르는 대화 진행의 전형적인 구조를 갖고 있는데, 이 구조가 실제 대화에서는 다양한 방식으로 변형되어 실현될 수 있지만, 변형의 정도가 적정 수준을 넘어서게 되면 대화로서 기능하지 못하거나 성공적인 대화가 되지 못한다.

보건의료 상황에서는 다양한 유형의 대화가 이루어지는데, 각 대화유형마다 전형적인 대화 진행, 즉 대화원형이 있다. 대화를 잘하기 위해서는 해당 대화원형에 대한 지식을 갖고 있어야 하며, 이 지식을 적절히 활용하여 대화를 해야 커뮤니케이션이 성공할 수 있다.

커뮤니케이션의 성공과 실패는 다양한 요인에 의해서 결정되는데, 이 요인들을 리스트화하여 자가진단이나 커뮤니케이션 능력에 대한 평가 및 교육을 위한 도구로 사용할 수 있다.

▶ 토론주제

• 상대방이 한 말에 언어적으로 반응할 수 있는 방법에는 제약이 따른다는 것을 실제 대화의 예를 들어 설명해보세요. 예를 들어, "MRI 검사를 한번 해봅시다"라는 말에 반응할 수 있는 가능성을 열거하면서 반응 가능성의 제약을 설명할 수 있습니다. 이때 각 반응 가능성이 앞에서 살펴본 '대화의 두 번째 순서에서의 반응 가능성' 가운데 어느 유형에 속하는지도 말해보세요.

• 보건의료 상황에서 이루어지는 대화유형 한 가지를 택하여, 그 대화가 진행되는 전형적인 구조를 그려보세요.

• 본인의 대화를 녹음한 후 커뮤니케이션 능력 체크리스트를 활용하여 스스로 평가해보세요. 그리고 친구에게 녹음을 들려주며 체크리스트로 평가하도록 해보세요. 이를 위하여 상대방의 동의를 받은 후 전화 대화를 녹음하여 사용할 수도 있고, 특정 주제에 대해 친구와 토론하는 대화를 녹음하여 사용할 수도 있습니다.

• 보건의료 전문가가 환자와 대화할 때 어떤 점에 주의해야 하는지 자유 형식으로 적은 후, 커뮤니케이션 능력 체크리스트의 평가 항목들을 활용하여 다시 한 번 설명해보세요. 이때 본인이 환자의 입장에서 경험했던 보건의료 대화를 활용해보세요.

▶ 참고문헌

• 강창우 (2010): 「의료인과 만난 인문학 - 의료커뮤니케이션에 대한 학제적 연구」, 스무살, 인문학을 만나다, 그린비, 227-244.
• 고문희/김춘미/문진하/이명선 역 (2005): 대화분석: 상호작용 내 대화 연구, 군자출판사.
• 박용익 (2007): 「위중한 병명 통보대화」, 텍스트언어학 23집, 255-302.
• 서민순 (2007): 「의료대화의 구조와 기능에 대한 대화분석연구. 초진대화를 중심으로」, 독어학 15집, 163-179.
• 손행미 (2007): 「간호사와 환자의 투약대화의 구조와 전개과정」, 대한간호학회지 37권 1호, 52-63.

제 2부 환자중심의 의료커뮤니케이션

1장 환자중심 커뮤니케이션의 필요성 • 68
2장 대화분석 • 84
3장 질병체험 내러티브 • 98
4장 비언어적 커뮤니케이션 • 110

제 2부 환자중심의 의료커뮤니케이션
1장 환자중심 커뮤니케이션의 필요성

◇ 학습목표
보건의료 제도 내 상호작용의 본질적인 특성을 이해한다.
의료인과 환자 사이의 커뮤니케이션에 영향을 미치는 요인들을 설명한다.
의료인과 환자의 역할에 대해 설명한다.
생의학적 모델에 기반한 커뮤니케이션의 장단점에 대해 설명한다.
보건의료 환경의 변화와 이에 따른 환자중심적인 커뮤니케이션의 필요성을 설명한다.

최근 보건의료 환경은 다양하게 변화하고 있으며 이에 따라 효율적인 의료 서비스의 제공을 위한 적극적인 노력이 이루어지고 있다. 이 중에서도 커뮤니케이션은 의료 서비스에 대한 환자의 만족과 삶의 질 등에 직접적인 영향을 미치는 중요한 요소로서 관심을 받아 왔다. 이 장에서는 보건의료 체계 내 상호작용의 본질적인 특성과 함께 의료인과 환자 간의 커뮤니케이션에 영향을 미치는 요인들을 살펴보겠다. 또한 의료인과 환자의 역할에 관해 고찰하고, 보건의료 환경의 변화와 함께 그동안 생의학적 모델에 기초한 의료인과 환자 간의 일방향적 커뮤니케이션의 장단점에 대해 논의한 후, 마지막으로 환자중심적인 양방향적 커뮤니케이션에 대해 살펴보겠다.

1. 보건의료 제도 내 상호작용의 특성

대체적으로 전문인과 개인 사이의 상호작용은 사회구조적, 제도적 틀 안에서 이루어진다. 이러한 구조와 제도는 상호작용의 전제 조건으로 작용하면서 각기 다른 커뮤니케이션 양상을 보인다(Schegloff, 1998; Zimmerman & Borden, 1991). 예를 들면, 사법제도 내에서 일어나는 법정 대화와 교육제도 내 학교 수업의 대화는 서로 다른 특성을 보이듯이, 의료제도 내에서의 커뮤니케이션 또한 고유한 특성을 지닌다.

보건의료 제도 내에서 일어나는 의료인과 환자 사이의 상호작용과 커뮤니케이션은 크게 전문적인 지식의 차이로 인한 주도권과 힘의 불균형으로 특징지을 수 있다(Ten Have, 1991). 의료인은 전문적인 지식을 갖고 있지만 환자는 그렇지 못하기 때문에, 의료인은 환자가 지닌 건강 문제의 원인을 설명하고 그 해결 방안을 위해 전문적이고 교육적인 접근을 시도한다. 반면에 환자는 자신의 문제를 설명하여 의료인으로 하여금 원인을 찾아 해결하도록 해야만 한다. 그러기 위하여 환자는 의료인의 요구와 지시를 잘 따르고 자신의 요구를 주장하거나 내보이지 않는 수동적인 역할로 자리매김하기 쉽다.

이러한 전문적인 지식의 차이뿐만 아니라 의료인과 환자가 서로 공통된 현실을 구성하기 어렵다는 점도 주도권과 힘의 불균형을 낳게 한다. 환자는 자신의 건강 문제를 본인이 처한 정신적, 사회적, 경제적 상황 속에서 경험하는 주관적인 세계에서 바라보지만, 일반적으로 의료인은 질환과 건강 문제 그 자체만을 객관적으로 바라볼 뿐 환자의 총체적인 삶과 연결짓지 않기 때문에, 환자의 건강 문제에 대한 관점과 세계는 서로 다를 수밖에 없다. 의료인은 이렇듯 환자의 건강 문제를 간접적으로만 체험하기 때문에, 특히 환자의 질환에만 초점을 두는 경우에는 환자와 동일한 현실을 구성하는데 더욱 큰 어려움이 있다. 지식의 불균형과 함께 이렇게 동떨어진 현실 인식은 상호작용에서의 주도권과 힘이 의료인에게 쏠리는 불균형을 더욱 악화시킬 수 있다.

이러한 상호작용의 불균형은 구체적인 대화에서 뚜렷하게 나타나는데, 하나는 대화 주제의 비대칭성이고 다른 하나는 과제의 비대칭성이다 (Ten Have, 1991). 일상적인 대화에서는 공통의 주제를 가지고 화자 간에 대화가 이루어지곤 한다. 따라서 주제에 관해서 각자가 지닌 입장을 적극적으로 개진하면서 대칭적인 대화가 이루어진다. 그러나 의료제도 내에서의 대화는 환자의 건강 문제가 주제가 되기 때문에, 대화는 비대칭성을 띨 수밖에 없다. 이와 동시에 과제에서도 차이를 보이는데, 앞에서도 언급하였듯이, 환자는 자신의 증상과 문제를 성실하게 보고하고 의료인의 결정을 수용해야 하는 반면, 의료인은 질문을 통해 문제를 확인한 후 해결 방안을 탐색하여 결정한다.

따라서 보건의료인은 이러한 상호작용과 대화의 특성과 제약들을 인식하고 이로 인하여 생길 수 있는 커뮤니케이션의 비효율성을 최소화하도록 노력해야 한다.

2. 의료커뮤니케이션에 영향을 미치는 요인

1) 의료인 요인

의료인의 경험 부족이 환자-의료인 관계에 부정적 영향을 주어 커뮤니케이션이 어려워질 수 있다. 학생이나 초년의 의료인들이 환자 문제 해결에 자신감을 갖지 못하고 진료 진행이나 술기가 미숙할 때, 이것이 환자와의 커뮤니케이션에 부정적 영향을 줄 수 있다. 또한, 의료인이 심리적으로 느끼는 분주함, 불안, 피곤함 등이 신체적 미세 표현으로 신경생물학적 과정(거울 신경)을 통해 환자에게도 부정적으로 영향을 미친다. 심리적으로 평안하지 못한 의료인은 커뮤니케이션이 어려운 상황에 빠지게 될 위험이 커지는 것이다.

환자와 의료인 간의 커뮤니케이션에 영향을 미치는 또 다른 요인은 의료인의 커뮤니케이션 역량과 감수성이다. 환자와의 대화에 대한 감수성이 부족하고 다양한 커뮤니케이션 기술을 제대로 활용하지 못하면, 궁극적으로 환자 치료와 간호의 목적을 성공적으로 달성하기 어렵다. 예를 들면, 관계 형성이나 공감적 지지 대화가 결여된 대화를 하거나 이해하기 어려운 전문 의학용어를 설명 없이 사용하게 되면 환자가 소외된 비효율적인 커뮤니케이션이 되기 쉽다.

2) 환자 요인

환자의 특성이나 증상이 의료인들의 원활한 커뮤니케이션 수행에 영향을 줄 수 있다. 분노, 슬픔, 좌절, 불안 등의 감정을 보이는 환자, 사고 장애나 성격 장애가 있는 환자, 외국인이나 청력 장애, 구음 장애가 있는 환자 등이 여기에 속한다.

이외에도 환자의 커뮤니케이션 행동 특성이 의사소통에 어려움을 줄 수 있다. 예를 들면, 미분화되거나 신체화된 문제를 호소하는 경우, 요구가 많은 경우, 말이 없는 경우, 과도하게 친근한 경우이다. 이외에도 진료실이나 병실 안에 환자 외에 다른 동반자가 함께 있을 경우, 의료인은 다자간 대화에 어려움을 느낄 수 있다.

3) 환경 요인

의료인 업무의 과부하는 환자와 접촉하는 시간과 기회를 감소시켜 결국 효율적인 상호작용을 방해하게 된다. 이와 같이 한 명의 환자에게 배당되는 진료와 간호 시간이 짧게 되면, 환자의 이야기를 충분히 들을 수 없고 환자의 요구를 수용할 수 없으므로 환자와의 커뮤니케이션은 어렵게 된다. 또한, 진료실이나 병실 주위의 소음이 큰 경우, 환자가 소아이거나 소아를 동반하여 진료를 받으러 온 경우에도 진료 대화에 집중할 수 없기 때문에 환자와의 커뮤니케이션이 어렵게 여겨질 수 있다.

3. 의료인과 환자의 역할

일반적으로 사람들은 대인관계 속에서 타인을 인지할 때, 자신의 경험과 견해에 비추어 선택하고 조직하고 구성하는 복잡한 인지 과정을 거친다. 의료인도 환자를 인지할 때 이러한 과정을 거치는데, 이 과정에서 가장 중요하게 영향을 미치는 요소가 역할이다. 보건의료 제도 내 상호작용 속에서 환자는 자신이 지닌 건강 문제를 설명하고 의료인은 그 문제를 설명하고 해결해야 하는 역할을 맡게 되는데, 이렇게 명시적 혹은 암묵적으로 정형화된 역할은 커뮤니케이션의 중요한 요소가 된다.

그런데 이러한 역할, 즉 주어진 상황과 관련하여 수용할만하다고 여겨지는 행위의 세트는 시대와 상황에 따라 다르다. 최근 만성질환의 증가, 고학력화, 그리고 환자의 권리와 자율성의 증가 등 다양한 요인으로 인하여, 의료인과 환자의 역할이 변화하고 있다.

예를 들면, 의료인은 환자의 질환에 초점을 둔 기존의 치료에서 더 나아가 환자의 안녕과 관련된 건강 교육, 예방, 이행, 건강 증진이 포함된 업무도 포함해야만 한다. 의료인의 이러한 역할 확대와 더불어 환자는 충분한 정보와 함께 스스로 의사를 결정할 수 있는 권리를 기대하며 이러한 기대가 충족되지 않을 때에는 이를 적극적으로 요구한다. 환자는 활력 징후, 검사 결과, 엑스레이 등에 대해서 알아야 할 권리를 기대할 뿐만 아니라, 자신의 건강과 질병에 대해 질문하고 주장하고 의사 결정에 참여하기를 원한다.

이와 같이 오늘날의 환자는 기존의 수동적인 역할에서 벗어나 보다 적극적인 참여자의 역할로 바뀌고 있다. 하지만 의료인은 아직도 환자의 역할에 대한 기존 관념, 그중에서도 소위 '착한 환자'라고 하는 고정 관념에 사로잡힐 수 있다. 일반적으로 '착한 환자'란 (표 1)에서 제시하는 바와 같이, 의료인의 요구에 복종적이고 커뮤니케이션에 만족해 하며 의료인에게 신뢰와 감사를 표하는 환자를 가리킨다.

이러한 역할 범주화는 의료인이 환자와 상호작용하면서 지각하는 복잡한 과정을 효율적으로 인지하고 선별적으로 선택하는 하나의 방식으로 작동한다. 다시 말하면, 환자와 커뮤니케이션하면서 대면하는 수많은 자극들을 이와 같은 하나의 정형화된 범주로 정리하여 집어넣으면서 어려운 상황을 보다 쉽게 직면할 수 있게 도와 준다.

> - 병원의 규율과 의료인의 요구를 잘 따른다.
> - 의료인의 지시와 행동을 거스르지 않는다.
> - 자신의 요구를 내보이지 않고 주장하지 않는다.
> - 의료인의 질문에 성실하게 답한다.
> - 의료인이 묻지 않으면 아무 말도 하지 않는다.
> - 의료인과의 커뮤니케이션에 만족해 한다.
> - 의료인에게 신뢰와 감사를 표한다.

(표 1) 착한 환자의 특성

그런데 이러한 '**착한 환자**'라는 역할 기대에 못 미치는 환자와 직면하게 되면, 의료인은 커뮤니케이션에 어려움을 겪는다. 하지만, 환자는 아프게 되면 불안해 하기 쉽다. 특히 입원하게 되면 새로운 환경에 적응해야 하므로 수면 장애 등 신체적인 측면의 어려움뿐만 아니라 심리적, 사회경제적인 측면에서도 어려움을 겪는다.

환자들은 또한 주변 사람에게 의존할 수밖에 없는 상황에 처하게 되는데, 이때 흔히 나타나는 반응은 자신뿐 아니라 타인에게도 향하는 적대감이다. 적대감이 생기면 환자는 '**치료와 간호에 대해 불평하고,**' '**상호작용을 달갑게 여기지 않으며,**' '**비협조적이고,**' '**고집을 부리며,**' '**병원의 규정도 따르지 않는**' 등 다양한 태도와 행동을 나타낼 수 있다. 특히 환자의 역할을 아예 거부하고 파괴적인 행동을 나타내는 경우도 있는데, 이는 주로 응급실 세팅에서와 같이 아직 **의료인-환자**의 신뢰관계가 형성되지 않았을 뿐 아니라 진단과 치료를 위한 빠른 의사결정이 필요한 급박한 상황 속에서 쉽게 나타난다. 그런데 이러한 적대적인 행위의 의미를 의료인이 정확하게 해석해 내기란 쉽지 않다. 이러한 행위를 보면 의료인은 종종 요구가 많다거나 까다롭다거나 꾀병을 부린다거나 심지어 '**나쁜 환자**'로 치부한다.

하지만 이와 같은 묘사는 전부 환자를 탓하고 나무라는 태도와 행동으로서, 이러한 방식으로 환자에게 라벨을 붙이게 되면, 의료인은 늘 환자의 불평이나 요구에 반응하는 것이 되어, 오히려 이러한 행위를 더욱 강화시킬 수 있다. 환자에 대한 부정적인 라벨은 전체 동료에게도 퍼지게 되어, 결국 환자와 의료인 모두가 변화하기 어려운 분위기로 고정될 수 있다.

이와 같이 부적절한 개념에 기초하여 환자의 행동 방식, 즉 역할이 형성된 경우에는 효과적인 커뮤니케이션을 제한하기 쉽다. 예를 들면, 노인들은 의사결정을 제대로 하지 못한다고 여기는 의료인이라면, 그는 노인들을 스스로 의사결정할 수 있는 유일한 존재로 여기는 의료인보다 훨씬 비효율적으로 커뮤니케이션을 수행할 것이다. 따라서 의료인은 '노인환자,' '만성질환자,' '알콜중독자,' '에이즈환자,' '말기환자,' '암환자,' '호스피스환자' 등 다양한 종류의 환자에 대해 지니고 있는 자신의 고정 관념에 대해 성찰해 볼 필요가 있다.

일반적으로 환자들도 자신에게 주어진 정형화된 역할에 순응하며 의료인과 비교적 좋은 관계를 유지하며 상호작용하고자 한다. 하지만 환자들 또한 이렇게 정형화된 고정 관념으로 인하여 비효율적인 커뮤니케이션을 할 수 있다.

예를 들면, '착한 환자' 역할에 지나치게 집착하는 환자들은, 통증이나 불편감이 있을 때에도 기분이 좋다고 의료인을 안심시키며 추켜세우는 행위를 보일 수 있다. 이럴 경우 환자는 자신의 내적 감정을 숨길 수는 있을지라도, 자신의 느낌이나 감정과는 동떨어진 말과 행위로 인한 모순에 빠져 불편하게 된다.

하지만 이러한 환자와 상호작용할 때 어려운 것 중의 하나는 그러한 문제를 쉽게 발견하기 어렵다는 것이다. 약간의 얼굴 찡그림 등이 환자의 불편이나 고통을 나타내는 단서가 될 수 있지만, 경험과 기술이 풍부한 의료인이 아닌 경우 이를 알아채기란 쉽지 않다. 더구나 '**착한 환자**'는 의료인의 미소와 칭찬 또는 주변에서 우연히 주워 들은 이야기, 예를 들면 "저 환자는 수술한 지 얼마 되지도 않았는데 진통제도 안 맞고 아주 잘 견뎌!"와 같은 말이 강한 피드백이 되어 '**착한 환자**' 역할을 포기하기 어렵게 만들 수 있다.

현실적으로 커뮤니케이션하기 쉬운 환자란 없다. 간단한 진단에서도 환자는 두려움, 통증. 좌절을 나타낼 수 있다. 따라서 의료인은 환자와 환자의 역할에 대한 고정적인 관념과 틀에 갇히지 않도록 노력함과 동시에 스스로의 역할에 대해 심사숙고하면서 각 환자의 특성에 적합한 커뮤니케이션을 수행해 나가도록 노력해야 한다.

4. 보건의료 환경의 변화
1) 급성질환에서 만성질환으로의 전환
20세기는 매우 빠르게 발병하고 지속 기간이 비교적 짧은 급성질환이 대부분이었다. 그러나 21세기에 접어들면서 급성질환보다는 당뇨, 고혈압, 암 등과 같이 서서히 진행되어 장기간 앓게 되는 비감염성 만성질환이 급속하게 증가하고 있다. 이러한 만성질환에 대한 치료는 약물과 수술 요법뿐만 아니라 식생활과 운동 등 전반적인 생활양식의 개선이 필수이다. 따라서 이제는 질병의 완치라는 개념보다는 자가 관리라는 개념이 중요해지게 되었다.

건강 증진과 예방의 필요성 또한 증가하면서, 의료인은 환자의 참여와 협력을 중시하는 커뮤니케이션을 필요로 한다. 암환자나 통증환자와 같이 특수한 상황에 처한 환자들도 증가하고 있어서, 의료인들은 이들이 처한 특수한 상황에 적합한 맞춤형 커뮤니케이션을 수행해야만 한다.

2) 환자의 고령화

인구의 고령화가 빠른 속도로 진행됨에 따라 노인환자의 수도 급격하게 증가하고 있다. 우리나라는 이미 고령 사회로 접어들었고 머지 않아 국민 10명 중 2명이 65세 이상인 초고령 사회로 진입할 전망이다. 그런데 노인들은 만성질환과 함께 치매 등과 같이 인지 능력이 저하된 경우가 많아서, 생의학적 모델을 기반으로 한 의료인 중심의 커뮤니케이션 전략은 커다란 한계를 맞게 되었다.

또한 노인들은 젊은 연령층에 비해 의료인의 권위에 덜 도전적이고 의사결정에도 덜 개입적일 뿐 아니라 심리사회적 문제들도 덜 의논하는 편이다. 따라서 노인환자와 보다 효율적으로 커뮤니케이션할 수 있는 방안을 마련하는 것이 필요하다. 의료인과 환자 사이의 연령 차이 또한 매우 커지면서 커뮤니케이션은 더욱 어려워지고 있다. 환자의 고령화는 세대 차이를 뛰어넘어 공감과 이해를 이끌어낼 수 있는 환자중심의 커뮤니케이션을 더욱 필요로 하고 있다.

3) 학력 수준의 향상

1970년대까지만 해도 우리나라 국민의 학력은 낮은 편이었지만, 이후 꾸준히 증가하여 최근에는 국민 2명 중 1명이 대졸 이상의 학력을 가진 것으로 나타났다. 이는 환자들에게 보건의료 지식과 정보를 전달하는 것이 수월해졌음을 의미하기도 하지만, 동시에 환자들의 맞춤형 정보 요구도 늘어나면서 기존의 의료인 중심의 일방적인 커뮤니케이션은 비효율적인 방식이 되고 있다.

4) 치료의 다양성

보건의료 지식과 기술의 급속한 발달로, 한 가지 방법만이 유효했던 과거의 치료에서 벗어나 다양한 치료 기술 중에서 선택하는 것이 가능한 시대가 되었다. 이에 따라 치료에 대한 환자의 적극적인 참여와 선택이 필수적인 절차가 되고 있다.

예를 들면, 유방암 2기로 진단받은 환자의 경우, 예전에는 무조건 유방 전체를 절제하는 근치유방절제술(modified radical mastectomy)을 수행하였지만, 최근에는 암 조직과 그 부위만을 절제하는 유방보존술(breast conserving surgery)과 함께 방사선 치료를 병행함으로써 비슷한 치료와 예후의 효과를 거둘 수 있게 되었다. 그렇다면 근치유방절제술을 받을 것인지 아니면 유방보존술과 함께 방사선 치료를 받을 것인지에 대한 결정은 의료인이 주도적으로 결정하기보다는 환자에게 상세한 정보를 충분히 제공하고 이에 대한 환자의 생각과 의견을 들으며 함께 상의하여 결정할 필요가 있다. 이러한 양방향적 커뮤니케이션을 통하여 환자에게 적합한 맞춤형 의료 서비스를 제공할 수 있게 된다.

5) 환자의 권리 증진

최근 들어 환자의 인권에 대한 중요성이 대두되면서, 환자중심으로의 커뮤니케이션이 더욱 중요하게 되었다. 그중에서도 환자의 알 권리가 중요해지면서 커뮤니케이션의 중요성은 더욱 커지고 있는데, 예를 들면, 수술의 경우 수술동의서를 받을 때 의료인은 환자에게 의학적인 절차와 이로 인한 결과들을 환자가 이해할 만한 용어로 정확하게 설명해 주는 것이 더욱 중요하게 되면서, 통보 후 동의 혹은 자발적인 의사결정이 보편적인 관례가 되었다. 환자들의 권리 증진으로 의료 소송 또한 증가하고 있는 추세이다. 의료 실수가 생기는 경우에도 시시비비를 가리는 소송이 증가하고 있는 상황이다. 따라서 의료기관뿐 아니라 의료인 각자가 소송에 휘말리지 않도록 하기 위해서는 의료인과 환자 간의 신뢰 관계 구축이 필수이다. 신뢰 관계가 손상된 경우, 상호 이해 관계가 일치되기 어렵고 원만한 이해를 통한 당사자 간의 합의 또한 어려워져 결국 의료 분쟁으로 갈 수 있기 때문에, 신뢰 관계 형성을 위한 환자중심의 커뮤니케이션에 관심을 기울일 필요가 있다.

6) 짧은 입원과 통원 치료의 증가

최근 환자의 입원 기간은 점차 단축되고 통원 치료는 증가하고 있다. 입원 기간이 짧아지면서 의료인들에게는 그동안 병원에서 환자를 직접 돌보며 시시각각 필요한 치료와 간호를 제공하고 교육할 수 있는 기회가 적어지게 되었다. 환자로서는 본인이 직접 자신의 상태를 모니터하고 대응해야 하므로, 보다 효과적인 정보 제공과 교육이 필요하게 되었다. 그러므로 제한된 시간 내에 건강 관리 교육을 효과적으로 제공하기 위해서는 환자중심의 커뮤니케이션 전략이 더욱 필요하다. 의사와 간호사의 일인당 환자 비율이 매우 큰 우리나라에서는 비교적 짧은 시간 내에 교육과 상담을 포함한 치료와 간호를 제공해야 하므로 효과적인 커뮤니케이션 역량의 중요성은 더욱 크다고 할 수 있다.

7) 정보화 시대로의 전환

예전에는 환자들이 정확한 의료 지식과 정보를 쉽게 접하기 어려웠지만, 최근 정보화 시대로 접어들면서 일반인도 이를 쉽게 접할 수 있는 시대가 되었다. 높은 교육 수준과 쉬워진 정보의 접근성으로 인해 환자들은 자신에게 적합한 맞춤형 의료 서비스를 더욱 요구하고 있다. 이를 위해 의료인도 최신의 전문 지식과 정보를 계속 습득해야만 할 뿐만 아니라, 환자와의 상호작용에서도 환자의 지식과 경험과 요구에 더욱 귀를 기울일 필요가 있다. 이는 초보 의료인뿐 아니라 경륜이 있는 의료인에게도 마찬가지이다. 한 대학병원의 암 전문가가 "요즘에는 환자 진료를 보면 마치 전문의 시험치는 기분"이라고 호소하듯이, 구체적인 의학 정보가 널리 퍼져 있는 시대에서 이제 의료인들은 환자중심의 양방향적인 커뮤니케이션을 적극 실천해야만 하게 되었다.

5. 환자중심 커뮤니케이션의 필요성

보건의료 제도 내에서의 의료인과 환자 사이의 상호작용은 그동안 생의학적 모델을 기반으로 이루어져왔다. 이 모델에서는 환자를 전인적인 인격체가 아닌 하나의 객체로 여기며 질환(disease)에 초점을 둔다. 그러므로 의료인은 신체와 마음이 분리된 이원주의적 입장에서 질환이라고 하는 의학적인 개념에 기초하여 증상과 징후를 중심으로 상호작용한다. 이렇듯 기계적인 의료인 중심의 커뮤니케이션은 감염병과 같은 급성 질환이나 응급 상황 등에 매우 적합한 것으로 여겨져 왔다.

하지만 만성질환의 증가 등 다양한 보건의료 환경의 변화로 인하여 이제는 환자를 하나의 객체가 아니라 총체적인 인간으로 여기며 보다 환자중심의 양방향적 커뮤니케이션을 수행해야만 한다. 그런데 질환 중심의 생의학적 모델에서는 환자의 감정이나 경험을 간과함으로써 개별성이 무시된 채 모든 환자를 천편일률적으로 똑같이 다루는 경향이 있어서 각 환자의 상황과 맥락에 맞는 맞춤형 의료와 간호 서비스를 제공하기 어렵다. 만성질환을 가진 환자에게는 약물이나 수술 등의 비교적 빠른 치료 뿐만 아니라 생활양식의 개선 등 지속적인 관리가 중요해졌기 때문에, 환자의 상황과 맥락을 포함하는 총체적인 차원에서 상호작용하면서 이들에게 보다 적합한 의료와 간호 서비스를 제공해야 한다.

질환 중심의 생의학적 모델에 따른 의료 서비스의 한 사례를 살펴보자. 항암치료로 인한 탈모로 자존감 저하를 호소하는 환자에게 의료인은 다음과 같이 대답할 수 있을 것이다: "머리카락 상실이 자아 상실이라는 건가요? 자아가 머리카락에 있다는 건 도저히 이해가 안 되는군요! (백미숙, 우상수 공역, 2002, p. 21)." 이렇듯 객관적인 생의학적 모델에 따른 상호작용은 환자가 진단과 치료와 간호와 관련하여 얻게 되는 다양한 감정과 경험을 의료인이 무시하거나 간과하게 만들고, 환자는 결국 소외감뿐만 아니라 불만과 불신도 갖게 만든다. 이는 결국 의료 서비스에 대한 불만족과 함께 의료 분쟁과 사회적 비용의 증가로도 이어질 수 있다.

그렇다면 환자를 다룰 때 객체 혹은 질환에 초점을 두지 않고 전인적인 인격체로 여기며 상호작용하기 위해서는 어떻게 해야 할까? 이를 위해서는 질환이 아니라 질병(illness)에 초점을 두어야 한다. 질환이란 임상적으로 정의하는 의학적인 개념인데 반해, 질병은 이러한 질환으로 인해 나타나는 증상과 징후를 경험한 사람, 즉 환자에 의해서 정의된다. 다시 말하자면, 질병은 "질환+의미"이다(Atkinson, 1995), 따라서 질환에 초점을 둔 의료인 중심이 아니라 질환과 그 의미를 모두 아우르는 환자중심의 양방향적 커뮤니케이션을 통해서 진정한 경청과 공감이 있는 효율적인 의료 서비스를 제공할 수 있다.

▶ 요약

보건의료 제도 내에서 일어나는 의료인과 환자 사이의 커뮤니케이션은 이들이 지닌 전문적인 지식의 차이뿐만 아니라 현실 인식에 대한 커다란 괴리로 인해서 주도권과 힘이 의료인에게 치우친 매우 불균형적이라는 특성을 지닌다.

한편, 역할은 상호작용과 커뮤니케이션에 중요한 영향을 미치는 요소이다. 따라서 보다 만족스러운 환자중심의 커뮤니케이션으로 나아가기 위해서는 보건의료 제도 내 커뮤니케이션의 특성과 환자와 의료인의 역할에 대한 새로운 인식과 반성이 필요하다.

이외에도 보건의료 환경의 다양한 변화에 대한 이해와 함께, 기존의 객관적인 생의학적 모델을 기반으로 한 질환 중심의 커뮤니케이션에서 벗어나 환자중심의 커뮤니케이션으로 전환하는 것이 필요하다.

▶ 토론주제

- 의료인과 환자 사이의 상호작용이 본질적으로 비대칭적일 수밖에 없는 이유에 대해서 설명하시오.
- 의료인과 환자 사이의 커뮤니케이션 불균형을 완화할 수 있는 방안에 대해 토의하시오.
- 보건의료 환경의 다양한 변화를 설명하고 이에 적합한 환자와 의료인의 역할에 대해 토론하시오.
- 생의학적 모델을 기반으로 한 커뮤니케이션의 장단점에 대해 토론하시오.

▶ 참고문헌

· 백미숙, 우상수 공역. (2002). 의사와 환자의 대화 (p. 21). 백산서당.
· Atkinson, P. (1995). Medical talk and medical work. Thousand Oaks, CA: Sage Publications Ltd.
· Ten Have, P. (1991). Talk and institution: A reconsideration of the "asymmetry" of doctor-patient interaction. In D. Boden & D. H. Zimmerman (Eds.) Talk & social structure: Studies in ethnomethodology and conversation analysis, (pp. 138-165). Cambridge: Polity Press.
· Schegloff, E. A. (1992). On talk and its institutional occations. In P. Drew & J. Heritage (Eds.), Talk at work: Interaction in institutional settings (pp. 101-134). Cambridge University Press.
· Zimmerman, D. H., & Boden, D. (1991). Structure-in-action: An introduction. In D. Boden & D. H. Zimmerman (Eds.) Talk & social structure: Studies in ethnomethodology and conversation analysis, (1991) (pp. 3-21). Cambridge: Polity Press.

제 2부 환자중심의 의료커뮤니케이션
2장 대화분석

◇ 학습목표
커뮤니케이션의 핵심적인 행위인 대화의 특성에 대해 이해한다.
대화의 감수성과 함께 대화분석에 대해 이해하고 설명한다.
대화분석을 통해 얻을 수 있는 이점에 대해 설명한다.

최근 보건의료계 뿐만 아니라 전 사회적으로도 맞춤형 의료의 중요성이 대두되고 있는 가운데 환자에 대한 견해도 바뀌고 있다. 즉, 환자를 수동적인 객체로 간주하기보다는 의료인과 협력하는 적극적인 참여자로 여기게 되었으며, 심지어 환자를 고객 혹은 소비자로 여기는 시대에 직면하게 되었다. 이러한 시대적 요구에 부응하기 위해서는 환자에 대한 총체적인 이해를 바탕으로 한 의료와 간호 서비스가 제공되어야 하는데, 이를 위해서는 환자와 의료인 사이의 커뮤니케이션이 효율적으로 수행되어야 한다.

커뮤니케이션에는 다양한 이론과 개념들이 소개되어 있으며, 이들은 의사소통의 사고를 높이는 데 기여하고 있다. 하지만 이들은 추상적인 편이라서 실제로 이들을 구체적인 의료 현장에 바로 적용하는 데에는 한계가 있다. 대화 중에 무슨 일이 일어나고 있는지를 감지하는 능력인 감수성을 높이고, 실제로 보고 듣고 느낀 것에 대해 적절하게 반응하기 위해서는 실제 대화에 대한 보다 구체적이고 심층적인 분석이 필요하다. 이 장에서는 상호작용 내 대화(talk-in-interaction)에 관한 분석, 즉 대화분석에 대해 다루고, 대화분석 사례를 통하여 어떻게 효율적인 의료커뮤니케이션으로 전환할 수 있는지에 대한 구체적인 방안들을 예시하겠다.

1. 대화의 특성과 종류

대화는 커뮤니케이션의 중심적인 행위로서 그 특성은 다음과 같다(Psathas, 1995). 첫째, 대화라는 것은 단순히 언어만을 습득한 것이 아니라 대화의 이면에 있는 구성 원리와 구조에 대한 지식도 함께 습득한 것이다. 둘째, 대화란 화자가 아무런 준비 없이 혼란 상태에서 만들어낸 행위가 아니라, 비록 화자가 의식하지는 못할지라도 대화는 규칙적으로 조직화된 행위이다. 셋째, 대화는 대화 그 자체만이 아니라 더욱 광범위하고 포괄적인 상호작용으로서 비언어적이고 비음성적인 상호작용의 모든 측면을 포함한다.

이렇듯 대화는 상황과 맥락에 영향을 받으면서 나름대로의 구성 원리와 구조에 따라 규칙적으로 조직화된 행위이다. 하지만 대화 참가자는 대화의 이면에 깔려있는 많은 요소들을 제대로 인식하지 못하는 경우가 대부분이다. 따라서 대화에서 '올바른' 반응을 하였는지 또는 '바람직하지 못한' 반응을 하였는지가 자동적으로 명백하게 드러나지 않는 경우가 허다하다.

의료인은 대화하기 어려운 상황에 자주 처하곤 하는데, 이때 '자동적'으로 그리고 적절하게 반응하기 위해서는 다양한 정보가 필요하지만, 이러한 정보를 수집하고 적절하게 반응하려면 몇 분의 시간이 걸릴 것이다. 따라서 학습을 통하여 언어적, 비언어적 커뮤니케이션에 대한 지식과 기술, 그리고 역할 관계 등의 정보가 포함된 통합적인 정보를 가지고 있어야 한다. 또한 그 정보들이 무엇을 의미하는지에 대하여 경험에 근거하여 추측한 다음 거의 '즉각적'으로 상황에 반응해야만 한다.

예를 들어, 외과 병동에 입원한 52세 남성 환자의 사례를 살펴보자. 이 환자는 폐암 2기로 진단을 받고 폐암절제술을 받은 후 이틀이 되었다. 수술 후 첫 보행을 위해 간호사가 다가가자, 환자는 "내 병의 원인을 가만히 생각해 보니 걱정이 많이 되어요. 흡연이 원인이라고 하지만 앞으로 금연할 자신이 없는데 어떻게 생각하세요?"라고 질문하였다. 당신이라면 이 상황에서 어떤 말이나 행동을 해야 할지에 대해 생각해 보자. 대답하기 전에 다양한 질문들이 제기될 것이다.

의사를 비롯한 다른 의료진들이 환자의 상태에 대해서 무슨 이야기를 하였는지; 환자는 친구와 인터넷 등을 통하여 얼마나 많은 그리고 정확한 정보를 수집하였는지; 진단과 수술에 대한 환자의 반응은 어떠하였으며; 수술과 관련하여 신체적 상태가 어떻게 호전되었는지 등 수많은 질문에 대한 잠정적인 대답이 필요할 것이다.

이러한 정보를 가지고 간호사는 다양한 옵션의 답변을 만들어 낼 수 있다. 적절하다고 여겨지는 대답은 다음과 같다.

- (환자의 팔을 쓰다듬으며), 지금 무엇이 가장 걱정되세요?
- 금연에 대해서 뭘 알고 싶으세요?
- (환자를 일으켜 세우며)
  (환자가 자신의 속마음을 더 털어놓기를 기다리며 침묵한다.)

물론 적절한 다른 선택도 얼마든지 가능하다. 그러나 적절하지 않은 대답들도 생각해 볼 수 있다.

- 아니! 금연이 얼마나 중요한 데 흡연을 계속하려고 하세요?
- 의사 선생님한테 물어 보세요!
- (아무 대답 없이 그저 보행을 돕고 물러 나온다.)

위의 예시에서와 같이, 바람직한 대답을 즉각적이고 자동적으로 이끌어 내기 위해서는 풍부한 전문적인 지식과 경험뿐만 아니라 대화의 기술이 필요하다. 그중에서도 대화의 감수성이 중요한데, 감수성이 높으면, 자신이 타인의 질문에 어떻게 반응하였는지에 대해 명확하게 인지할 수 있을 뿐만 아니라, 자신의 반응이 바람직한 것이었는지 아니면 바람직하지 못한 것이었는지를 쉽게 알아차릴 수 있다.

이러한 대화의 감수성을 높이기 위해서는 자신이 어떠한 준비를 하면서 대화를 구성해나가는지, 대화에서 자신과 타인이 어떻게 반응하는지, 그리고 대화 과정에서 나타나는 미묘한 차이점과 유사점은 무엇인지 등을 인식해야만 한다.

한편, 대화란 대화 그 자체만이 아니라 더욱 광범위하고 포괄적인 상호작용이므로, 대화가 이루어지는 각각의 상황과 맥락 그리고 목적에 따라 그 유형을 구분하여 보다 구체적으로 이해하는 것이 중요하다. 전문직의 역할에 따라 대화는 의사/치과 의사-환자 대화, 간호사-환자 대화 등으로 크게 구분할 수 있다. 의사/치과 의사-환자 사이의 대화인 경우, 이를 진단이나 치료의 목적에 따라 문진 대화, 병력 대화, 병명통보 대화, 설명 대화 등으로 나눌 수 있다. 보다 구체적으로 환자와 치료 계획을 수립하고 공동으로 의사결정하는 대화도 있다.

간호사와 환자의 경우에는 상황에 따라 입원 대화나 퇴원 대화 등으로 구분되고, 목적별로는 통증 대화, 상담 대화, 투약 대화 등으로 구분될 수 있다. 장소 별로는 응급실 대화, 중환자실 대화, 수술실 대화 등으로 나눌 수 있다. 물론 환자의 유형별로 암환자와의 대화나 당뇨 환자와의 대화 등으로 나눌 수도 있다.

이렇게 구체적인 상황과 맥락 그리고 목적에 따른 대화에 민감하게 참여하면서 효율적인 환자중심의 커뮤니케이션을 수행해나가기 위해서는 각 대화의 유형뿐만 아니라 내용, 형태, 궤도, 그리고 특성 등에 대한 구체적인 이해가 필요하다.

2. 대화분석

대화분석은 실제의 대화를 분석하고 이해한 후, 이를 구체적인 상황에 적용하고 활용하여 개선할 수 있는 유용한 방법이다(박용익, 2010; 이명선, 2007; Drew, et al., 2001; Hutchby, et al., 1998; Jones, 2003; Psathas, 1995; Ten Have, 1999). 대화분석의 장점은 우선 자료의 신뢰성과 타당성의 확보이다. 대화분석에서는 대화 참가자의 자가 보고나 경험이 아니라 현장에서 매일 자연스럽게 일어나는 일상적이고 구체적인 대화와 비언어적 행위 그 자체를 자료로 삼기 때문이다. 대화분석은 또한 대화 참가자의 한쪽만을 다루지 않고 양쪽을 모두 아우른다는 점에서 다른 방법과 차별적인데, 실제로 커뮤니케이션이란 지엽적으로 일어나는 양방향 간의 협동적인 작업이기 때문에 대화 당사자 모두를 분석함으로써 보다 명확한 이해를 도모할 수 있다. 대화분석의 주요 관심은 대화의 질서를 생산하고 구성하는 조직과 규율, 그리고 구조를 발견하는 데 있으며, 목표는 크게 세 가지로 구분할 수 있다(Hutchby, et al., 1998; Schegloff, 1987).

> 첫째, 대화는 어떻게 구성되는가?
> 둘째, 인간은 자신의 대화를 어떻게 조정해 나가는가?
> 셋째, 보다 넓은 맥락에서 대화의 역할은 무엇인가?

대화를 분석하는 방법은 다양하다. 일반적으로는 분석을 위해 미리 개념이나 이론을 가지고 들어가는 것이 아니라, 개방적인 태도로 연구 현상이 안내하는 대로 따르는 귀납적 분석을 이용한다. 이로써 화자들이 실제로 서로를 어떻게 이해하고, 어떤 원리로 커뮤니케이션의 문제들이 발생하고, 또 이러한 문제들은 어떻게 해결될 수 있는지를 파악해 낼 수 있다.

대화분석을 위한 첫 번째 단계는 대화의 종류를 선택하는 것이다. 대화는 참가자들이 상호작용하는 구조와 세팅의 영향을 받으므로, 대화를 분석할 때에는 상황이 발생하는 맥락에 따라서 화자들이 행위하는 상호작용의 유형, 형태, 궤도, 내용, 특성 등을 설명해야만 한다. 그다음 유사한 상황과 맥락 하에서 공통의 목표를 위하여 실제로 수행된 대화를 녹음 또는 녹화하여 자료를 수집한 후, 이를 그대로 전사한다. 전사한 자료로부터 가장 많이 발생하거나 가장 중요하다고 여겨지는 에피소드들을 확인한 후, 이들을 주제별로 분류한다. 그리고 각 주제마다 연구 현상을 가장 명확하게 드러내는 에피소드, 예를 들면 모범 사례 혹은 일탈 사례들을 다시 확인한다. 그다음 각 에피소드에서 나타나는 대화의 구조와 구성 원리 등을 밝혀낸다. 즉 대화 참가자들이 각기 대화를 구성해 나가는 규칙과 수행 조건, 그리고 대화의 구조 및 전개 과정 등에 관해 에피소드 별로 분석한 후에 이들을 통합하여 대화의 구조, 단계, 유형 등을 밝혀낸다.

대화분석에서는 또한 대화의 상황에서 나타난 발화의 실제적인 의미를 해석함으로써 대화의 이면에 숨겨진 대화 참가자들 본래의 목적을 규명해 낸다. 이로써 대화 참가자들이 대화 중에 미처 의식하지 못했던 발화일지라도 이에 대한 의도와 문제점들을 구체적이고 명확하게 파악해 낼 수 있다. 예를 들면, 의료인이 실제로 한 말은 환자가 한 반응에서 영향을 받으며, 동시에 환자가 한 말은 의료인이 한 반응에서 영향을 받기 때문에, 대화의 발화연속체 속에서 의료인이 적절하게 반응하였는지 아닌지를 쉽게 파악해 낸다. 대화 참가자들의 목소리의 톤과 속도, 얼굴 표정, 그리고 제스처 등과 같은 비언어적 요소뿐 아니라 사용하는 단어 등도 대화에 영향을 주는데, 대화분석을 통해서 이러한 비언어적 요소들과 함께 이들의 기능과 효과도 밝혀낼 수 있다.

결론적으로, 보건의료 현장에서 일어나는 각종 대화를 심층적으로 분석하여, 그 대화의 이면에 숨겨져 있는 구성 원리와 구조에 대한 지식을 얻는 것은 매우 중요하다. 의식적 혹은 무의식적으로 행하는 대화 속에 내재된 규칙성, 즉 대화의 진행 양상과 지속 형태 등을 명확하게 드러내고, 상황적 문제들을 해결하기 위해 체계적으로 배치되는 상호행위적 전략이나 장치 등을 밝힘으로써, 각종 의료 대화의 감수성 훈련을 강화해 나갈 수 있다. 추후 커뮤니케이션을 평가하고 다양한 대안들을 제시하여 가장 적합한 행위를 선택하여 적용하는 데에도 기여할 수 있다.

3. 대화분석의 사례

다음은 일개 노인 요양기관에 장기간 입원하고 있는 초기 치매노인환자와 간호사의 대화에 관한 분석이다(이명선, 2009). 이 대화를 선택한 이유 중의 하나는 초기 치매노인이므로 커뮤니케이션이 어려울 수 있다는 점과 다른 하나는 치매노인환자라서 간호사가 더욱 세심하게 대화를 이끌어 갈 수도 있지만 오히려 간호사가 더욱 자기 주도적인 대화로 이끌어 갈 수도 있는 경계선 상에 있는 대화이기 때문이었다. 이 대화의 상황은 간호사가 환자의 상태를 파악하기 위해 회진하는 중에 일어나는 대화로서, 간호사는 환자의 배경이나 신체적 문제 등을 어느 정도 파악하고 있는 상황이다. 분석 결과, 대화의 구조는 **도입 단계 -> 사정 단계 -> 중재 단계 -> 종료 단계**의 네 가지로 구성되어 있음을 확인하였다.

도입 단계에서는 모든 대화를 간호사가 시도하였다. 대화의 연속체를 분석한 결과 세 가지 유형으로 나타났다. 간호사가 건네는 인사에 환자가 대답하는 유형은 대답과 비대답으로 나뉘고, 대답하는 경우에는 언어적인 행위나 비언어적 행위로 나타나고, 비대답은 환자가 침묵하는 경우이다. 이렇듯 대화분석에서는 대화 참가자 한쪽에만 초점을 두지 않고 모두에게 동일하게 초점을 둠으로써 대화를 보다 총체적으로 파악하는데 기여한다.

다음은 회진 중에 나타난 간호사와 초기 치매 환자의 대화이다. 인사 단계를 거쳐 중재 단계로 넘어가는 대화이동 연속체를 보여준다.

간호사: 안녕하세요, 할머니? [인사]
환자: (침묵)
간호사: 잠만 주무시면 안 되지! [비난]
환자: 인자 이제 누웠어! 일 분도 안돼! [변명]
(간호사가 환자의 오른손을 잡고 일으킨다.) [지시]
(환자가 일어난다.) [비자발적 수용]
간호사: (낮에 안 자야) 밤에 잘 주무시지! [이유 설명]

언뜻 보기에 이 대화는 효과적인 대화로 보이지만, 대화분석을 통하여 실제로는 비효과적인 대화로 진행된 것을 확인할 수 있다. 우선 간호사는 환자에게 인사한 후, "잠만 주무시면 안 되지!"라고 말하고 있다. 이에 대해 환자는 "인자 이제 누웠어! 일 분도 안 돼"라고 발언하였다. 언뜻 보기에 이는 효과적인 대화라고 볼 수 있지만, 대화란 상호작용으로서 양방향이 모두 만족해야만 효율적임을 감안할 때, 이 대화에서는 간호사가 비록 환자의 활동과 운동을 격려하려는 차원에서 발언하였지만, 실제로 환자는 이를 나무라는 것으로 여기어 자신을 방어하고 변명하는 매우 불만족스런 대화로 이끌어 버린 셈이 되었다. 비록 간호사는 조언을 한다고 하였지만, 환자에게는 이것이 '조언'이 아닌 '비난'이었기 때문이다. 이후에도 간호사는 비언어적으로 환자가 일어나도록 지시하고, 환자는 마지못해 이를 수용하는 것을 볼 수 있다.

마지막으로 간호사는 자신이 "잠만 주무시면 안 되지!"하고 말하며 환자를 일으킨 것은 환자의 야간 수면을 돕기 위한 것이라는 이유를 대지만, 결론적으로 이 대화는 만족스러운 것이라고 보기 어렵다. 만족스러운 대화로 이끌기 위해서는 보다 신중하게 환자의 상태와 상황을 파악하는 사정 단계를 거쳐 간호를 중재하는 대화가 필요함을 보여준다.

다른 단계와 마찬가지로 중재 단계에서도 간호사가 먼저 시도한 대화가 대부분이었다. 하지만 환자-시도 대화 또한 나타났다, 이를 통해서 우리는 환자가 간호사에게 "약 좀 주소."와 같이 요구하거나 "옆구리가 아파!"와 같이 문제를 제기하는 등의 자발성과 적극성을 엿볼 수 있다. 하지만 다음의 에피소드 1-4 에서 보여 주는 **환자-시도 대화**를 통해 알 수 있듯이, 이때의 대화이동 연속체는 주로 '요구-반박', '요구-거절', '문제 제기-회피', '문제 제기-반박'등의 형태로 나타났다.

에피소드 1

환자: 약 좀 주소. [요구]
간호사: 약 맨날 들어가 할머니. [반박]
환자: 밤에? [질문]
간호사: 응 그 약, 드시는 거. [대답]
환자: 잠잘 적에? [재질문]
간호사: (침묵) [거절]

에피소드 2

환자: 허리 아퍼 죽었어! 배도 아프고. [문제 제기]
간호사: 할머니 몇 살? [회피]

에피소드 3

환자: 옆구리가 아파! [문제 제기]
간호사: 할머니는 흉부외과 그때 갔잖아요. [반박]
특별한 게 없어요, 그러니까 그냥 드시고. [지시]

에피소드 4

환자: 오늘 저녁에도 약, 나 기침약 좀 줘. 아줌마들이,
　　　아주머니들이 바빠서 못 줬어, 오늘 바빠서. [요구]
간호사: 기침약? 예, 그냥? 왜? 드린다고 했는데 왜? [반박]
환자: 아 바빠서 그렇지, 오늘 목욕시키고. [이유 설명]
간호사: 응 이따 저녁에 드시지. [수용(불명확)]
환자: 어저께도 못 먹었어! 저녁에 먹는다고 하고 못 먹어. 좀 주세요! [재요구]
간호사: 예. (옆의 환자 상태를 체크한다) [수용(불명확)]
환자: 어제도 저녁에 먹는다고 하고 못 먹었어!
　　　아, 밤에 자다가 기침 나더라고. [이유 설명]
간호사: 지금 달라고? [반박]
환자: 응, 저녁에 먹는다고 그래놓곤 저녁에 못 먹어! 바빠서. [이유 설명]
간호사: (대답 없이 방 바깥 쪽을 쳐다보며 걸어간다.) [거절]

이러한 사례들은 간호사가 환자의 요구나 문제 제기에 반박하거나 거절하거나 회피하는 등의 전략을 이용하여 환자를 통제하고자 하는 의식적 혹은 무의식적인 의도를 명확하게 보여준다. 반면에 환자는 자신의 요구를 관철시키지 못하고 간호사의 권위에 굴복하면서 불만족스럽게 끝나는 대화임을 여실히 보여준다. 이렇듯 대화 참가자 모두가 참여하여 만들어낸 일련의 대화이동 연속체 분석을 통해서, 우리는 노인 요양기관 내 간호사와 치매 노인환자 사이의 주도권과 힘의 불균형을 구체적

이고 명확하게 확인해 낼 수 있다.

실제로 간호사와 치매노인환자 사이의 대화분석을 통해서 다양한 문제점들이 밝혀졌는데(이명선 외, 2006), 표현 차원에서는 지시적이고 권위적인 표현, 감정적이고 경쟁적인 표현, 회피적이거나 방관적인 표현 및 일반적인 호칭의 과다 사용으로 밝혀졌다. 내용 차원의 문제로는 심리사회적 대화의 부족, 그리고 관계적 차원에서는 간호사의 지나친 대화의 주도권으로 나타났다.

위의 예시에서 보여주듯이, 대화분석을 이용하여 대화의 구성 원리와 전개 과정 등을 명확하게 규명하고 해석해 낼 수 있다. 또한 대화에서 나타나는 문제를 실증적이고 구체적으로 해결할 수 있는 개선 방안들을 찾아내고 실천할 수 있다. 예를 들면, 위의 사례 분석을 통해서, 노인 요양기관에 근무하는 간호사들에게 환자의 질문이나 요구를 적극적으로 청취하고 수용해야 함을 강조할 수 있다. 또한 모범 사례를 대화의 본보기로 삼으며, 부적절한 사례를 통해서는 앞으로 발생할 수 있는 문제점들을 미리 예견하고 예방할 수 있도록 도와 줄 수 있다. 궁극적으로는 대화의 감수성을 향상시킴으로써 환자를 올바로 이해하고 공감하며 격려해 줄 수 있는 환자중심의 커뮤니케이션으로 나아가는데 기여할 수 있다.

▶ 요약

커뮤니케이션에 관한 많은 이론과 개념들은 효과적인 커뮤니케이션에 대한 사고를 높이는데 기여한다. 하지만 특정한 의료 상황과 맥락 내 대화에서 이들을 적절하게 활용하는 데에는 한계가 있다.

대화분석은 대화 당사자들이 실제로 대화를 진행하기 위해 서로 어떻게 기여하는지, 대화를 어떻게 지속시키는지, 그리고 대화의 진행 양상은 무엇인지 등 대화 중에 무슨 일이 일어나고 있는지를 명확하게 파악할 수 있게 해준다.

이러한 결과는 대화에서 나타나는 의식적, 무의식적인 반응들을 민감하게 포착할 수 있는 감수성을 높이는데 기여할 뿐만 아니라, 구체적인 의료 상황에서 일어나는 커뮤니케이션의 문제점과 원인들을 규명하고 평가하고 개선하는 데에도 도움을 줄 수 있다.

▶ 토론주제
- 환자와의 커뮤니케이션 상황에서 일어난 실제의 대화(1-5분 정도의 대화)를 녹취하여 전사한 후 대화분석 방법을 이용하여 분석하고 이를 바탕으로 토론하시오.
- 의료인과 환자의 대화에서 환자가 문제를 제기하거나 요구하는 상황을 상정하고, 이에 대해 의료인은 어떻게 반응해야 하는지에 대해 토론하시오.
- 짧은 시간 내에 진료나 간호를 마쳐야 하는 상황에서 의료인은 환자에게 어떻게 대화를 나누는 것이 효율적인지에 대해 토론하시오.

▶ 참고문헌

- 박용익. (2010) (재개정 3판). 대화분석론. 백산서당.
- 이명선, 이봉숙. (2006). 치매 환자와 간호사의 커뮤니케이션에 관한 대화분석. 대한간호학회지, 36(7), 1253-1264.
- 이명선. (2007). 간호 커뮤니케이션 향상을 위한 대화분석적 접근. 대한간호학회지, 37(5), 772-780.
- 이명선. (2009). 치매 노인환자와 간호사의 대화분석: 대화의 구조와 연속체 형태를 중심으로. 대한간호학회지, 39(2), 166-176.
- Drew, P., Chatwin, J., & Collins, S. (2001). Conversation analysis: A method for research into interactions between patients and health-care professionals. Health Expectations, 4(1), 58-70.
- Hutchby, I., & Wooffitt, R. (1998). Conversation analysis. Malden: Blackwell Publishers Inc.
- Jones, A. (2003). Nurses talking to patients: Exploring conversation analysis as a means of researching nurse-patient communication. International Journal of Nursing Studies, 40, 609-618.
- Psathas, G. (1995). Conversation analysis: The study of talk-in-interaction. Thousand Oaks, CA: Sage Publications Ltd.
- Schegloff, E. A. (1987). Analyzing single episodes of interaction: An exercise in conversation analysis. Social Psychology Quarterly, 50, 101-114.
- Ten Have, P. (1999). Doing conversation analysis: A practical guide. Thousand Oaks, CA: Sage Publications Ltd.

제 2부 환자중심의 의료커뮤니케이션
3장 질병체험 내러티브

◇ 학습목표
질병체험 내러티브의 특성을 이해한다.
의료의 목소리와 실생활의 목소리의 차이를 설명한다.
질병체험 내러티브를 통해 얻을 수 있는 커뮤니케이션의 이점을 설명한다.

의료인과 환자의 상호작용은 질환이 얼마나 급성이냐 아니면 만성이냐, 그리고 신체적인가 혹은 심리적인가에 따라 다르게 나타난다(Barry et al, 2001). 급성적인 신체 문제는 전적으로 의료적인 상호작용이 유용하다. 반면에, 심리적인 문제는 만성적인 경우가 대부분인데, 이런 경우에는 환자의 실생활을 공유하는 담론으로 상호작용이 이루어져야 한다. 만성적인 신체 문제가 있는 경우에도 환자의 실생활을 차단하거나 무시하는 상호작용보다는 이들의 실생활과 체험에 좀 더 민감하게 반응하여 상호작용해야 한다.

최근 들어 우리 사회에는 만성질환과 이에 따른 심리적인 문제를 지닌 환자들이 증가하고 있다. 따라서 의료인들은 환자의 생의학적 요소인 질환뿐만 아니라 환자가 질환과 관련하여 의미를 부여하며 살아가는 경험까지도 포착하면서 상호작용하는 것이 더욱 필요하게 되었다. 예를 들면, 암은 **임종 박두**라는 통념 속에서 암환자들은 진단과 치료 그 자체의 어려움 이외에도 **곧 죽을 사람**으로 낙인찍는 사회적 편견으로 대인관계의 어려움을 겪을 수 있다. 질환에 대해 의료인이 인식하는 현실과 환자가 인식하는 현실은 동떨어져 있기 때문에, 환자가 인식하는 현실에 대한 이해가 필요하고, 이를 통해서 의료인은 환자중심으로의 커뮤니케이션으로 나아갈 수 있다.

환자의 목소리(patient voice)는 질환에 대한 의미가 환자들의 일상생활 속에서 어떻게 형성되어 가면서 삶에 영향을 끼치는지에 대한 이야기이다. 따라서 환자의 목소리인 질병체험 내러티브(narrative)는 '내가 환자라면 어떨까' 하며 입장을 바꾸어 헤아려 보게 함으로써 환자에 대한 공감과 함께 직관과 통찰력을 가지고 각 환자에게 적합한 효과적인 커뮤니케이션으로 이끌 수 있다. 본 장에서는 **환자의 목소리**라고 일컬어지는 질병체험 내러티브의 특성과 함께 이에 대한 활용에 대해 살펴보겠다.

1. 질병체험 내러티브란?

내러티브는 일상적인 이야기와는 다른 것으로서, 이는 과거의 사건을 현재에서 재해석하고 재구성하여 이해하면서 의미를 만들어나가는 특수한 이야기이다. 따라서 질병체험 내러티브란 환자들이 질환 그 자체보다는 질환에 대한 진단과 치료와 관리 등과 관련하여 일생생활 속에서 일어나는 다양한 사건들을 성찰해서 나온 이야기이다. 이미 언급한 바와 같이, 의료인과 환자가 구성하는 현실은 매우 다르다. 예를 들면, 유방암 여성에게는 유방절제가 신체상이나 성생활에 심각한 문제가 될 수 있지만, 수술을 집도하는 의사에게는 거의 문제가 되지 않을 수 있다. 이렇듯 의료인과 환자가 구성하는 서로 다른 현실을 **의료의 목소리**(voice of medicine)와 **실생활의 목소리**(voice of lifeworld)로 구분한다(Mishler, 1984).

의료의 목소리는 과학을 대변한다. 이는 기술적이고 과학적인 관심과 태도를 강조한다. 그리고 사건의 의미는 맥락이 빠진 추상적인 규칙을 통해서 제공된다. 따라서 의료의 목소리에서의 사건은 개인적이고 사회적인 특정 맥락들이 모두 배제되어 있다. 반면에 실생활의 목소리는 경험에 대한 소리이다. 환자의 삶 속에서 일어나는 사건과 문제는 상황과 맥락에 근거한 경험을 통해서 드러난다. 그리고 의료의 목소리에서처럼 **과학적인 태도**가 아니라 **자연적인 태도**의 견해로부터 나타나는 일상적인 삶의 세계를 나타낸다.

이러한 실생활의 목소리, 즉 질병체험 내러티브는 그 자체로서도 치유력을 지니고 있다(이명선 외, 2014; Charon, 2008; Frank, 1995; Mattingly, 1998 Mishler, 1984). 내러티브를 통하여 환자들은 자신의 고통을 객관화시켜 자신과 상황에 대해 더욱 깊게 이해하고 고통이 주는 의미를 찾아냄으로써 정서적 스트레스를 감소시킨다.

질병체험 내러티브는 일반인에게도 영향을 준다. 예를 들면, 유방암 여성들이 자신의 질병체험을 나누면서 유방자가검진의 중요성에 대해 일반 여성들에게 홍보할 때 매우 효과적인 것으로 나타났다(Yi & Park, 2012).

질병체험 내러티브는 또한 의료인에게 큰 도움을 줄 수 있다. 무엇보다도 질병에 대한 일상적인 경험을 간접적으로 학습함으로써, 실무 향상뿐만 아니라 커뮤니케이션에도 도움을 준다. 즉 환자들이 질환과 관련된 사건을 현재 어떻게 받아들이고 해석하고 있는지를 파악할 수 있다. 특히 절망과 좌절이 심한 환자들이 어떻게 과거와 현재와 미래를 연계하며 삶의 의미를 다지는지에 대한 깊은 이해를 얻게 되는데, 이러한 이해는 환자의 치료와 간호에 대한 통찰력으로 이어져 실무 향상에 기여할 수 있다.

질병체험 내러티브는 또한 환자와 신뢰를 구축하고 공감할 수 있는 보다 환자중심적인 커뮤니케이션 수행에 도움을 준다. 사실상 보건의료의 주요 임무 중의 하나는 환자의 고통을 증언하고 이들의 질병체험에 존경을 표하는 것이다. 최근 의료 윤리에서도 내러티브의 중요성이 강조되고 있는데(Charon & Montello, 2002), 그 이유는 내러티브가 윤리적인 선택과 결정과 행위에 직접 연결되어 있기 때문이다.

2. 질병체험 내러티브의 특성

질병체험 내러티브는 질병과 관련된 생활세계에 관한 목소리 중의 하나로서 다음과 같은 특성을 보유하고 있다.

1) 자아 성찰의 기회

질병체험 내러티브는 특정 질병이나 사건에 대하여 평소에 알아차리지 못했던 특정한 감정의 체험을 포함하고 있다. 또한 질병에 대한 경험 이야기를 통해서 환자는 자아를 성찰해 보는 기회를 갖게 되고 일종의 치유적인 경험도 얻게 된다.

2) 과거 체험의 재구성

질병체험 내러티브 속에는 과거의 혼란스러운 경험이 논리정연하고 명료해진 내용들로 들어차 있다. 이야기를 통해서 환자는 자신의 경험을 현재의 시점에서 재구성하면서 정리하게 되는데, 이러한 재구성 과정에서 상처와 문제점 등 일부 억압적이고 부정적인 요소가 배제될 가능성도 있다.

3) 지난 일에 대한 이해와 수용 촉진

질병체험 내러티브 속에는 갈등적인 경험이 설명되면서 지난 일에 대한 이해를 증진시키는 요소를 포함하고 있다. 동시에 갈등에 대해 정서적으로 대면함으로써 어려움을 극복하여, 궁극적으로 지난 시절 풀지 못했던 갈등을 수용하는 내용도 포함된다.

4) 경험의 공유

질병체험 내러티브는 개인 혼자만의 경험이 아니라 타인에게도 널리 존재한다는 사실을 확인할 수 있는 기회를 준다. 이는 집단적인 의미의 원형으로서 초개인적인 의미의 관련성이 편입되어 결국 사회적으로 이해가 가능한 이야기가 된다. 따라서 타인이 자신과 같은 경험을 어떻게 이해하고 해석하는지에 대해 인지할 수 있는 훌륭한 기회를 제공해 준다.

5) 인간관계 형성과 유지
질병체험 내러티브는 객관적이고 논리적인 특성보다는 주관적이고 정서적 측면이 강하기 때문에 상호 신뢰할 수 있는 인간관계을 형성하고 유지하는데 기여할 수 있다.

이렇듯 질병체험 내러티브는 환자 스스로를 치유하는 자체적인 힘을 지니고 있다. 또한 환자들끼리 서로의 질병체험을 공유함으로써 치유의 힘을 얻어 스스로 질병을 슬기롭게 관리하는 데에도 기여한다.

3. 질병체험 내러티브의 활용
질병체험 내러티브를 얻는 방법은 다양하다. 환자로부터 직접 이야기를 듣는 것 뿐만 아니라, 내러티브 방법, 현상학, 근거이론, 문화기술지 등과 같이 귀납적인 방법을 사용하는 다양한 질적연구방법을 통해서도 얻어진다.

QR Code

그동안 암환자, 당뇨와 같은 만성질환자, 자살시도자, 혈우병과 같은 유전질환자, 신장 수혜자와 같은 이식 환자 등 다양한 환자들의 질병 관련 경험을 다룬 자료들이 있다. 영국과 유럽을 중심으로 한 Database of Individual Patient Experience (DIPEx)는 수많은 종류의 질병체험 이야기를 웹사이트(http://www.dipexinternational.org)을 통해 전 세계적으로 공유하고 있다. 국내에서는 당뇨, 위암, 유방암, 우울증, 치매환자와 가족, 호스피스 환자와 가족들의 체험을 서적을 통해 일반인과 공유하고 있다(강창우 외, 2015).

질병체험 내러티브는 그 자체로도 치유력을 지니고 있지만, 의료인들이 환자들의 질병 경험을 간접적으로 학습하는데 중요한 자료로 활용될 수 있다. 예를 들면, 한국 당뇨환자들의 질병에 대한 적응 과정을 탐구한 결과(Yi, Koh, & Son. 2014)에 따르면, '당뇨를 평생 함께 가야 하는 귀찮은 친구로 수용하기'가 핵심 범주로 나타났는데, 이 과정을 통해서 당뇨환자들은 새로운 자아정체성을 확립하고 자신의 불리함을 장점으로 전환하는 삶의 과정을 보여준다. 이러한 자료를 통해 의료인들은 당뇨 환자들의 질병 과정을 총체적으로 이해하면서 실무를 보다 효율적으로 개선할 수 있다.

질병체험 내러티브는 우선 의료인의 관점을 전환시키는 데 기여한다. 의료인은 환자를 단순한 치료 대상이 아니라 능동적인 주체로 인식하게 되고, 그러면서 환자 입장에서의 이해가 시작된다. 이러한 관점 혹은 입장의 전환은 의료인으로 하여금 질환에 초점을 두는 과학적 시각에 머물러 있음을 인식하고 환자를 어떻게 인간적으로 대해야 할지 모른다는 각성이 이루어진다. 궁극적으로 질환이 아닌 환자에 대한 깊은 이해를 통해 자신감을 가지고 환자중심적인 실무와 커뮤니케이션을 수행할 수 있다.

저는 환자나 다른 사람의 상황을 잘 이해하고 공감해주는 사람이라고 생각했는데 직접 환자를 보니까 '그게 아니구나! 생각하고는 다르구나!' 라는 생각을 했어요. 내가 모르는 부분이 많은데 안다고 생각했던 거죠. 환자분이 힘들고 했던 거 얘기하시는 거를 생각해 보지 못한 부분이 많이 있었어요. (김해진, 2016, pp. 65-66)

질병체험 내러티브는 환자에 대한 이해뿐 아니라 질환에 대한 이해를 높이는 데에도 기여한다. 왜냐하면 질병체험 내러티브는 전체적인 맥락에서 이야기가 전개되므로, 배우고 있는 질환에 대한 기억과 회상을 용이하게 해준다. 예를 들면, 책이나 수업에서 배운 속쓰림과 구토 등과 같이 말로만 듣던 증상이 '죽도 빨리 먹으면 속쓰림과 구토가 생긴다'고 하는 예상치 못한 이야기를 통해서 더욱 기억에 남게 되고, 질환에 대한 흥미 또한 유발시킨다. 풍부한 맥락을 지닌 질병체험 내러티브는 질병의 궤도를 포함하여 총체적인 상황에서의 지식을 얻는 데에도 도움을 준다.

> 환자 분들이 암 발견부터 치료 받는 거 그리고 그 이후까지 순서대로 얘기해 주시는 게 좋았어요. 저희는 병원에서 딱 그때 상황 밖에 못 보잖아요. (김해진, 2016, p. 69)

이렇듯 질병체험 내러티브는 환자에 대한 총체적이고 심층적인 이해를 높여줌으로써 보다 효과적인 환자중심의 커뮤니케이션 실천에 기여할 수 있다. 다음은 유방암 여성들이 암진단을 받을 당시의 다양한 생각과 감정에 대한 진술들이다(강창우 외, 2015).

● 유방암 여성들이 암진단을 받을 당시의 다양한 생각과 감정에 대한 진술들

□ 암이라고 하면 죽음과 바로 연결이 되니까 그 자체가 굉장히 두려웠던 거 같아요.
□ 유방을 절제해야 된다는 말이 큰 충격이었어요.
□ 마른 하늘에 날벼락이라는 말을 그 때야 실감하게 되더라고요.
□ 무엇을 잘못해서 이런가 하는 회한이 굉장히 강하게 들더라고요.
□ 멍한 상태에서 수술만 하면 나을 수 있다고 생각했고 오진일 것이라는 생각도 했어요.
□ 몸에 이상이 있는지 모르고 있었다는 게 창피했어요.

▫ 커다란 5센티 미터의 혹을 발견하지 못했다는 거에 대해서 굉장히 자신을 많이 자책을 했어요.
▫ 죽음을 의미하는 듯한 느낌이 들었고 여성에 관계된 병에 걸렸다는 게 창피하기도 했어요.
▫ 삶이 너무 힘들었기 때문에 쉬어 갈 수 있는 시간이라 감사했고 슬프지도 속상하지도 않았고요.
▫ 내가 죽는다는 생각이 들었지만, 아이들을 보면서 힘을 내야 되겠다는 생각이 들었어요.

위의 진술에서는 죽음에 대한 두려움에서부터 유방 절제라는 충격, 삶에 대한 회한, 그리고 수치심과 자책감과 같은 부정적인 감정도 있지만, 오히려 쉬어갈 수 있다는 안도의 한숨 또는 더욱 힘을 내야겠다는 미래에 대한 다짐 등 다양한 생각과 감정들을 과거와 현재와 미래를 연계하며 암 진단의 의미들을 드러내고 있다. 진단시 나타난 이러한 생각과 감정들은 각자 처한 상황과 맥락에 따라 다르게 나타나고 있다는 사실은 각 환자의 요구에 맞는 맞춤형 커뮤니케이션의 필요성을 상기시켜준다.

또 다른 예로 우리는 30대 당뇨 남성과 70대 당뇨 남성의 경험의 차이를 질병체험 내러티브를 통해서 파악할 수 있다(강창우 외, 2015). 당뇨 진단을 받을 때, 한 30대 남성의 경우에는 성생활에 대한 욕구가 없어지는 것에서 더 나아가 심지어 앞으로 의처증을 갖게 될 것 같은 우려를 토로하고 있다. 이러한 자료는 의료인들이 연령대에 따른 경험의 차이를 파악하고 이에 대한 맞춤형의 환자중심적 커뮤니케이션을 수행할 수 있게 도와준다.

다음은 우울증에 대한 효과적인 치료 결과를 확인해 주는 진술들인데(강창우 외, 2015), 이를 통하여 의료인들은 우울증 치료의 효과뿐 아니라 이를 극복할 수 있는 구체적이고 다양한 방안들도 확인함으로써 보다 효율적인 환자중심의 커뮤니케이션을 실천할 수 있다.

● 우울증에 대한 효과적인 치료 결과를 확인해 주는 진술들

- 즐거운 음악을 들으며 운동도 하고 춤도 춰요.
- 산책을 다녀오면 기분이 항상 좋아져요.
- 명상하면서 이렇게 몸으로 이렇게 좀 '나아진다' 느꼈어요.
- 걷다 보면 좋은 공기도 마시고 다리에 근력도 생기고 마음도 안정돼요.
- 주변 사람들에게 속마음을 털어놓아요.
- 주변 사람들에게 도움을 요청하니까 길이 열려요.
- 내 우울증을 주위 사람들에게 표출해서 관리합니다.
- 영화를 보러 가는 등 나 자신에게 선물을 줘요.
- 많이 걷기도 하고 맛있는 음식을 먹으려고 노력해요.
- 몸을 자꾸 움직이면서 할 일을 찾아보려고 노력해요.
- 전단지 나누어주기, 청소와 같은 단순하면서 운동되는 일을 하고 있어요.
- 일자리를 부지런히 알아보면서 활동합니다.
- 신앙생활을 통해 살아갈 수 있는 힘을 얻어요.
- 신앙으로 마음을 다스리는데, 성서와 종교서적을 읽다 보면 편안해집니다.
- 신앙이 있기 때문에 뭔가 하나는 깨달으려고 노력을 했어요.

▶ 요약

보건의료 제도 내에서의 커뮤니케이션은 전문적인 지식과 주도권의 불균형이라는 본질적인 특성을 지니고 있다. 또한 의료인은 환자를 전인적인 인격체라기보다는 질환에 기초한 생의학적 모델에 의거해서 객체로 간주하는 경향이 크다.

반면에 환자는 자신의 건강 문제를 본인이 처한 정신, 사회, 경제적인 상황 속에서 경험하는 주관적인 세계를 지니고 있다. 이렇듯 의료인과 환자 사이에 나타나는 현실에 대한 괴리를 좁히고 보다 동일한 현실을 구현하기 위하여 의료인은 선제적으로 '내가 환자라면 어떨까' 하는 입장 전환이 필요하다.

이를 위해 의료인은 환자들의 '실생활의 목소리'에 관심을 기울일 필요가 있다. 결국, 질병체험 내러티브를 활용한 대리 경험은 의료인 중심의 생의학적 관점에서 벗어나 신뢰와 공감을 기반으로 의료인과 환자가 모두 만족하는 성공적인 커뮤니케이션을 실현하는 데 기여할 것이다.

▶ 토론주제
- 의료의 목소리와 환자가 지닌 실생활의 목소리의 차이점에 대해서 논의하시오.
- 질병체험 내러티브 활용을 통하여 얻게 되는 학습 및 임상 실무 효과에 대해 논의하시오.
- 환자 체험에 관한 책이나 논문을 읽고, 이들의 경험에서 어떤 것들을 얻을 수 있었는지에 대해 동료들과 구체적으로 토의하시오.

▶ 참고문헌

- 강창우, 고문희, 박용범, 박일환, 박태용, 손행미, 이명선, 이준희, 진정근, 최윤선, 박용익, 우상수, 정수정, 황은미. (2015).

  당뇨병을 이겨낸 사람들. 한빛라이프.
  우울증을 이겨낸 사람들. 한빛라이프.
  위암을 이겨낸 사람들. 한빛라이프.
  유방암을 이겨낸 사람들. 한빛라이프.
  치매와 함께하는 사람들. 한빛라이프.
  호스피스로 삶을 마무리하는 사람들. 한빛라이프

- 김해진. (2016). 질병체험 내러티브를 활용한 간호학 교수학습법의 개발 및 효과. 서울대학교 대학원 박사학위논문.
- 이명선, 유영미, 차지은. (2014). 내러티브를 활용한 유방암 여성 교육 프로그램의 효과. Perspectives in Nursing Science, 11(1), 39-48.
- Barry, C. A., Stevenson, F. A., Britten, N., Barber, N., & Bradley, C. P. (2001). Giving voice to the lifeworld. More humane, more effective medical care? A qualitative study of doctor-patient communication in general practice. Social Science & Medicine, 53(4), 487-505.
- Charon, R. & Montello M. (2002). (Eds.) Stories matter: The role of narrative in medical ethics. New York, NY: Routledge.
- Charon, R. (2008). Narrative medicine: Honoring the stories of illness. Oxford: Oxford University Press.
- Frank, A. W. (1995). The wounded storyteller. Chicago: The University of Chicago Press.
- Mattingly, C. (1998). Healing dramas and clinical plots: The narrative structure of experience. Cambridge: Cambridge University Press.
- Mishler, E. G. (1984). The discourse of medicine: Dialectics of medical interviews. Norwood, NJ: Ablex Publishing Corporation.
- Yi, M., Koh, M. H., & Son, H. M. (2014). Rearranging everyday lives among people with type 2 diabetes in Korea. Korean Journal of Adult Nursing, 26(6), 703-711.
- Yi, M., & Park, E. Y. (2012). Effects of breast health education conducted by trained breast cancer survivors. Journal of Advanced Nursing, 68(5), 1100-1110.

제 2부 환자중심의 의료커뮤니케이션
4장 비언어적 커뮤니케이션

◇ 학습목표
비언어적 커뮤니케이션의 정의와 특성에 대해 이해한다.
비언어적 커뮤니케이션의 중요성에 대해 설명한다.
비언어적 커뮤니케이션이 공감과 신뢰 관계 형성에 미치는 영향에 대해 파악한다.

타인과의 상호작용에서 비언어적 메시지는 언어적 메시지만큼이나 중요한 역할을 한다. 언어적 메시지는 주로 사실과 정보에 기반한 것으로서 내용적인 측면에 초점을 두는 반면, 비언어적 메시지는 감정과 인간관계를 표현하는데 관심을 둔다. 따라서 환자에게 이해와 공감을 표시하기 위해서는 비언어적 커뮤니케이션의 중요성과 함께 구체적인 기술들을 익혀서 이를 효율적으로 활용해야 한다.

1. 비언어적 커뮤니케이션의 중요성

인간은 주로 비언어적 메시지를 통하여 자신의 감정을 표현하고 이미지를 만들어 관리하면서 대인 관계를 형성해 나간다(Argyle, 1972; Hecht, et al., 1999; Patterson, 1983). 따라서 타인의 감정이나 대인관계를 파악하려면 언어적 메시지보다는 상대방의 얼굴 표정, 신체 움직임, 목소리의 톤이나 크기 등 비언어적 메시지에 더욱 관심을 기울여야 한다. 커뮤니케이션에서 언어적 메시지와 비언어적 메시지가 상충될 때에도 비언어적 메시지에 관심을 쏟으며 해석하게 되는데, 그 이유는 내적인 사고와 감정이 비언어적 행위에서 보다 자동적으로 표출되므로 더욱 신뢰할 만하기 때문이다. 실제로 비언어적 메시지의 이러한 영향력의 정도는, 비록 대화의 조건과 상황에 따라 다르긴 하지만, 커뮤니케이션이 지닌 전체 의미의 60-65%(Burgoon, 1994) 또는 55-97%(Gross, 1990)로 매우 높게 보고되고 있다.

비언어적 메시지는 우리 주위에 널려 있다. 신체의 크기나 모양, 얼굴과 눈, 미소, 걸음걸이, 옷차림새, 장식 등과 같은 시각적인 요소뿐만 아니라, 목소리의 톤과 고저와 속도, 침묵과 같은 청각적인 요소, 그리고 시간 끌기와 같은 시간성과 병원 세팅과 같은 공간 또한 포함된다. 따라서 병원이라는 세팅과 함께 의료인이 입는 흰 가운과 같은 유니폼이나 청진기 등은 의료인의 권위에 대해, 비록 우리가 의식하지는 못할지라도,

이미 비언어적으로 커뮤니케이션하고 있는 셈이다. 하지만 비언어적 메시지는 언어적 메시지처럼 명확하지 않고 모호한 형태로 나타나는 경우가 많아서, 그 의미나 의도를 쉽게 해석해내기 어렵다. 그러므로 비언어적 행위를 해석할 때에는 단 하나의 행위에만 의존하지 않고 일련의 다양한 행위들을 묶어서 관찰해야만 한다.

2. 비언어적 커뮤니케이션의 정의와 특성

비언어적 커뮤니케이션은 상호작용에서 교환되는 단어들을 제외한 모든 메시지를 포함한다. 단, 이러한 메시지는 사회적 의미를 담고 있어야만 한다. 즉 보낸 행위의 의도가 상대방에게 전달되고 상대방에 의해 해석되어야만 한다. 비언어적 커뮤니케이션의 목표는 공유된 의미를 만들어내는 것인데, 이는 한 사람이 메시지를 보내고자 하고, 다른 한 사람이 그 행위를 인지하고 이에 대한 의미를 부여할 때마다 일어나며, 만약 의미가 부여되지 않는다면, 이는 그저 단순한 행위에 불과하다. 이렇듯 발신자와 수신자가 함께 의미를 만들어 내는 것은 쉽지 않으며, 그래서 언어적 메시지보다 오해의 소지도 큰 편이다. 이와 같이 오해의 소지가 큰 비언어적 행위를 우리는 늘 관찰하지만, 이러한 관찰은 그리 단순한 작업이 아니다. 올바른 이해를 위해서는 메시지의 발신자와 수신자 모두를 참작해야 할 뿐만 아니라, 커뮤니케이션에 영향을 주는 맥락, 상황, 그리고 문화 등도 함께 고려해야만 한다.

비언어적 메시지의 교환 과정에 영향을 주는 요인은 세 가지로 구분할 수 있다(Hecht, et al., 1999). 1) 발신자가 메시지를 보낼 의도가 있었는지; 2) 수신자가 메시지에 집중하여 해석하는지; 그리고 3) 수신자의 해석이 정확한지이다.

이 세 가지 요인에 기반해서 나타날 수 있는 결과는 다음 표와 같다. 여기에서 '행위의 부재'를 제외한 나머지 다섯 가지는 커뮤니케이션 과정의 일부로서 탐구해야만 한다.

표1. 비언어적 메시지 교환의 결과

분류	받지 못한 메세지	부정확하게 받은 메세지	정확하게 받은 메세지
의도적으로 보낸 메세지	커뮤니케이션 시도	커뮤니케이션의 오류	성공적인 커뮤니케이션
비의도적으로 보낸 메세지	행위의 부재	해석의 오류	우연의 커뮤니케이션

음성적 언어가 주로 커뮤니케이션의 내용적인 측면을 강조하는 반면에, 준언어적 내지 비언어적 행위들은 발화 내용을 어떻게 전달하는지에 관한 표현 방식과 관계적인 측면에 초점을 두는데, 그 특성은 크게 다섯 가지로 요약할 수 있다(김우룡 외, 2004; Hecht, et al., 1999).

1) 비언어적 행위는 의식적으로 쉽게 통제되지 않는다.
언어적 행위는 전달할 내용을 의도적으로 조작하거나 왜곡시키기 쉽지만, 비언어적 행위는 거의 무의식적으로 자연스럽게 발생하기 때문에 통제하기가 어렵다. 수신자 또한 발신자의 비언어적 행위를 잘 알아차리지 못하거나 이해하지 못할 경우 발신자에게 물어보기가 어렵다. 전달된 의미를 해석하는 과정에서도 애매함이 발생하곤 한다. 예를 들면, 자세의 조그마한 변화, 얼굴의 빠른 움직임 등은 중요한 정보이지만 쉽게 관찰하고 측정하기 어렵다. 이렇듯 비언어적 행위는 모호하면서도 빠르게 발생하기 때문에 보다 심층적인 탐구가 필요하다.

2) 비언어적 메시지는 다양할 뿐 아니라 서로 매우 다른 수준으로 나타난다.
표현 수단에 따라 이들을 구분하면 다음 표와 같다.

표2. 비언어적 메시지의 종류

구분	내용
동작학	제스처, 자세, 신체 움직임, 기대기, 미소, 찡그림, 뿌루퉁하기, 눈의 움직임, 눈 맞추기, 시선 피하기, 동공 확장이나 축소 등 몸에 의해 전달되는 모든 메시지
외모와 꾸밈	외모, 몸 냄새나 향수, 신체의 크기와 모양, 피부색, 옷차림과 머리, 화장 여부, 악세사리 등
목소리	목소리뿐만 아니라 말 빠르기, 용량, 목소리의 질과 고저, 악센트, 쉼, 망설임, 침묵. 실제로 말한 것보다는 말하는 방식을 지칭하는 준언어적 표현
접촉	움켜쥐기, 당기기, 때리기, 쓰다듬기, 안아주기, 차기, 키스 등의 신체 접촉을 통한 촉각적 메시지
시간과 장소	시간에 대한 인지와 활용 방법, 건축 디자인, 색깔, 소음, 가구 배치 등과 같은 환경적 단서

3) 언어적 행위는 시작과 끝이 있지만, 비언어적 행위는 지속적이고 역동적이다.
비언어적 행위는 의식적이든 무의식적이든 지속적으로 수신자에게 보내진다. 예를 들면, 친구들끼리의 갈등으로 말싸움을 끝낸 후에 서로 냉담한 태도를 취하고 있다면, 언어적 커뮤니케이션은 중단되었지만 비언어적 커뮤니케이션은 계속되고 있는 셈이다.

4) 비언어적 행위는 상황에 따라 그 의미가 달리 해석될 수 있다.
비언어적 행위의 대부분은 특정 문화 속에서 비공식적으로 익혀온 것이다. 예를 들면, 미소, 눈 맞춤, 자세, 걸음걸이 등은 우리가 의식적 혹은 무의식적으로 답습해온 문화적 관습이다. 따라서 비언어적 행위는 문화마다 다른 상징적 성격을 띠고 있으며 그 의미도 다르다. 그러므로 비언어적 행위의 동기와 의도, 그리고 그 행위에 대한 반응 유무는 사회문화적 맥락 내에서 확인하는 것이 중요하다.

5) 비언어적 메시지는 기능을 가지고 있다.
우리는 비언어적 메시지가 무엇이고 왜 보내는지를 파악해야만 하는데, 일반적으로 비언어적 메시지들은 서로 합쳐져서 강력하게 전달되며, 이러한 결정은 커뮤니케이션을 시작하기 이전에 이미 이루어지곤 한다. 비언어적 메시지는 여러 가지 기능을 지니고 있는데, 여기에는 인상을 창출하거나 상호작용을 관리하거나 감정을 표현하거나 관계적인 메시지를 전달하거나 권위와 설득의 메시지를 전달하거나 속이거나 속임수를 알아내기 등 다양한 기능이 포함된다.

3. 비언어적 커뮤니케이션과 신뢰 관계

비언어적 메시지는 감정을 표현하는 수단일뿐 아니라 친밀감이나 권위와 같은 요소를 나타내므로 신뢰 관계를 쌓을 수 있는 훌륭한 수단이다. 따라서 의료인과 환자의 커뮤니케이션에서 나타나는 비언어적 행위들을 제대로 이해하고 활용하여 환자와의 공감과 신뢰 관계를 형성할 필요가 있다. 다양한 비언어적인 행위 중에서 타인과의 신뢰 관계 형성에 중요한 요소로 간주되는 것은 고개 끄덕임, 삽화적 제스처, 시선과 눈 맞춤, 미소, 자세 그리고 접촉 등이 있다(김우룡 외, 2004; Caris-Verhallen et al, 1999).

(1) 고개 끄덕임
고개 끄덕임은 상대방에게 긍정적인 관심을 보여주는 것으로서 언어적 커뮤니케이션을 지지해 주고 강화시켜 주는 기능을 한다, 또한 상대에 대한 신뢰를 나타낸다. 끄덕임을 자주 사용하는 사람이 보다 친절하고 관심이 크다고 알려져 있다.

(2) 삽화적 제스처

삽화적 제스처는 언어적 메시지를 보충하거나 강화시켜 줌으로써 전달하고자 하는 의미를 명확하게 해준다. 여기에는 몸짓이나 손짓으로 그림을 그리는 것 이외에도 손가락을 이용하여 숫자를 표현하는 것 등을 포함한다. 그리고 대상이나 장소 등을 지시하는 제스처, 크기나 거리를 나타내는 동작 등도 포함되는데, 이러한 삽화적 제스처는 주로 언어적 메시지와 함께 나타난다. 이러한 삽화적 제스처는 특히 인지 장애나 청력 장애 환자들에게 효과적인 수단으로 사용된다.

(3) 시선과 눈 맞춤

환자를 향한 시선과 눈 맞춤은 상대방과 상호작용할 의사 표시임과 동시에 대화의 내용에 관한 관심의 표시로서 대화의 진행을 촉구하는 기능을 한다. 시선은 또한 감정을 표현하는 수단으로서 얼굴 표정을 통해서 슬픔이나 분노 등의 다양한 감정을 파악할 수 있다. 시선은 자신을 드러내 보이는 행위 중의 하나로서 대인 관계를 보여주기도 한다. 시선의 유형과 길이 그리고 양에 따라서도 상대방과의 관계를 파악할 수 있다. 상대방에 대한 호감과 비호감 등에 따라 시선의 길이가 달라지는데, 관계가 긍정적일수록 시선의 길이와 양은 늘어난다. 따라서 진료 중에 의사가 컴퓨터 모니터를 주로 보면서 환자와 대화한다면, 명확한 정보 전달이 어려울 뿐만 아니라 환자로부터 신뢰를 얻기도 어려울 수 있다. 간호사의 경우, 새로 입원한 환자에게 의무적으로 설명해야 할 정보를 제공하는 와중에, 환자와 시선을 맞추지 않고 자신이 해야 할 다른 간호 업무, 예를 들면 정맥 주입이나 수술 부위를 확인하면서 이야기를 하게 되면 정보가 제대로 전달되기 어렵다. 이러한 경우, 비록 간호사의 입장에서는 입원 정보를 제공하였다고 여길 수 있지만, 추후 환자는 입원 정보에 관해 전혀 "들은 바 없다"라고 진술할 수 있다. 이렇듯 시선 그리고 눈 맞춤은 공감과 신뢰 관계 형성 이외에도 명확한 정보의 전달에 매우 중요한 요소이다.

4) 미소

얼굴 표정은 커뮤니케이션에서 나타나는 전체의 감정 메시지의 과반수 이상을 차지한다(Mehrabian, 1981). 특히 미소는 행복과 즐거움이 얼굴에 나타나는 중요한 요소로서, 신뢰 관계 구축에 가장 중요한 요소 중의 하나이다. 또한 미소는 동정심과 안심시키기, 혹은 달래기 등의 수단으로도 사용된다. 따라서 환자의 돌봄 상황에서 미소를 제대로 이용할 경우에는 커뮤니케이션이 매우 효과적일 수 있다. 그런데 우리나라에서는 미소가 서양에 비해 낮은 빈도를 보이는데(이명선, 2009) 이는 문화적인 차이 때문으로 여겨진다. 서양인에 비해 한국인의 얼굴 표정은 엄숙하거나 무표정하며, 자신의 감정을 그대로 표현하지 않고 억제하는 경향이 많기 때문으로 해석된다(김우룡 외, 2004).

5) 자세

자세는 상대방이 관심을 갖고 듣고 있는지를 나타내는 요소이다. 특히 미소와 함께 상대방 앞으로 기울이는 자세는 상대방에게 관심을 보여주는 것으로서, 결국 상대방이 계속해서 말을 하도록 자극하는 기능을 한다.

6) 정서적 접촉

접촉은 가장 원초적인 커뮤니케이션의 형태로서 인간의 출생 과정에서 그 기원을 찾는다. 접촉은 크게 정서적 접촉과 도구적 접촉의 두 가지 범주로 구분할 수 있다. 정서적 접촉은 감정적인 것으로서 비교적 자발적으로 나타나는 반면에, 도구적 접촉은 업무 수행에 필요한 것으로 혈압이나 맥박을 재는 행위 등이 해당된다. 정서적 접촉은 인지 장애나 커뮤니케이션이 어려운 환자에게 특히 긍정적인 영향을 준다. 의료인들이 흔히 접촉하는 환자의 부위는 손(악수 포함), 어깨나 등, 그리고 팔 등이다. 흔치는 않지만 환자를 포옹하거나 아이를 달래며 재우듯 환자의 가슴 위에 손을 얹고 토닥거리는 경우도 포함된다.

하지만 간호사의 경우 신체적인 접촉은 환자의 성별에 따라 달리하는 경향을 보이는데, 여자 간호사인 경우에는 남자 환자의 손을 잡기 보다는 어깨를 두드린다든가 환자의 이불이나 흐트러진 옷 매무새를 정리해 주는 방식으로 따뜻한 관심을 나타내곤 한다.

이러한 비언어적 행위 이외에도 준언어적 행위 또한 신뢰 관계 구축에 중요하다. 의료인의 목소리 톤과 속도는 일반적으로 차분하고 친절한 어조로 천천히 말을 하여 환자가 내용을 충분히 이해할 뿐 아니라 심리적으로 안심할 수 있도록 하는 것이 필요하다. 청력이 떨어진 노인환자의 경우에는 환자의 귓가에 입을 대고 크게 천천히 그리고 반복적으로 이야기하는 것이 필요할 수도 있다.

4. 비언어적 행위에 관한 대화분석

다음은 효과적인 대화와 비효과적인 대화로 구분하여 신뢰 관계 형성에 도움을 주는 비언어적 행위의 빈도를 분석한 사례이다(이명선, 2009). 다음 **효과적인 대화에서의 비언어적 행위**에 제시한 바와 같이, 이 대화에서는 '삽화적 제스처'를 제외한 다섯 가지의 비언어적 행위가 나타났다. 대부분의 효과적인 대화에서는 환자를 향한 '**시선**' 뿐만 아니라 눈 맞춤도 활용하였는데, 이는 특히 환자의 이해를 확인하거나 환자로부터 답을 이끌어내고자 할 때 사용되었다. 청력이 저하되어 제대로 듣지 못하는 환자에게는 가까이 다가가(5-30 cm 이내의 거리) 큰 소리로 또렷하게 반복하여 이야기하였다. 환자의 뺨을 만져주는 '**정서적 접촉**'과 환자의 말에 '**고개를 끄덕여**' 주는 모습, 그리고 환자가 눈물이 나온다고 호소하자 환자에게 가까이 다가가 기울이며 손을 대어 눈을 관찰하는 접촉행위도 보여주었다.

효과적인 대화에서의 비언어적 행위

간호사: (할머니 뺨을 만지며) 괜찮으세요? **[정서적 접촉][시선]**
　　　(시선이 아래로 가면서 할머니 허리춤에 손수건을 보며)
　　　[기울인 자세] 왜 이렇게 이건 길게 매셨어요?
환자: (손수건을 얼굴로 가져가며) 케케케 이놈의 눈물이 나와서.
간호사: 아, 코 닦을라고? 아, 눈물이 나와서? **[고개 끄덕임]**
　　　(할머니는 손수건으로 눈물 닦는 시늉을 하고 간호사는 할머니의 왼쪽
　　　눈 아래를 밑으로 내려 눈을 본다.) **[기울인 자세][접촉]**
환자: 아무 것도 없어?
간호사: 할머니 엊그저께 안과 가서 그거 빼고 왔잖아요.
환자: 응. (알아듣기 어려운 말을 함)
간호사: (오른쪽 눈도 손을 대고 관찰함) **[기울인 자세]** 한 달 안 됐는데. 예.
환자: 안 됐는데, 한 보름밖에 안 됐어.
간호사: 또 비비면 더 따가우니까 비비진 마세요. **[미소]**
환자: (대꾸없이 그냥 쳐다 봄)

반면에, 비효과적인 대화에서의 비언어적 행위는 언어적 행위를 통해서 이미 갈등 상황임을 파악할 수 있는데, 이 사례에서는 비언어적 행위 중에서 '시선' 하나만 나타났다. 간호사는 환자를 향하고 있지만, 고개 끄덕임이나 삽화적 제스처, 미소, 정서적 접촉, 그리고 환자 앞으로 기울이는 자세는 보이지 않았다. 반면에, 팔짱을 끼고 한숨을 지으며 뒷짐을 지는 등 관계 형성에 방해되는 행위들을 보여주었다. 준언어적 행위에서도 목소리 톤이 매우 높고 날카로울 뿐만 아니라 말의 속도도 매우 빠르게 진행되었다. 이렇듯 비언어적 행위에 대한 세심한 분석은 각 대화 당사자들의 감정과 함께 친밀감 등을 포함하는 신뢰 관계 여부를 명확하게 드러냄으로써 대화의 감수성을 향상시키는데 도움을 준다.

비효과적인 대화에서의 비언어적 행위

(환자는 침대에 앉아있고 간호사는 팔장을 낀 채 환자와 승강이를 벌이는 중이다.)
간호사: (이미 무슨 말을 하고 있는데 들리지 않음)
　　　　할머니 뭐라 그러는 것도 아니고. **[시선]**
환자: (왼팔을 들어 손짓하며) 간호사님하고 나하고 말했으면 고마 이제 지가.
간호사: 아니 할 수도 있지 뭘 그래요. 할머니, 신경 쓰지마세요!
　　　　서로 그렇게 싸우실려면 다 나가세요! 할머니.
환자: (흥분하셨는지 말을 더듬음) 말,말... 말만 하면.
간호사: 그만! 그만! 그만! 그만 하세요! 할머니.
환자: 글쎄 말 만하면 티 나선다고.
간호사: 그만하시라고요! 할머님도... (한숨) 에휴... 응? 그만 좀 하세요!
　　　　(간호사가 뒷짐 지고 슬리퍼 끌며 나감)

▶ 요약

일반적으로 환자 돌봄의 현장에서 의료인들은 거의 무의식적이긴 하지만 공감과 신뢰 관계 형성에 도움을 주는 비언어적 행위들을 커뮤니케이션의 수단으로 이용하고 있다. 특히 고개 끄덕임, 삽화적 제스처, 시선, 미소, 자세, 정서적 접촉 등을 통해서 관계 형성을 촉진하고 있다. 언어적 커뮤니케이션 능력이 부족한 인지 장애나 청각 장애 환자와의 커뮤니케이션에서는 비언어적 커뮤니케이션에 더욱 크게 의존한다.

하지만 비언어적 메시지는 모호한 형태라서 오해하기 쉬우므로 의료인들은 비언어적 메시지를 보내고 인식하고 해석하는 기술을 익히는 것이 필요하다. 비언어적 행위에 대한 심층적인 이해를 도모함으로써 환자로부터 신뢰를 얻는 보다 효율적인 커뮤니케이션을 수행할 수 있을 것이다.

▶ 토론주제

• 보건의료 상황에서 하나의 상호작용을 선택한 후 비언어적 커뮤니케이션에 대해 관찰하고 이에 대하여 토론하시오.
• 언어적 커뮤니케이션과 비언어적 커뮤니케이션이 일치하지 않는 상황을 사례로 들고, 이 문제에 대해 어떻게 대처해야 하는지에 대해 토론하시오.
• 환자와의 신뢰 관계 구축을 위해 필요한 비언어적 행위들에 대해 토론하시오.

▶ 참고문헌

- 김우룡, 장소원. (2004). 비언어적 커뮤니케이션론. 경기: 나남출판.
- 이명선. (2009). 일개 노인요양기관에 입소한 치매노인과 간호사의 비언어적 커뮤니케이션 연구. 성인간호학회지, 21(1), 105-116.
- Argyle, M. (1972). Non-verbal communication in human social interaction. In R. A. Hinde(Eds.), Nonverbal communication (pp. 243-267). Cambridge: Cambridge University Press.
- Burgoon, J. K. (1994). Nonverbal signals. In M. L. Knapp & G. R. Miller(Eds.), Handbook of interpersonal communication (2nd ed.), (pp. 229-285). Thousand Oaks, CA: Sage Publications Ltd.
- Caris-Verhallen, W., Kerkstra, A., & Bensing, J. M. (1999). Non-verbal behavior in nurse-elderly patient communication. Journal of Advanced Nursing, 29(4), 808-818.
- Gross, D. (1990). Communication and the elderly. Physical & Occupational Therapy In Geriatrics, 9(1), 49-64.
- Hecht, M. L., DeVito, J. A., & Guerrero, L. K. (1999). Perspectives on nonverbal communication: Codes, functions, and context. In L. K. Guerrero, J. A DeVito, & M. L. Hecht, M. L., The nonverbal communication reader: Classic and contemporary readings (2nd ed.), (pp. 3-18). Long Grove, IL: Waveland Press, Inc.
- Mehrabian, A. (1981). Silent messages (2nd ed.). Belmont, CA: Wadsworth.
- Patterson, M. L. (1983). Nonverbal behavior: A functional perspective. New York: Springer-Verlag.

제 3부 의료커뮤니케이션 기술

1장 진료 면담의 시작과 종결 • 126
2장 병력 청취와 진단 설명 • 138
3장 환자-의료인 관계 형성 • 156
4장 치료계획 수립과 공동 의사결정 • 174

제 3부 의료커뮤니케이션 기술

1장 진료면담의 시작과 종결

◇ 학습목표

진료면담의 시작과 종결 커뮤니케이션이 가지는 기능과 중요성을 이해한다.
환자중심적 진료면담의 시작과 종결을 위한 커뮤니케이션 기술을 습득한다.

환자와의 성공적인 커뮤니케이션을 위해서 의료인은 환자와의 다양한 진료면담 대화에 관한 지식과 기술을 지니고 있어야 한다. 그중에서도 대화의 시작과 종결에 관한 지식과 기술이 중요한데, 그 이유는 진료 대화 중에서 환자들은 대화의 시작과 끝을 주로 기억하고 그 중간의 대화 내용은 잘 기억하지 못하기 때문이다(Glanzer & Cunitz, 1966). 특히 환자중심적인 커뮤니케이션을 수행하기 위해서는 환자와 올바로 대화를 시작하고 제대로 마무리할 수 있는 구체적인 지식과 기술을 습득하는 것이 필요하다.

대화는 장소와 상황, 그리고 맥락에 따라서 그 내용과 형태가 달라지지만, 대체적으로 환자와 의료인이 처음 만나서 나누는 대화는 일반적인 대화와 크게 다르지 않다. 시작에는 인사를 하고, 대화 목적과 목표를 정하며, 그 대화에 대해서 요약한 다음 헤어지는 인사를 하는 것은 어떤 맥락인지와 상관없이 비슷하다. 그러므로 진료면담을 시작하고 종결하는 대화는 사회적인 상호작용이자 상당히 일상적인 대화라고 할 수 있다.

그러나 병원과 진료실은 의료인에게는 홈그라운드이기 때문에 환자와 보호자는 의료인에 비해서 그 장소가 편안하고 안정적이지 않다. 환자와 의료인 사이의 전문적인 지식의 불균형 또한 동등한 입장에서 이야기하는 일상적인 대화와는 다르다. 따라서 의료인은 환자가 더욱 자연스럽게 말할 수 있도록 하면서, 진료면담의 효과를 높이기 위한 커뮤니케이션 기술, 특히 시작과 종결에 대한 기술이 요구된다.

그러나 바쁜 진료 환경에서 대화의 시작과 종결에 시간을 할애하기보다는 바로 본론으로 들어가는 것이 낫지 않을까?하고 생각할 수도 있다. 하지만 적절한 커뮤니케이션 기술을 가지고 있다면 많은 시간을 들이지 않더라도 진료면담의 시작과 종결을 성공적으로 수행할 수 있다.

따라서 이 장에서는 많은 의료인들이 어려워하는 진료면담의 시작과 종결에 대해서 그 기능과 중요성과 더불어 구체적인 커뮤니케이션 기술을 이해하고 익히는 것을 목표로 하겠다.

1. 진료면담의 시작

진료면담을 제대로 이해하기 위해서는 그 구조와 기능을 총체적으로 이해하는 것이 필요하다. 환자-의사 커뮤니케이션의 경우, 진료면담의 시작은 다음과 같은 단계로 이루어진다(Lipkin, 1996).

(1) 진료면담의 준비

환자는 자신의 건강 문제를 확인하고 해결하기 위한 특별한 준비를 하고 병원을 방문한다. 그런 만큼, 의료인 또한 이러한 문제를 확인하고 해결하기 위한 대화의 준비가 이루어져야 한다. 우선은 대화를 시작하기 전에 대화가 안정적으로 이루어질 수 있는 환경을 조성하는 것으로서, 다음의 사항을 확인해야 한다.

● 환자의 개인정보가 보호되는 환경인가?

진료실의 문이 열려 있거나 개방된 공간인 경우, 다른 환자나 보호자가 환자의 개인적인 이야기를 들을 수 있다. 다른 사람이 자신의 이야기를 들을 수 있다는 생각이 들면 환자는 이를 피하기 위해 말을 아끼거나 불편함을 느낄 수 있다. 따라서 환자 개개인의 사연과 개인정보의 소중함을 기억하고 이들의 사생활을 지키기 위한 기본적인 환경을 조성하는 것이 중요하다.

바쁜 대학병원의 진료 대기실의 경우, 많은 환자들이 대기하고 있을 뿐 아니라, 이러한 환자들이 차례로 진료를 받고 다음 장소로 이동할 수 있도록 설명해주는 의료인들(예: 외래 간호사) 또한 많다. 시간 낭비를 막기 위해 대기실의 간호사들은 계속해서 다음 환자를 호명하고, 방금 진료를 보고 나온 환자에게 설명도 하게 된다.

만약 이 위치가 진료실과 가까운 경우에는 이러한 소리들이 진료실 내부까지 들리기도 한다. 진료 중에 전화가 울리는 일도 다반사이다. 물론 급한 용무인 경우에는 전화를 받고 이에 대응하는 것이 필요하겠지만, 이러한 특수한 경우를 제외하고는 불필요한 방해 요소를 없애야 한다. 이는 물론 환자도 마찬가지이다. 환자가 통화를 하면서 진료실에 들어오거나, 진료 중에 전화가 울리는 경우가 있다. 따라서 전화를 끄도록 요청하는 것은 높은 질의 진료면담을 위하여 의료인으로서 당연히 할 수 있는 요구이다.

● 환자와 의료인이 동일한 눈높이에서 대화할 수 있는 좌석을 제공하였는가?
환자와 의료인이 서로 같은 눈높이에서 대화를 할 수 있는 자리를 제공하는 것이 중요하다. 물론 산부인과나 치과 진료실 등은 예외일 수 있지만, 이렇게 동일한 눈높이의 좌석을 제공함으로써 보다 환자중심적인 커뮤니케이션을 수행할 수 있다.

(2) 반갑게 맞이하기
환자의 질병 중증도나 초진인지 재진인지에 따라 다르겠지만, 대개 환자들은 진료실을 들어서면서 긴장할 수 있다. 특히 검사 후 진단을 받아야 하는 상황이거나 치료의 계획 등 중요한 의사결정이 이루어져야 하는 상황이라면, 환자가 경험하는 긴장도는 더욱 클 수 있다. 따라서, 환자가 너무 경직되지 않고 편안하게 대화할 수 있도록 해야 한다. 환자와 신뢰 관계를 형성하기 위해서도 반갑게 맞이하는 것은 매우 중요하다. 이를 위한 몇 가지 커뮤니케이션 기술은 다음과 같다.

● 나만의 대화 시작 각본 만들기

누구나 처음 보는 사람과 대화를 시작하는 것은 불편하고 쉽지 않다. 따라서 의료인은 자신에게 가장 편안하면서도 효과적인 각본을 준비하여 이를 일상적인 절차로 만들면 더욱 매끄럽고 자연스럽게 대화를 시작할 수 있다. 자신만의 각본을 만드는데 있어서 반드시 들어가야 하는 내용은 두 가지이다.

첫째, 가벼운 인사 후에는 자기 자신을 소개하자.

"안녕하세요? 저는 뇌혈관센터 OOO입니다."
"주로 뇌졸중, 뇌경색을 전문으로 보고 있습니다."
"안녕하세요. OO소아과 원장 OOO 입니다."

자신을 자세하게 혹은 미사여구를 활용하여 설명할 필요는 없다. 의료인에게 주어진 진료면담 시간은 제한적이기 때문이다. 그러나 단순히 의료의 관점이 아닌, 사회적 상호작용 혹은 대인 커뮤니케이션의 관점에서 환자에게 자신을 간략하게나마 이름이라도 소개하는 것은 환자-의료인 관계를 형성하는 첫 단추이다. 또한, 환자중심적인 진료면담을 시작할 수 있는 효율적이면서도 쉬운 방법이다.

둘째, 자신을 소개하였다면, 환자 이름을 확인하는 과정이 필요하다. 환자 안전사고를 예방하기 위해 의료인이 환자 이름을 정확하게 확인하는 것은 필수적인 요소이다. "성함이 어떻게 되세요?" "생년월일이 어떻게 되십니까?" 아무리 바쁘더라도 이 두 가지 질문을 잊지 않고 꼭 하도록 하자.

● 긍정적이고 편안한 분위기 조성하기

자신을 소개하고 환자의 이름과 생년월일 등 기본적인 정보를 확인하였다면, 이제는 본격적으로 대화를 시작할 시점이다. 이때, 긍정적이고 편안한 분위기를 조성하는 것이 성공적인 진료면담을 위해 중요하다. 나에게 큰 고민이 있거나 스트레스가 있더라도 이를 가라앉히고 환자에게 집중하면서 환자가 편안하게 말할 수 있는 분위기를 만들어 주도록 한다. 환자에 대한 관심과 존중을 보이고 환자의 몸이 편안한지 주의를 기울인다.

(3) 의제 설정

성공적인 진료면담을 위해 적절한 환경을 조성하고 자신을 소개하고 환자의 정보를 확인하였다면 이제는 본격적으로 대화를 시작할 차례이다. 본격적으로 진료면담을 시작하기에 앞서, 다음의 세 가지를 확인하는 것이 필요하다. 우선, (1) 환자가 이 진료에서 원하는 것이 무엇인지, 기대하는 것이 무엇인지를 확인하는 것이다. 환자의 요구도를 확인한 후에는 (2) 의료인이 생각하는 자신의 역할과 오늘 진료면담의 목적과 목표를 설명하고, 마지막으로 (3) 환자의 요구와 의료인이 인식하는 진료면담의 목표가 일치하는지 혹은 불일치하는 부분은 없는지 등을 확인하기 위하여 환자에게 질문한다. 이는 의제 설정이라는 커뮤니케이션 단계로서 오늘 이루어질 진료면담의 주제 설정을 목표로 한다.

우선 환자가 말하고 싶어하는 문제와 관심사를 적절한 개방형 질문을 이용하여 파악한다. 예) "병원에 무슨 문제 때문에 오셨죠?" "오늘 무슨 말씀을 하고 싶으시죠?" "어떤 문제에 대해서 오늘 대답을 듣고 싶으세요?" 등의 질문이 가능하다. 이때 환자의 말을 중간에 방해하거나 환자의 반응을 유도하지 않고 환자가 처음 시작하는 말을 경청하는 것이 좋다.

환자가 나열하는 건강 문제들의 목록을 확인하고 환자가 미처 말하지 않은 추가적인 문제들은 없는지 탐색한다. 예를 들면, "**두통, 피로를 말씀하셨고 또 다른 문제는요?**"와 같은 질문을 할 수 있다. 환자의 충분한 대답을 들은 후에 환자와 의료인의 요구를 모두 고려한 의제를 설정하고 협의한다.

● 환자중심적인 진료면담 의제 설정의 목표

□ 환자가 진료면담에 적극적으로 참여할 수 있도록 라포 형성, 동기 부여 및 관심을 집중시킴으로써 환자가 준비될 수 있도록 한다.
□ 재진 환자의 경우, 지난번 진료내용을 간단하게 복기함으로써 현재 진료내용과 연결고리를 만든다.
□ 환자가 논의해야 할 건강 문제에 대해서 얼마나 잘 알고 있는지 확인한다.
□ 환자가 오늘 면담에서 기대하는 것이 무엇인지, 다루고 싶어하는 건강 문제가 무엇인지 파악한다.
□ 의료인으로서 자신이 할 수 있는 일이 무엇이고, 해줄 수 없는 일이 무엇인지 (다른 의료인에게 의뢰가 필요하다든지와 같은 상황)를 설명한다.

2. 진료면담의 종결

앞서 들어가는 말에서 언급하였듯이, 진료면담은 시작이 중요하고, 더욱 중요한 것은 어떻게 마무리할 것이냐이다. 가장 마지막의 정보가 환자에게 가장 기억에 남을 가능성이 높기 때문에 이는 긍정적인 환자 경험에도 중요하고 환자가 자신의 건강문제에 대한 지식을 쌓는 학습효과 면에서도 그 중요성은 간과될 수 없다. 환자와 의료인의 상호작용에서 종결은 일반적인 대인관계에서와 같이 그 정도가 각기 다를 수 있다. 즉, 진료면담을 종결하고 싶은 동기에 있어서 의료인과 환자가 항상 같을 수 없다는 점이다. 만약 환자가 더 논의하고 싶은 문제가 있거나 질문이 남아있는데 의료인이 급하게 면담을 종결해버린다면, 환자의 만족도는 낮아질 수밖에 없다. 이를 방지하기 위해서는 다음의 단계로 대화를 종결할 수 있다.

(1) 마무리 단계에 왔음을 알리기

종결의 첫 번째 단계는 환자에게 이 진료면담이 곧 종결될 것이라는 것을 인지시켜주는 것이다. 중요한 것은 의료인이 환자에게 일방적으로 통보하는 것이 아니라, 환자에게 이제 진료를 마무리해도 좋을지에 대해서 동의를 구하는 형식을 취해야 한다. "이제 오늘 저희 진료에 대해서 **정리를 하면 좋을 것 같은데요.**", "이제 오늘 진료에 대해서 정리할게요" 등의 말을 통해서, 지금 당장 진료를 마치는 것이 아니라 마무리의 단계로 접어들고 있음을 알리도록 한다.

(2) 진료의 내용 요약하기

진료의 마지막에 그날의 치료나 대화 내용을 요약하고, 중요한 지점들을 한 번 더 강조하는 것은 매우 중요하다. 즉, 면담에서 다루어진 환자의 건강 문제나 진단에 대해서 요약하고, 치료 방법 등에 대한 의사결정이 이루어졌다면 환자와의 합의점에 대해서 요약하도록 한다. 또한, 기존의 정보와 다른 새로운 정보가 있었다면 이에 대해서도 언급해주는 것이 좋다.

(3) 환자의 만족도 확인하기

환자에게 "오늘 보신 진료는 어떠셨어요?"와 같은 질문을 할 수 있고, "혹시 더 궁금하신 점은 없으세요?"라는 질문으로 미충족된 요구나 필요한 정보는 없는지 확인하는 것이 필요하다. 이러한 질문은 환자가 스스로 의료인에게 질문하도록 함으로써 환자의 참여를 높이고, 이를 통해 보다 환자중심적인 면담으로 나아가는 방법이 될 수 있다. 물론, 혹자는 "질문이 있느냐?"라는 질문 자체가 환자와 의료인의 지위가 대등하지 않기 때문에, 즉 의료인 중심적인 관점에서 나올 수 있는 질문이라고 지적하기도 한다. 그러나 모든 환자의 상태가 동일하지 않고, 모든 환자의 배경과 지식수준, 정보 처리 능력 및 대화하는 스타일은 다르기 때문에 한 번 더 환자에게 질문을 하도록 권유하는 것은 환자중심적이라고 할 수 있다.

(4) 다음 진료면담까지의 계획 및 목표 설정하기

다음 진료를 언제 볼 것인지에 대한 계획을 수립하고, 그때까지 환자가 어떻게 행동해야 하는지에 대해서 확인하는 것이 좋다. 예를 들어, "다음 번 진료 때까지 약은 꾸준히 드시고, 만약 계속해서 그 부위가 불편하시면 다시 내원하는 것이 좋습니다", 라든가 "다음 번에 뵐 때까지 체중 조절은 꼭 신경써서 해주셨으면 좋겠습니다."와 같은 환자 교육이 이루어질 수 있다. 환자의 건강 문제는 항생제를 통한 세균 박멸보다 훨씬 복잡하며, 특히 만성질환인 경우에는 환자 개개인의 생활습관 개선이 매우 중요하다. 따라서 환자가 어떻게 생활해야 하고 어느 정도의 목표를 달성하고(예를 들어, 다음 진료까지 5kg을 감량) 다음 번에 방문해야 하는지에 대해서 다시 한번 언급하고 이에 대해 약속하는 것은 진료면담의 효과를 높일 뿐 아니라, 결과적으로 환자의 건강 수준과 삶의 질 향상에도 도움을 준다.

(5) 환자의 힘 북돋우기

마지막으로, 환자에게 힘을 북돋아 주고 격려해 주는 것이 필요하다. 환자에게 "오늘 아프셨을텐데 참 잘 참으셨어요.", "이번에 오셨을 때처럼 다음 번에도 빠뜨리지 않고 약 잘 드시고 혈압 조절 잘 하실거라고 믿어요.", "이제 조금 남았습니다. 다음에는 꼭 담배를 끊고 만납시다." 등의 격려는 환자와의 신뢰를 형성하는 데에도 도움을 준다.

● 환자중심적인 진료면담 종결의 기능

▫ 진료면담을 마무리하고자 한다는 신호를 환자에게 줄 수 있다.
▫ 진료면담에서 다루어진 건강문제와 환자와 도달한 합의점에 대해 확인할 수 있다.
▫ 진료면담에서 소개된 새로운 정보들을 기존 정보와 통합한다.
▫ 환자가 이 진료에 얼마나 만족하였는지, 미충족된 요구는 없는지 확인할 수 있다.
▫ 환자가 다음 진료면담까지 특정 건강행동을 수행하도록 동기를 부여한다.
▫ 향후 진료면담에 대한 계획 및 연결점을 수립한다.
▫ 환자에게 성취감을 부여하고 힘을 북돋아 준다.

▶ 요약

진료면담 중에서 환자에게 가장 기억에 남는 정보는 가장 처음 주어진 정보와 가장 마지막 정보이다. 따라서 환자와의 대화를 잘 시작하고 제대로 마무리하는 것이 매우 중요하다. 이를 위해 의료인은 환자와 대면하기에 앞서, 대화에 대해 미리 준비해야 한다. 우선 환자의 개인정보가 보호되는 환경인지, 소음이 심하거나 산만하게 하는 다른 방해 요소는 없는지 등을 살펴야 한다.

또한 환자를 반갑게 맞이하기 위해 간단한 인삿말과 소개말을 통해 긍정적이고 편안한 분위기를 조성해야 한다. 대화의 시작에서 특히 중요한 점은 의제를 설정하는 것인데, (1) 환자가 이 진료에서 무엇을 원하거나 기대하는지를 확인하는 것이 필요하다. 환자의 요구를 확인한 후에는 (2) 의료인이 생각하는 자신의 역할과 오늘 진료면담의 목적과 목표를 설명하고, 마지막으로 (3) 환자의 요구와 의료인이 인식하는 진료면담의 목표가 일치하는지 여부를 확인하는 과정이 필요하다.

대화를 마무리하는 과정은 시작하는 과정만큼이나 중요한데, 환자에게 마무리 단계에 왔음을 알려주는 것은 꼭 필요하다. 이를 통해, 환자는 마지막으로 생각하고 있는 생각이나 의견을 표현하거나 질문을 할 수 있다.

의료인은 대화의 내용을 요약함으로써 환자가 반드시 기억해야하는 정보를 환기시키고, 환자가 대화에 만족하였는지, 부족한 점은 없었는지 등을 확인하고 이에 대한 피드백을 제공한다. 또한, 추후 계획과 함께 생활습관 개선 등 필요한 목표를 설정함으로써 환자의 건강 수준 향상과 환자 경험의 제고에 기여할 수 있다.

▶ **토론주제**

- 다음은 진료면담 '시작'의 예시를 보여준다. 각 대화를 보고, 어떠한 점이 잘 되었고, 개선할 점은 무엇인지에 대해서 토론해보자. 특히 환자의 입장에서 생각해보도록 한다.

(예시1) 가정의학과에 방문한 초진 환자와 의사의 대화
○ 의사: 안녕하세요. 앉으시죠.
○ 의사: 성함이 홍길동님이시죠.
○ 환자: 네.
○ 의사: 우리 병원은 처음이시죠. 어떻게 오셨어요?
○ 환자: 그 대학원 생활 중에 살이 많이 쪄서 보건소 진료를 받았더니
　　　　병원 한번 가보라고 하셔서.
○ 의사 : 아, 보건소에서 뭐라고 하던가요?
○ 환자 : 우선은 2년 만에 40kg 찌는 현상은 흔치 않은 현상이고 또 그렇기 때문에
　　　　약을 병행해서 체중을 감소시키는 게 좋을 것 같다.

- 다음은 진료면담 종결의 예시를 보여준다. 각 대화를 보고, 어떠한 점이 잘 되었고, 어떠한 개선점이 있는지에 대해서 토론해보자. 특히 환자의 입장에서 생각해보도록 한다.

(예시2) 신경외과에 방문한 재진 환자와 의사의 대화
○ 의사 : 네, 안녕하세요?
○ 환자 : 네.
(잠시 대화 없음)
○ 의사 : 아, 어떠세요?
○ 환자 : 그냥, ** 요즘에 좀 통증이 계속 오는 것 같아요. 무릎도 좀 아픈 것 같고.

- 나만의 진료면담 시작과 종결 각본 만들기: 병원에서 근무하는 나의 모습을 상상하면서, 나만의 진료면담 시작과 종결 각본을 만들어본다. 만들어본 후에는 수업을 같이 듣는 다른 학생과 환자와 의사 역할극을 해보면서 피드백을 주고받는다.

▶ **참고문헌**

- Glanzer, M., & Cunitz, A. R. (1966). Two storage mechanisms in free recall. Journal of Verbal Learning & Verbal Behavior, 5, 351-360.
- Lipkin Jr, M. (1996). Patient education and counseling in the context of modern patient-physician-family communication. Patient Education and Counseling, 27(1), 5-11.

제 3부 의료커뮤니케이션 기술
2장 병력 청취와 진단 설명

◇ 학습목표

환자의 병력을 청취하기 위한 효과적인 질문 기술을 익힌다.

환자에게 진단 결과를 충분히 이해시키기 위한 설명 커뮤니케이션을 학습한다.

의료인이 환자의 건강 상태를 정확하게 진단하기 위해서는 다양한 검사뿐 아니라 면담 중에 환자에게 적절한 **질문**을 함으로써 환자의 병력을 확인하고 증상에 대한 자세한 정보를 수집해야 한다. 환자가 제공하는 정보와 검사 결과 등을 종합하여 진단이 내려진 후에는 이에 대해 환자에게 충분히 **설명**하는 과정 또한 매우 중요하다. 그리고 환자에게는 자신의 증상을 설명하거나 궁금한 점을 질문할 수 있도록 하기 위한 커뮤니케이션 기술을 익힐 필요가 있다.

일차 의료에서 나타나는 의사-환자의 대화를 살펴보면, 미국의 경우, 의사에게는 설명하기, 즉 **정보제공** 행위가 가장 두드러지게 나타났으며, 병력 청취를 위한 **질문행위**는 그다음으로 나타났다(Roter, 1988). 국내의 연구(이민정, 2020)에서도 의사가 환자에게 하는 말 중에서 36.2%는 의학적 정보의 제공, 16.7%가 의학적 질문으로 나타나, 정보 제공과 질문 행위가 전체 커뮤니케이션 행위의 절반 이상(53.1%)을 차지하는 것으로 확인되었다. 이처럼 병력 청취와 진단 설명은 진료면담에서 매우 큰 비중을 차지하기 때문에, 의학교육에서도 이에 관한 커뮤니케이션을 매우 중요하게 다룬다.

예비 의료인으로서 환자의 질병에 대한 생의학적 정보를 정확하고 효율적으로 탐색하는 기술을 배우는 것은 필수이다. 우리나라 의사국가시험 실기평가에서도 환자에게 적절한 질문하기와 환자의 눈높이에 맞는 정보 제공은 평가의 중요한 기준이 되고 있다(표 1). 본 장에서는 진료면담에서의 **질문하기**와 **설명하기**에 초점을 두고 유형과 함께 실제 예시를 제시함으로써, 효율적인 **병력 청취**와 **진단 설명**의 커뮤니케이션 기술을 학습할 것이다

1	효율적으로 물어보았다. - 효율적 질문 ㅣ 개방형 질문 사용, 확인, 중간 요약 - 피할질문 ㅣ 유도 질문, 복수 질문	아주우수	우수	보통	미흡
2	나의 말을 잘 들어 주었다. - 대꾸하기, 경청, 자세, 눈 맞춤 & 말 가로채지 않기	아주우수	우수	보통	미흡
3	나의 입장을 이해하려고 노력하였다. - 공감 표현, 나의 입장 파악	아주우수	우수	보통	미흡
4	환자가 이해하기 쉽게 설명하였다. - 간단명료함, 이해도 점검, 질문 기회 & 쉬운 용어	아주우수	우수	보통	미흡
5	나와 좋은 유대 관계를 형성하려고 했다. - 자기소개, 일상 대화, 존중, 자신감 & 신뢰감	아주우수	우수	보통	미흡

(표 1) 의사 실기시험 환자의사관계(PPI) 채점 항목
*PPI: patient-physician interaction

1. 병력 청취를 위한 질문하기

질문하기
○ 일상적인 대화에서 가장 흔하게 쓰는 "커뮤니케이션의 가장 강력한 도구(powerful tool)"
○ "정보의 요구 (request for information)"
○ "대답을 요구하는 언어적/비언어적 커뮤니케이션 행위"

(1) 질문의 종류

질문의 유형은 크게 폐쇄형(closed) 질문과 개방형(open) 질문으로 구분할 수 있다. 먼저 폐쇄형 질문에 대해서 알아보자. 폐쇄형 질문에는 크게 세 가지가 있다.

① 선택형 질문: 두 개 혹은 그 이상의 선택항을 주고 선택하게 하는 것이다.

○ 의사 : 담배는?
○ 환자 : 담배는 안 피워요.
○ 의사 : 끊으신 거예요? 아니면 아예 안 피우셨어요?
○ 환자 : 아예 안 피웠어요.

② 예/아니오 질문: 이 질문의 대답은 예와 아니오로 대답하는 질문이다.

○ 의사 : 지금 식은땀 나세요?
○ 환자 : 예. 지금도 이렇게 머리에 땀나고 있어요.

③ 확인 질문: 사실을 확인하는 질문으로 사실적인 질문에 대한 답을 식별하고 이를 응답으로 제시하는 것이다.

○ 의사 : 환자분 성함이 어떻게 되세요?
○ 환자 : 홍길동입니다.

개방형 질문의 대답은 말 그대로 열려 있으며, 이는 질문자가 응답자에게 하고 싶은 대답을 할 수 있는 자유를 부여한다. 대개 개방형 질문의 대답은 적절한 응답을 위하여 두세 마디 이상의 응답이 필요한데, 이는 응답자가 더 말을 많이 하게끔 도모하고, 자신의 걱정이나 생각 등에 대해서 더 자세히 말할 수 있는 기회를 제공한다.

○ 의사 : 안녕하세요. 성함이 어떻게 되세요?
○ 환자 : 유관순이요.
○ 의사 : 네, 어떤 것 때문에 오셨어요?
○ 환자 : 머리가 어지럽고, 그냥 들썩들썩하고 그래요. 머리가 어지러워서. 그래갖고 막 여기 얼굴을 들으면 착 가라앉아요. 머리가 소리 지르면 어지러워서.

(2) 폐쇄형 질문과 개방형 질문의 활용

폐쇄형 질문과 개방형의 질문은 질문의 형태가 다를 뿐 아니라, 질문에 대한 응답의 길이 등 특징도 다르다. 따라서 각 질문의 특징과 장단점을 잘 파악하여 적재적소에 활용해야 한다.

폐쇄형 질문은 개방형 질문에 비해서 대답하기가 쉽다는 특징이 있기 때문에 환자의 대화 참여를 도모할 수 있다. 폐쇄형 질문은 간결하며 기록하기에도 용이하다. 질문의 대답은 또한 대개 한두 마디로 짧다. 이는 질문하는 사람이 응답하는 사람의 대답을 어느 정도 예상할 수 있다는 점에서도 강점을 지닌다. 질문자가 통제할 수 있다는 장점이 있을 뿐만 아니라, 응답자의 대답의 범위를 제한하고 보다 직접적으로 필요한 정보에 대한 질문이 가능하며 정확도가 높다는 장점이 있다.

반면에 개방형 질문의 대답은 매우 열려 있으며 응답하는 사람에게는 어떤 대답을 할지에 대해서 자유를 가진다. 개방형 질문에서는 적절한 대답을 하기 위해서 적어도 두세 마디 이상의 응답이 필요하며, 이는 응답자가 더 말을 많이 하게끔 도모함으로써 자신의 걱정이나 생각 등에 대해서 말할 수 있는 기회를 제공한다. 또한 응답자는 자신을 더 드러내도록 할 수 있어서 질문자가 자신에게 더 공감한다는 인식을 갖게 한다 (Dohrenwend, 1965). 그러나 개방형 질문의 응답은 간혹 질문의 범위를 벗어나는 경우가 있고 대답하는데 시간이 걸린다는 특성도 있다. 폐쇄형 질문에 대한 대답보다 시간이 약 3배 걸린다는 보고도 있다.

한편, 개방형 질문과 폐쇄형 질문의 효용성에 대해서 일반화하기는 어렵다. 일반적으로 지적 수준이 낮은 사람, 노인, 저학력자, 정신적으로 취약하거나 커뮤니케이션이 어려운 환자에게는 개방형 질문보다는 폐쇄형 질문이 더 효과적일 수 있다. 응답자의 학력 수준에 따른 개방형 질문과 폐쇄형 질문의 응답을 비교한 연구(Schatzman & Strauss, 1956)에 따르면, 개방형 질문은 고학력자에게 자신의 생각을 드러내는데 더 효과적인 것으로 나타났다.

개방형/폐쇄형 질문에 있어서 고려할 수 있는 또 다른 점은 질문의 길이이다. 대개 긴 질문은 긴 응답을 유도한다. 이는 질문이 길어질수록 질문 속에 내포된 명제가 늘어날 수 있으며, 따라서 응답자도 각 명제에 따른 설명을 해야 하기 때문이라고 해석할 수 있다. 다음은 폐쇄형 질문과 개방형 질문의 적절한 활용을 보여주는 한 예이다.

처음 의사가 개방형 질문의 형태로 환자의 증상을 물었는데, 환자는 **힘들다**는 표현만 할 뿐, 의사가 건강 상태를 진단하기 위해 필요한 정보를 제공하지 않는다. 이 때 의사는 환자와의 원활한 정보교환을 위해 폐쇄형 질문을 이용하여 보다 구체적으로 질문의 형태를 전환하였으며 이를 통해 환자로부터 필요한 정보를 수집하였다. 이처럼 상황에 맞게 알맞은 형태와 내용으로 질문을 하는 것이 중요하다.

○의사: 지금 어떤 증상이 있으신가요? ← **개방형 질문**
○환자: 글쎄 뭐...힘들고 다 안좋죠. 뭐.
○의사: 어지럽거나, 힘이 없거나, 밥맛이 없거나 이런 증상이 혹시 있으신가요?
○환자: 네.
○의사: 어지러운 건 하루에 한 번 이상인가요? ← **폐쇄형 질문**
○환자: 하루 걸러 하루 정도 있어요. 지금도 있어요.
○의사: 지금 힘이 없다고 느껴지세요? ← **폐쇄형 질문**
○환자: 네.
○의사: 식사는 잘하고 있으세요? 하루 세 끼 다 드시나요? ←**폐쇄형질문**
○환자: 하루 두 끼 정도 먹고 간식 조금 먹고 있어요.
○의사: 네.

(3) 환자와 의료인의 질문하기

환자와 의료인의 관계에서 질문하기는 일반적인 대인관계에서 이루어지는 것과는 다른 성격을 가진다. 먼저, 대부분의 질문은 의료인이 하며, 환자들은 이에 대답한다. 한 예로 **환자-의사 진료면담**에서 나타나는 질문의 9%(West, 1983)만이 환자의 질문으로 확인되었다. 평균 21분의 진료면담에서 의사의 질문이 27.3회라는 보고도 있다(Waitzkin et al., 1996). 이렇듯 의료인의 질문 비중이 높은 것은 환자의 문제를 해결하는 과제를 의료인이 갖고 있는 보건의료적 커뮤니케이션의 특성 때문이다.

하지만, 의료인의 질문이 차지하는 비중이 지나치게 높은 커뮤니케이션 패턴은 환자가 주로 의료인의 질문에 대답하는 데 집중하느라 자신이 질문할 기회를 만들기 어렵게 할 가능성이 있음을 시사한다. 환자가 경험하는 질문하기의 어려움에 초점을 둔 연구들에 따르면, 이들의 공통 질문은 "제가 질문이 있는데요…", "제가 질문을 하나 해도 될까요?" 등의 표현으로 시작한다는 점을 발견하였다. 당연하지만 의료인은 환자에게 질문할 때 이런 첨언을 하지 않는다. 단 환자가 많은 질문을 던지는 예외적인 상황은 환자에게 매우 나쁜 소식을 전할 때로 나타났다.

환자와 의료인의 질문하기에서 드러나는 온도 차이는 수평적이지 않은 환자와 의료인의 관계에서 기인한다. 비단 환자와 의료인의 관계가 아니더라도, 선생님과 제자, 부모와 자녀 등 수평적이지 않은 관계, 즉 더 높은 지위에 있거나 통제력을 가지는 사람이 대개 더 많은 질문을 한다. 선생님이 학생에게 더 많은 질문을 하고, 병동의 간호사, 재판장에서의 판사, 형사가 용의자에게 더 많은 질문을 하는 것과 같다.

수평적이지 않은 관계에서 질문을 받는 사람(환자, 제자, 용의자 등)은 상대적으로 긴장, 스트레스, 불안이 높다. 따라서 의료인은 환자가 질문하기 어려운 분위기, 어떤 질문을 해야 할지 어려워하고, 대답하는 데 느끼는 스트레스 등에 대해서 이해할 필요가 있으며, 환자가 필요한 질문을 할 수 있도록 지원해주는 방안을 마련하는 것 또한 필요하다.

일반적으로 환자중심 모델은 의료인중심 모델보다 환자의 참여를 더욱 장려하며, 이를 위하여 환자에게 더욱 많은 정보를 제공하고 의사결정에도 더 적극적으로 참여하도록 격려한다.

환자-의료인 커뮤니케이션의 활발한 정보 교환은 환자가 자신의 건강 문제에 대한 이해를 높임으로써, 환자의 만족도와 진료면담 참여 및 환자의 질병 대처 능력을 높이며, 예후에 대한 비현실적인 인식을 감소시킨다. 진료를 마친 후 환자의 건강 문제에 대한 이해 수준은 의료인의 커뮤니케이션 역량에 따라 다양하게 나타날 수 있다. 진료면담에 대한 환자의 만족도는 의료인의 개방형 질문(Ishikawa et al., 2002)과 정보 제공량(Roter & Hall, 1989; Smith et al., 1981)에서 양의 상관 관계를 보인다. 하지만 지나치게 많은 질문은 오히려 환자의 불만족의 원인이 되기도 한다(Korsch et al., 1971). 따라서 의료인은 각 환자에게 맞는 적절한 질문과 정보를 제공할 수 있는 대화의 감수성을 높이는 것이 필요하다.

환자의 질문을 촉진하는 방법

▫ 의료인: 혹시 하고 싶은 질문 있으세요? 등의 질문하기
▫ 환자: 진료 시작 전에 미리 질문 생각하고 메모하기

언어적 커뮤니케이션뿐만 아니라 비언어적 커뮤니케이션 또한 진료면담의 결과에 영향을 미친다. 예를 들면, 환자를 향하며 관심을 표시하는 행위는 도움을 줄 수 있지만, 신체접촉이 지나치면 부정적인 효과를 나타낼 수도 있다. 의료인이 설명할 때 환자와 눈을 맞추지 않고 모니터, 키보드, 진료 차트를 보는 시간이 길수록 환자의 진료면담 만족도는 낮아진다 (Zandbelt et al., 2007).

한편, 환자의 생의학적인 정보와 질병력 조사에만 치우치는 것은 자칫 정보 교환 과정을 부정확하고 비효율적으로 만들 수 있다. 의료인이 과도하게 좁은 관점으로 생의학적 문제에 집중하게 되면 환자는 자신의 증상에 대한 생각과 감정을 제대로 표현하기 어렵게 되어 결국 환자의 질병 경험을 제대로 포착하는 데 실패할 수 있다. 의료인은 환자가 자신의 질병과 관련된 감정과 경험을 적극적으로 표현하도록 하기 위한 사회심리적인 대화를 통해서 더욱 많은 정보를 제공하도록 해야 한다. 또한 환자가 적극적으로 질문할 수 있는 기회를 제공함으로써 의료인 주도적인 대화가 아니라 의료인과 환자가 동등한 파트너로서 대화에 참여하는 환자중심적인 커뮤니케이션을 수행하도록 노력해야 한다.

2. 진단 설명하기

설명하기
○ 상대방에게 정보를 제공함으로써 듣는 사람의 이해 수준을 극대화하는 과정.
○ 일반적인 대화에서 일어나기도 하지만 강의와 같이 공식적이고, 다수를 향하여 이루어지기도 하는 커뮤니케이션.

(1) 설명하기의 종류

설명하기란 무엇일까? 설명하기의 여러 가지 종류를 통해서 아래와 같이 설명할 수 있다.

● **해석적 설명**: 어떠한 사안이나 의미에 대해서 정의하거나 명확하게 하는 것이다. 즉, 무엇?의 질문에 대한 대답이다.

○ 의사 : 일단 X-ray에서는 특별히 보이는 거는 없어요. 그게 무슨 말씀이냐면, X-ray에서 보일만큼 나쁜 거는 없다는 소리거든요.
○ 의사 : 이건 CT 사진인데, 여기서 보시면 이렇게 막, 약간 아주 눈에 크게 띄는 거는 아닌데, 희끗희끗한 부분이 좀 있어서 그렇고, 여기에 하얀 부분이 조금 있어요. 다 꺼멓잖아요. 여기는 좀 하얀 부분이 있는데 이게 1.4cm 정도 되는데, 그냥 뿌옇지, 어떤 덩어리나 나쁜 거는 아니에요.

● **기술적 설명**: 특별한 절차, 구조, 과정 혹은 지시 등에 대한 정보를 제공한다. 어떻게?의 질문에 대한 대답을 생각하면 된다.

○ 의사 : 음, 위에 종양이 있는데요. 조직검사 결과도 좋지 않게 나왔어요. 그래서 아마도 수술을 할지 어떻게 치료를 할지 그런 부분에 대해서는 입원해서 결정을 해야 될 거 같거든요.
○ 의사 : 검사를 입원해서 일단, 지금 말하자면 위암으로 진단이 된 거예요. 위암으로 진단이 된 거고. 이거가 뭐 주변에 얼마나 퍼져 있는지. 그런 거를 몇 가지 검사를 해야 돼요. CT라든지 다른 검사를 몇 가지 하고,
○ 의사 : 그리고 나서 이제 절제하는 게 가능하다면 수술을 해서 떼내는 게 필요하고요. 아니면 이제, 그게 아니면 다른 치료를 어떻게 할지 그런 거 등등에 대해서 검사 결과에 따라서 결정을 하게 될 거예요. 그래서 어쨌거나 뭐, 빨리 입원해가지고 검사하고 치료방침을 결정을 해야 될 걸로 생각이 되네요.

● **인과 관계의 설명**: 어떠한 현상이나 사건에 대해서 그 원인에 대해 설명하는 것이다. 왜?의 질문에 대한 대답이다.

○ 환자 : 지난번 방사선 치료하고 나서 너무 통증이 심해가지고 처방해준 패치 붙이고 이렇게 누워도, 저렇게 누워도 그렇고, 그래가지고 이게 더 안 좋아지는 거 아닌가 해가지고.

○ 의사 : 보통 힘들어하시는 분들이 이제 특별한 어떤 어디에 정말 기능 쪽에 이상이 생겨서 그러신 게 아니라, 방사능 치료에 그냥 약간 예민한 반응을 보이시는 분들이 계세요. 민감한 반응을. 그런데 보통은 그런 분들은 초반에 조금 심하시고 나중에 갈수록 괜찮으시기는 하거든요. 그래서, 어쨌든 일반적인 그런 뭐 이상이나 그런 거는 아닐 거예요. 그래서 크게 걱정하지 마시고…

(2) 설명하기의 기능

의료인이 환자에게 설명하는 커뮤니케이션의 기능은 다음과 같다.

- 복잡한 (진단 결과나 치료계획 등의) 정보를 단순화할 수 있다.
- 특정 현상 (질병의 증상, 부작용, 통증 등)의 본질적인 특징을 이해 시킨다.
- 의학적 불확실성을 명확히 한다.
- 특정 태도, 사실 혹은 가치에 기반한 의료인의 의견을 표현한다.
- 환자의 일반적인 이해에 도달하고 학습을 도모한다.
- 환자의 이해 수준과 자율성을 북돋아 준다.

환자에게 필요한 정보를 충분하게 제공하는 것은 중요하다. 왜냐하면 활용가능한 정보는 곧 사회적인 힘과 권력, 즉 아는 것이 힘이기 때문이다. 환자에게 정보를 제공하고 훈련시키는 것은 환자 힘 북돋우기의 과정이다. 환자가 적절한 지식을 가지고 있으면 정보를 기반으로 합리적인 의사결정을 내릴 수 있고, 이를 토대로 자율성을 획득할 수 있기 때문이다.

하지만 환자에게 무조건 많은 정보를 주는 것이 좋은 것만은 아니다. 정보에 대한 선호는 환자의 대처 전략에 따라 달라질 수 있기 때문이다. 위협적인 상황에서는, 정보와 상황에 대한 예측 가능성이 고통과 불안에 미치는 영향이 사람에 따라 일관적이지 않기 때문이다. 예를 들면, 당신 혹은 당신에게 중요한 누군가가 암이 의심되어 스크리닝을 해야 한다면 그 상황은 몹시 위협적이고 스트레스가 높을 것이다. 이때, 당신은 크게 우려하고 불안한가? 의심되는 암종과 스크리닝, 치료 방법, 그리고 예후 등에 대해서 더 많은 정보를 원하는가?

일반적으로 예민한 유형은 위협적인 상황에 더 큰 우려와 위험을 인식하며 매우 불안해하며 최대한의 정보를 원하는 반면, 무딘 유형은 위협적인 상황에 주의를 덜 기울이며 따라서 최소한의 필수적인 정보만 요구한다.

따라서 모든 환자에게 최대한 많은 정보를 제공하고자 하기 보다는 환자의 대처 유형을 파악한 후 환자가 선호 혹은 요구하는 정보를 충분히 제공하는 것이 중요하다.

(3) 환자의 건강 문해력

건강정보 문해력이란 건강을 유지하고 향상시키는데 필요한 관련 정보를 이용하고 이해할 수 있는 능력을 말한다. Healthy People 2020은 건강 문해을을 "올바른 건강 관련 결정을 내리는 데 필요한 기본 건강정보 및 의료서비스를 획득, 처리, 이해할 수 있는 개인의 능력"이라 정의하고 있다. 또한 "일생 동안 삶의 질을 유지하거나 개선하기 위해 건강 관리, 질병 예방 및 건강 증진과 관련된 일상생활에서 적절한 판단 및 결정을 위하여 건강 정보에 접근, 이해, 평가, 지식 및 역량"(Sorensen et al., 2012)이라고도 정의된다.

건강 문해력은 개인의 건강 행동 및 건강 관리 활용의 주요 결정 요인으로서, 개인의 건강 수준에 영향을 미치고 궁극적으로는 건강 불평등에 기여한다는 점에서 보건의료 분야에서 매우 중요하게 다루어지고 있다.

환자 개개인의 건강 문해력은 매우 다양하다. 그런데 건강 문해력이 낮은 경우, 의료인이 전달하는 정보를 잘 이해하지 못하고 자신이 처방받은 약물을 정확하게 잘 복용하지 못하는 등의 문제점이 발생할 수 있다. 그러나, 단기간에 이러한 건강 문해력 수준을 높이는 것은 어려운 일이다. 따라서, 건강 문해력이 낮은 경우, 환자의 눈높이에 맞게 더 쉬운 언어로 설명하고 환자가 많은 정보를 습득할 수 있도록 핵심적인 정보를 중심으로 설명하는 것이 효과적이다.

건강 문해력이 낮은 환자를 위한 커뮤니케이션 기술

- 건강 문제가 시작된 후 현재까지의 경험을 환자가 자신의 말로 바꾸어 말하기
- 환자가 잘 설명하지 못하더라도, 중간에 환자의 말을 끊지 않고 대답하기 전에 환자에게 생각할 시간을 주거나 쉬었다가 말을 할 수 있게 배려한다
- 언어적, 비언어적 방법으로 환자의 반응을 촉진한다.
  예) 격려하기, 침묵하기, 반복하기, 바꾸어말하기, 해석해주기
- 불분명하거나 자세한 설명이 요구될 경우에 환자의 말을 명확하게 한다.
  예) 어지럽다는 것이 무슨 의미인지 설명해주실 수 있겠습니까?
- 간단하고 쉽게 이해될 수 있는 질문을 하고 의견을 제시한다. 전문용어를 피한다. 전문용어를 사용할 경우에는 적절히 설명한다.
- 사건들의 순서와 날짜를 반드시 확인한다.

▶ 요약

진료면담은 환자와 의료인의 질문과 설명으로 이루어지는 정보교환의 과정으로서, 의료인은 환자의 건강 문제를 해결하기 위해 전문적인 커뮤니케이션 기술을 활용해야 한다. 질문의 유형은 크게 폐쇄형 질문과 개방형 질문으로 구분할 수 있으며, 각 질문의 유형에 따라 각기 다른 기능과 효과를 기대할 수 있으므로 이를 잘 이해하고 활용하는 것이 중요하다. 환자의 증상, 질병력 등 생의학적인 질문뿐 아니라 환자의 사회심리적 측면과 선호와 요구도를 확인하는 질문도 적절하게 활용해야 한다.

이외에도 환자가 필요한 정보를 얻기 위해 환자에게 질문할 기회를 주는 것 또한 잊어서는 안될 것이다. 이는 환자의 참여를 높이고 환자중심적인 의료를 제공하는 중요한 커뮤니케이션 행위이기 때문이다.

의료인은 환자에게 진단명과 치료 계획 등에 대해서 설명을 해야 하는데 이 과정에서도 환자의 이해를 도울 수 있도록 환자의 건강 문해력 수준에 맞는 용어를 선택하고 설명을 제공하는 것이 중요하다. 환자가 적절한 수준의 지식을 가지고 있어야 정보를 기반으로 합리적인 의사결정을 내릴 수 있고 자율성을 획득하며 본인의 건강에 대한 책임자로서 역할을 다할 수 있기 때문에, 환자가 충분히 이해하였는지에 대한 확인도 필수적인 요소이다.

▶ 토론주제

• 환자들은 성별, 나이, 질병 중증도 등 생물학적인 특성 뿐 아니라 교육 수준, 경제적 수준 등 사회경제적 수준 또한 다양하다. 만약 '대화가 어려운' 환자의 진단을 위한 병력을 청취한다고 가정해보자. 어떻게 질문하고, 어떠한 커뮤니케이션 기술이 필요할지 생각해보자. 다음의 예시를 보면서 토론해보자.

○ 의사: 네, 환자 OOO님?
○ 환자: 네. 안녕하세요.
○ 의사: 네. 가슴이 계속 아프세요?
○ 환자: 띵하고 머리가 계속 아프고 그래요.
○ 환자: 아휴, 나는 29에 죽을 사람이 여태까지 살아서 병이 꽉 찼어요.
○ 의사: 아이고, 그런 말씀까지 하실 필요 없고
○ 환자: 응. 이 입만 살았지.
○ 의사: 그래서 지금 어디가 문제신데요, 그래서?
○ 환자: 이거 지금도 한번 봐 보세요. 이거, 이거. 어제 엎어져서 이 턱하고 턱이 어제 이렇게 되고,
○ 의사: (말 끊기)
○ 의사: 그러니까 어차피 여기 다치고 이러신 거 여기서는 봐줄 수가 없고요
○ 의사: 지금 가슴 아픈 것 때문에 보냈으니까 가슴 아픈 증상에 대해서 얘기하시면 돼요.
○ 환자: 가슴이 이게 자꾸 숨차고, 어제...
○ 의사: (말 끊기)
○ 의사: 언제부터요?
○ 환자: 이게 한두 달 전부터그랬어요.
○ 의사: 두달 전부터?
○ 환자: 옛날에 한 3년 전에 이거를 한번 뚫었거든. 이거,...
○ 의사: (말 끊기)
○ 의사: 어디 병원에서 하셨어요, 이거를?
○ 환자: 서울OOO.

- 의료인이 환자를 파악하기 위하여 질문을 하는 커뮤니케이션도 중요하지만, 환자가 자신의 궁금한 점을 의사나 의료인에게 질문하는 것 또한 의료서비스의 만족도를 높이고 효과성을 높이는 데에 중요하다. 환자의 질문을 촉진하는 방법에는 무엇이 있을까? 의료인의 커뮤니케이션 기술 뿐 아니라, 환자에게 제공할 수 있는 지원 방안 등이 무엇이 있을지 토론해보자.

- 의료인의 설명을 더 잘 기억하고 복기하기 위해서 의료인의 말을 녹음하고, 집으로 돌아가서 다시 듣거나, 자녀 등 가족에게 들려주는 경우가 많다. 대부분 가지고 있는 핸드폰으로 녹음을 하기 때문에 의료인이 쉽게 알거나 저지하기도 쉽지 않다. 이에 대해 예비의료인으로서 가지고 있는 의견은 무엇인가? 의료인의 관점과 환자의 관점에서 생각하고 토론해보자.

- 자고로 AI의 시대가 도래하였다. 다양한 커뮤니케이션 기술이 개발된 지금, 건강 문해력이 낮은 환자들이 의료인과 원활하게 커뮤니케이션을 할 수 있도록 지원할 수 있는 방법은 무엇이 있을지 토론해보자.

▶ 참고문헌

- 이민정. (2020). 국내 진료면담에서 이루어지는 환자-의사 커뮤니케이션에 대한 연구., 박사학위 논문, 서울대학교 대학원, 서울.
- Beisecker, A. E., & Beisecker, T. D. (1990). Patient information-seeking behaviors when communicating with doctors. Medical Care, 19-28.
- Brashers, D. E., Goldsmith, D. J., & Hsieh, E. (2002). Information seeking and avoiding in health contexts. Human Communication Research, 28(2), 258-271.
Dohrenwend, B. (1965). Some effects of open and closed questions on respondents' answers. Human Organization, 24(2), 175-184.
- Ishikawa, H., Takayama, T., Yamazaki, Y., Seki, Y., & Katsumata, N. (2002). Physician-patient communication and patient satisfaction in Japanese cancer consultations. Social Science & Medicine, 55(2), 301-311.
- Korsch, B. M., Freemon, B., & Negrete, V. F. (1971). Practical implications of doctor-patient interaction analysis for pediatric practice. American Journal of Diseases of Children, 121(2), 110-114.
- Roter, D. L., Hall, J. A., & Katz, N. R. (1988). Patient-physician communication: a descriptive summary of the literature. Patient Education and Counseling, 12(2), 99-119.
- Schatzman, L., & Strauss, A. (1955). Social class and modes of communication. American Journal of Sociology, 60(4), 329-338.
- Smith, C. K., Polis, E., & Hadac, R. R. (1981). Characteristics of the initial medical interview associated with patient satisfaction and understanding. The Journal of Family Practice, 12(2), 283-288.
- Sørensen, K. (2019). Defining health literacy: Exploring differences and commonalities. In International handbook of health literacy (pp. 5-20). Policy Press.
- Street Jr, R. L., Voigt, B., Geyer Jr, C., Manning, T., & Swanson, G. P. (1995). Increasing patient involvement in choosing treatment for early breast cancer. Cancer, 76(11), 2275-2285.
- Waitzkin, H., Cabrera, A., de Cabrera, E. A., Radlow, M., & Rodriguez, F. (1996). Patient-doctor communication in cross-national perspective: a study in Mexico. Medical Care, 641-671.
- West, C. (1984). When the doctor is a "lady": power, status and gender in physician-patient encounters. Symbolic Interaction, 7(1), 87-106.
- Zandbelt, L. C., Smets, E. M., Oort, F. J., Godfried, M. H., & de Haes, H. C. (2007). Patient participation in the medical specialist encounter: does physicians' patient-centred communication matter? Patient Education and Counseling, 65(3), 396-406.

제 3부 의료커뮤니케이션 기술
3장 환자-의료인 관계 형성

◇ 학습목표
환자중심적인 환자-의료인 관계를 이해한다
환자중심적인 관계 형성을 위한 공감과 경청의 커뮤니케이션 기술을 이해하고 습득한다.

환자-의료인의 관계는 그동안 의료인이 모든 것을 결정하고 환자가 이를 수동적으로 받아들이는 가부장주의적인 관계가 주를 이루었다. 그러나 이제는 환자중심적인 관계 형성이 중요해지면서 공감과 경청의 커뮤니케이션이 더욱 중요해지고 있다. **환자중심 의료**의 모델은 생의학적인 **질환중심 모델** 혹은 **의료인중심 모델**과 대비되는 개념으로서(Mead & Bower, 2000), 의료인이 '환자의 눈'을 통해 질병을 보기 위해 환자의 세계로 들어가고자 하는 시도라고 할 수 있다(McWhinney, 1989).

따라서 환자중심적인 의료인이란 환자의 의학적 혹은 간호학적 문제뿐만 아니라 비의학적인 문제에 대한 책임감을 가져야 한다. 이를 위해서는 질환의 치료와 간호에만 몰두할 것이 아니라, 환자가 사회적으로 고립되거나 삶의 의미를 상실하지 않도록 격려하고 힘을 북돋아 주는 데에도 힘을 쏟아야 한다(조병희, 2015).

환자중심의 의료와 간호 서비스를 제공하기 위해서는 보다 민주적이고 평등한 **환자-의료인 관계**로의 전환이 필요하다(Mead & Bower, 2000). 환자와 의료인은 **지도-협조**의 관계가 아니라 **상호 참여**의 관계를 맺어야 하며, 이를 위해서는 권한 뿐만 아니라 책임 또한 공유되어야 한다. 환자중심적인 진료와 간호 면담에서는 환자의 목소리와 아이디어를 적극적으로 청취하고 격려해주며, 이들의 의견, 요구, 그리고 선호도 등을 반영하면서 파트너십 관계를 형성해야 한다. 환자중심 모델은 의료인중심의 모델보다 환자에게 더 많은 정보를 제공하면서 이들의 적극적인 참여와 의사결정을 독려한다.

이 장에서는 질환과 관련된 환자의 감정 상태를 파악하고 이에 대한 공감을 표현하는 커뮤니케이션 기술과 의료인 중심이 되지 않기 위해 환자의 말에 적극적으로 경청하는 기술에 대해서 설명하겠다.

1. 환자의 말에 공감하기

의료인의 환자 공감은 다양한 환자중심 의료에 공통적으로 포함되는 필수 요소이다. 공감은 환자의 상황, 관점, 감정을 이해하고 그 이해를 환자에게 전달하는 능력으로 정의할 수 있는데, 이는 환자중심의 의료가 중요해지고 있는 지금 의료인으로서 반드시 키워야 할 능력이라고 할 수 있다. 예비 의료인을 대상으로 한 연구(Lee & Ihm, 2020)에서도 공감능력이 높을수록 환자중심적인 태도를 가지고 있는 것으로 나타났듯이, 공감능력의 중요성은 아무리 강조해도 지나침이 없다.

비록 일부에서는 의료인의 공감능력을 개인의 성격이나 기질로 여기기도 하지만, 이는 교육과 훈련을 통하여 함양될 수 있는 역량이다. 따라서 환자중심의 의료와 간호를 제공하기 위해 교육기관에서는 예비 의료인의 공감능력을 향상시킬 수 있는 커뮤니케이션 교육과정의 개발에도 힘쓰고 있다.

(1) 환자의 생각, 감정, 행위에 대한 반응

환자에게 공감을 표현하는 방법은 환자의 상태를 파악하고, 이에 대한 반응을 보여주 는 것이다. 환자의 생각, 감정, 그리고 행동을 잘 살피고 이에 대해 반영한다는 것은 환자가 말한 것을 환자가 사용한 표현과 단어를 그대로 재진술하거나 이를 요약하거나 해석하는 것으로서, 가장 쉬우면서 기본적인 공감 커뮤니케이션 기술이다. 이러한 커뮤니케이션은 의료인이 환자의 말에 귀를 기울이고 있음을 표현하는 방법이며, 환자는 자기 자신의 생각에 대해서 의료인을 통해 다시 듣고 난 후, 한번 더 생각할 기회를 가짐으로써 검토할 기회를 얻게 된다.

다음의 예시를 보며 공감 기술에 대해 생각해 보자.

- 환자의 생각에 대한 반응
- 환자: 굉장히 어려운 결정이네요. 호스피스 시설로 갈지, 아니면 화학요법을 더 시도해 봐야 하나. 너무 힘들텐데. 그게 하는 게 소용이 있을지, 거참 결정하기가 너무 어려워요.
- 의사: 네. 환자분께서는 호스피스와 화학요법 사이에서 결정을 어려워하고 계시는군요.

- 환자의 감정에 대한 반응
- 환자: 이번에 검사 결과가 안 좋다니 굉장히 낙담하게 되네요. 솔직히 이 상황에 굉장히 압도당하는 느낌이에요.
- 의사: 네, 환자분께서 굉장히 낙담하시고 감정적으로도 힘든 상태시군요.

- 환자의 행동에 대한 반응
- 환자: (울기 시작한다)
- 의사: (휴지를 건넨다)

(2) 정당화하기

정당화하기는 환자가 표현하는 감정과 생각이 정상적인 반응이며, 충분히 그럴 수 있다는 것을 표현하는 것이다. 이를테면, 환자가 이러한 결정을 어려워하는 것은 당연한 것이며 (전혀 이상하지 않으며), 이와 비슷한 상황을 겪는 다른 환자들도 비슷한 경험을 하고 있으며, 나(의료인) 자신도 환자와 같은 상황에 처해 있다면 비슷한 반응을 하게 될 것임을 표현하는 것이다. 구체적인 예시는 위의 (1) 반응하기에서 보여준 예시에 더하여 설명하겠다.

- 환자의 생각에 대한 반응
- 환자 : 굉장히 어려운 결정이네요. 호스피스 시설로 갈지, 아니면 화학요법을 더 시도해 봐야하나. 너무 힘들텐데. 그게 하는 게 소용이 있을지, 거참 결정하기가 너무 어려워요..
- 의사 : 네. 환자분께서는 호스피스와 화학요법 사이에서 결정을 어려워하고 계시군요. (반영). 이런 결정을 내리기가 참 어려우시죠. 이런 케이스는 다른 환자분들도 굉장히 결정을 내리기를 어려워하십니다. 제가 환자분 입장이 되었어도 고민이 깊었을 것입니다.

- 환자의 감정에 대한 반응
○ 환자 : 이번에 검사 결과가 안 좋다니 굉장히 낙담하게 되네요. 솔직히 이 상황에 굉장히 압도당하는 느낌이에요.
○ 의사 : 네, 환자분께서 굉장히 낙담하시고 감정적으로도 힘든 상태시군요. 환자분만 그런 기분을 느끼는 것은 아닐 거에요. 어느 누구라도 환자분의 상황이라면 충분히 그렇게 느끼실 수 있어요.

(3) 확인 및 존중

환자와 그 가족은 감정을 의료인과 공유할 때 위험을 감수할 수 있다고 한다. 환자의 감정 상태와 생각 등을 확인하고 지지하는 것은 환자와의 관계 형성 뿐 아니라 환자가 더 나은 의료적 결정을 내리고 회복하는데 도움을 줄 수 있다. 또한, 환자가 자신이 처한 상황이나 감정에 대해서 더 잘 표현할 수 있도록 도와줄 수 있다.

예를 들어, 다음과 같은 커뮤니케이션을 할 수 있다.

▫ 환자분의 감정과 생각을 공유해 주셔서 감사합니다.
▫ 환자분과 환자분의 감정에 대해 나와 이야기를 나누게 되어 기쁩니다.

이외에도, 환자가 정신적으로 어려움에 처한 경우, 심리 상담을 받을 수 있도록 안내하거나, 환자에게 자신의 감정에 대해서 더 이야기할 수 있도록 권유할 수 있다.

2. 적극적인 경청

사람은 깨어 있는 시간의 70%를 커뮤니케이션에 사용하는데, 그중에서 30%는 말하기, 16%는 읽기, 9%는 쓰기에 사용하며 듣기는 무려 45%라고 한다. 경청(listening)은 그저 귀로 듣기(hearing)와 구분해야 하는데, 듣기가 신체적인 활동이라면 경청은 듣고 이해해야 하는 인지적인 과정이기 때문이다. 우리가 단순히 보는(see)는 것은 배우지 않아도 할 수 있지만 읽는 것(read)은 공부가 필요한 것처럼, 듣기는 그냥 할 수 있지만 경청은 연습, 훈련, 그리고 학습이 필요한 엄연한 커뮤니케이션 기술인 것이다.

환자와 의료인의 커뮤니케이션에서 '경청 행위'는 '말하는 행위'만큼이나 중요하다. 따라서, 의사 실기시험의 경우, 채점 항목 중의 하나로, 환자 역할을 하는 평가자는 "의사가 나의 말을 얼마나 잘 들어주었는가?"에 대한 질문에 아주 우수, 우수, 보통, 미흡의 4점 척도로 채점한다. 이때 평가의 척도는 '**대꾸하기, 경청의 자세, 눈 맞춤 및 말 끊지 않기**'로 구성되어 있다.

본 장에서는 적극적으로 환자의 말을 듣는 경청과 환자의 말을 중간에 끊기 혹은 가로채는 말 중단시키기의 행위에 대해서 커뮤니케이션의 관점에서 살펴보고, 실제 의료의 현장에서 이루어지는 사례들을 살펴보겠다. 또한 말 중단시키기 행위를 지양하기 위하여 환자의 말을 끊는 행위가 이루어지는 구체적인 상황들을 예시로 보여주고자 한다.

● 경청 (listening)
▫ 청각의 자극을 이해하고 유지하려는 의도적인 과정 (Gamble & Gamble, 1999:178)
▫ 구두 메시지를 감지, 해석, 평가, 저장 및 응답하는 복잡한 인간의 학습된 과정 (Thompson et al., 2004:203)

(1) 경청의 네 가지 유형
경청 혹은 듣는 행위는 다음의 네 가지 유형으로 구분이 가능하다 (Watson, Barker & Weaver, 1995). 말을 하는 상대방, 대화를 통해 완수하고자 하는 임무, 대화의 내용, 그리고 대화의 시간 중 어디에 초점이 있는지에 따라 구분할 수 있다.

- **사람 중심의 경청**: 상대방의 감정과 요구에 1차적으로 관심을 갖는 듣기이다. 정신-감정적 관점에 초점을 맞추기 때문에 간혹 대화의 목적이나 업무에서 멀어질 수 있다. 이때 청자는 좋은 조력자의 역할을 수행할 수 있다.
- **업무 중심의 경청**: 과업의 완수를 우선으로 하는 듣기이다. 직접적인 관련성이 떨어지는 이야기를 듣고 대화하는 것을 싫어한다. 장황한 설명을 하거나 넋두리를 하는 사람을 싫어한다. 자칫 다른 사람의 감정적인 요구에 둔감할 수 있다.
- **내용 중심의 경청**: 정보를 분석하고 신중하게 조사하는 듣기를 의미한다. 말하는 사람의 말이 내포하는 속뜻보다는 문자 그대로의 의미에 집중해버릴 수 있다. 과정이 아무리 길어도 모든 정보를 수집하고 모든 면을 듣고자 하며, 의사결정은 오래 걸리는 편이다. 좋은 중재자의 역할에 가까운 듣기 유형이다.
- **시간 중심의 경청**: 정해진 시간 내에 해야 할 임무를 완수하는 것에 집중하는 듣기이다. 시간이 가장 우선시되는 중요한 자원이며, 따라서 낭비하지 않고자 한다. 하지만 시간에 쫓기다 보면 급한 마음에 모든 정보를 듣기 전에 결론을 내리는 경향이 있다.

위의 네 가지 경청의 유형은 환자와의 대화에서 모두 중요하다. 환자를 질환 그 자체로 간주하지 않고, 환자의 요구와 감정을 중요시하는 환자중심 의료의 관점에서 사람 중심의 경청은 중요하며, 환자의 말을 토대로 진단과 처방을 내리기 위해서는 내용 중심의 경청이 필요하다. 또한, 한정된 시간 안에서 진료를 보게 되는 환경에서는 시간 중심적인 경청 또한 중요할 것이며, '**진단**'과 '**처방**'이라는 업무가 우선시되는 경우에는 업무 중심의 듣기 또한 요구된다. 따라서, 어느 특정 유형의 듣기가 권장된다기 보다는 각 유형의 장점과 단점을 이해하고 **상황적합성(contingency)**를 파악하여 이에 적합한 듣기의 기술을 적용하는 것이 중요하다.

(2) 적극적인 경청

발화자는 청자가 자신의 말을 그저 듣기보다는 관심있게 들으면서 적절하게 반응하기를 기대한다. 언어적, 비언어적 신호를 보내는 커뮤니케이션 기술의 효과적 사용은 듣는 사람이 말하는 사람에 대한 지속적인 관심과 주의 깊은 청취를 하고 있음을 드러낼 수 있다. 우선 언어적인 경청의 커뮤니케이션 기술은 다음과 같은 것이 있다.

● 적절한 추임새: 듣는 사람이 말하는 사람에 대한 지속적인 관심, 주의 깊은 청취를 드러냄과 동시에 계속해서 이야기할 수 있도록 도모하는 효과가 있다. 그러나 너무 동일한 추임새를 계속해서 기계적으로 넣다 보면 발화자는 자칫 이를 무관심으로 받아들일 수 있다는 점에서 주의할 필요가 있다.

○ 환자 : 지금 3개월 전에 혈액검사 하면서 선생님한테 여쭤봤죠. '이거 제가 간병일을 하는데, 갑상선이 더 악화가 되는 거 아니냐' 고 그랬더니
○ 의사 : 네, 계속 말씀하세요.
○ 환자 : 그러면 일상생활을 하는 거는 괜찮다고 그러셔서 쭉 해왔거든요.

● 과거 진술에 대한 언급 : 상대방의 이름을 기억한다거나 환자의 과거력 등에 대해서 이전의 진료에서 대화했던 내용을 언급한다면, 상대방은 자신의 말을 잘 듣고 있다고 인식하게 된다.

○ 환자 : 두통은 없고요. 다리가 가끔씩, 이게 추워서 그런 건지 살짝 저리...
○ 의사 : 네. 지난 번에 오셨을 때에도 비슷한 증상을 말씀하셨죠.
○ 환자 : 찌릿찌릿 다리가, 전신이 다리가 살짝 찌릿찌릿한데.

화제의 전환 시, 일방적으로 말을 끊지 않고 미리 신호를 주어 자연스럽게 화제를 전환한다. 다른 질문을 해도 될까요? 까먹기 전에 말씀드리는데요 등의 말을 한 후 화제를 돌릴 수 있다.

○ 환자 : 아니요. 네. 집에서 누워있으면 어느 순간에 뜨거워져요. 그러다가, 식은땀이 나다가, 또 땀 식히고 뭐 하면 저기 되고, 갑자기 뜨거울 때가 있고 그러는데, 그거는 어떤 증상인지를...
○ 의사 : 음... 뜨거웠다가...
○ 환자: 갑자기 막 뜨거워 질 때가 있어요. 배가.
○ 의사: 네, 알겠어요. 일단 환자분 최근 생활 패턴이 어떻게 되는지 한 번 확인한 후에 부작용 얘기를 다시 해볼까요?

발화자의 말을 재표명함으로써 정확성을 확인하거나 반영하는 등의 기술을 사용할 수 있다.

○ 환자 : 여기 명치쪽이. 여기가 이렇게 불편한 게 있어. 답답해요.
○ 의사 : 명치 쪽이 답답하고요.
○ 환자 : 그러다보니 자꾸 식욕이 떨어지더라구요. 밥 먹는게 싫고.
○ 의사 : 네 그러셨군요.

* 보다 자세한 비언어적 커뮤니케이션 기술은 제 2부 4장을 참조하기 바란다.

● 올바른 비언어적 커뮤니케이션
▫ 고개를 끄덕이기
▫ 말을 하는 사람의 방향으로 몸을 돌려서 앉고 앞으로 몸을 기울이는 자세
▫ 눈을 바라보고 눈썹을 치켜 올리거나 하는 행위

● 부적절한 비언어적 커뮤니케이션:
▫ 눈 비비기
▫ 하품하기
▫ 다른 것을 읽는 행위 (예: EMR 기록을 위해 타이핑 하는 행위, 모니터만 계속 보는 행위)

(3) 말 중단시키기

● 말 중단시키기
▫ 말 중단시키기란 커뮤니케이션에 참여하는 한 명의 참여자가 상대방의 말을 미리 예상하고 방해하여 중단시키는 행위(Ohtaki et al., 2003)를 말한다.

상대방의 '말 중단시키기' 행위는 환자와 의사가 서로 대화의 순서를 어떻게 주고받는지에 대한 것으로서, 높은 통제 행위로 간주된다. 74건의 진료 면담을 분석한 결과에 따르면(Beckman & Frankel, 1974), 의사들이 환자의 첫 발화의 중간에 끊는 케이스는 전체의 69%에 해당하였는데, 이는 의료인이 환자의 발화를 자주 끊는다는 것을 반영한다. 반면에, 의사는 환자의 대화 내용을 보다 구체화하거나 특정한 주제에 대해 말하도록 유도하는 현상 또한 확인되었다.

의사가 환자에게 통제력을 행사하는 커뮤니케이션의 특징은 말 끼어들기 행위이다. 말 중단시키기란 커뮤니케이션에 참여하는 한 명의 참여자가 상대방의 말을 미리 예상하고 방해하여 중단시키는 행위(Ohtaki et al., 2003)를 말한다. 말 끼어들기의 행위는 먼저 말하고 있는 사람에 대한 심한 침해일 뿐 아니라 전체적인 대화의 흐름을 심각하게 방해하는 행위로서, 주로 권력을 더 많이 가진 사람이 덜 가진 사람을 방해한다.

말 끼어들기에 대한 또 다른 관점은 말 끼어들기가 오히려 대화에 참여하는 방법이자, 말하는 사람에 대한 지지를 표현하고 연대감을 보여주거나 라포 형성의 기능이 있다(Li, 2001). 따라서 말 끼어들기는 협력적인 말 끼어들기와 침해적인 말 끼어들기로 구분할 수 있다.

일반적으로 환자가 의료인이 말을 끼어들기보다는 의사가 환자의 말에 더 자주 끼어든다. 이는 의료인이 대화의 통제력을 행사하는 행위로서, 환자의 질환에 대한 정확한 진단을 위한 잠재적 주요 정보를 놓치거나 환자의 불만족, 불신 등으로 이어질 수 있다.

● 말 중단시키기의 목표

1) 상대방의 말을 촉진시키기

○ 환자 : 어. 그래서 비용이 많이 든다니까, 아무래도
○ 의사 : **(말 중단시키기)** 그러니까요. 걱정이 되죠.
○ 의사 : 보호자 분들 지금 당장 궁금한 거 있으신가요?
○ 보호자2 : 처음 입원했을 때 며칠 동안 계시면서 검사,
○ 의사 : **(말 중단시키기)** 한 3박 4일 정도 계셔야 될 거 같습니다.

2) 말을 하는 상대방에 대한 정보를 확인하기

○ 의사 : 약은 저번에 지어드렸던 대로 똑같이 지어드리도록 할게요.
○ 환자 : 그런데 제가 약을 먹게 되면, 그런 약을 먹어도 그런 느낌이 없었는데, 약을 먹었는데 이상하게 막 다리가 쥐가 나려고 그러고,
○ 의사 : **(말 중단시키기)** 그 약 드시고요?

3) 상대방의 말에 대해 질문하기

○ 환자 : 가래하고,
○ 의료인 : **(말 중단시키기)** 가래가 있어요? 색깔은 어떠세요?
○ 환자 : 하얗고.

4) 상대방의 말에 반대 의견 내기

○ 환자 : 아이, 뭐. 내가 어느 정도 진행이 됐다, 암1기, 2기, 3기 그렇게 있는데,
○ 의료인 : **(말 중단시키기)** 그런데 이게 그거는 크게 상관이 없습니다. 우리가 고형암은 위암이나 이런 거 같은 경우에는 1기면 수술할 수 있고 3기면 못하고 이런 게 있기 때문에 치료가 달라져 가지고 중요하긴 하지만 혈액암은 엄밀히 따지면 있거나, 없거나 둘 중에 하나이기 때문에 기가 1기가 아닌 이상은 다 똑같아요.

5) 상대방의 말에 대해서 유머나 농담을 하기

○ 환자 : 체중이 많이 줄어들고 하다보니 기운이..
○ 의료인 : **(말 중단시키기)** 보기에 좋고 건강에도 좋죠, 뭐.(웃음)

6) 상대방의 말을 확인하거나 모니터링하기

○ 의료인 : 언제 그러셨어요?
○ 환자 : 색전술 받고 나서,
○ 의료인 : **(말 중단시키기)** 색전술 하시고,

7) 대화의 순서 바꾸기

○ 의사 : 사실 그때는 3일 만에, 기침하신 지 한 3일 됐다고 하셨을 때 오셨거든요?
○ 환자 : 그래서 그때 감기약을,
○ 의사 : **(말 중단시키기)** 그래서 그런데 뭐 그래서 특별히 검사 같은 것들을 안 했지만 지금은 이게 한, 두 달 정도 지속된다고 하면 얘기가 다르거든요.

8) 관련이 없다고 여겨지는 정보 끊기

○ 의사 : 예전에 담배 태우신 적 있어요?
○ 환자 : 아니요.
○ 의사 : 전혀 아니시고,
○ 환자 : 그런데 옛날에 아버지가 한방에서 담배 피우고, 어릴때,
○ 의사 : **(말 중단시키기)** 특별히 뭐 내가 만성적으로 기침이 있다든지, 가래가 있고, 그런 건 없었나요?

여기에서 의사는 환자의 흡연 여부에 대해서 질문하였고, 환자가 가족의 흡연에 대해서 정보를 제공하자 의사는 진단과 관계가 없다고 판단하고, 말을 중단하고 새로운 질문을 환자에게 하였다.

9) 환자의 우려 잠재우기

○ 환자 : 왜 이렇게 붓냐고 사람들이,
○ 의사 : **(말 중단시키기)** 그리고 일단은 조금 불편하시더라도 한 달 있다가 수치를 다시 한번 체크를 해볼게요. 불편하시더라도. 수치가 많이 떨어졌어요. 약을 조절해서 드릴게요.
○ 환자 : 그런데 (방사선 치료를) 받을 때, 계속 이렇게
○ 의사 : **(말 중단시키기)** 네. 조금, 지나시면서 조금 더 나아지시는 경향 있어요.

환자가 우려를 표시하거나 안심을 얻기 위해 하는 질문 도중에 의료인이 말을 끊는 커뮤니케이션 유형도 확인되었다. 이는 환자가 하고자 하는 말을 미리 예상하고 의사가 말을 하는 촉진적인 말 중단시키기와 유사하나, 환자의 정보 탐색을 위한 질문이 아닌 걱정이나 우려와 같은 부정적인 감정을 표시하는 중간에 말 중단시키기 행위가 이루어진다는 점에서 차이점을 가진다.

▶ 요약

환자중심 커뮤니케이션의 가장 큰 목표이자 가장 큰 기대 효과는 환자와 의료인 이 환자 중심적인 관계를 형성하는 것이다. 환자중심적 관계에서는 환자와 의료인이 각자의 권한과 책임을 공유하되, 특히 환자의 참여 및 자율성을 높여야 한다. 이를 위해 의료인은 환자의 말을 경청하고, 환자에게 공감을 표현하는 커뮤니케이션을 수행할 수 있어야 한다.

의료인의 공감은 의료인 개인의 성격이나 선천적인 능력이 아닌, 교육과 훈련을 통해 함양될 수 있는 커뮤니케이션 기술이다. 환자의 생각과 감정에 대해서 묻고 이에 대한 반응과 정당화, 확인 및 존중을 표현하는 것은 중요하다. 이때, 환자의 말과 생각에 대한 적극적인 경청은 필수적이다. 경청은 단순히 상대방의 말을 듣는 행위가 아니라 환자와의 대화 중에 적극적으로 표현해야하는데, 적절한 추임새, 환자의 과거 진술에 대한 언급, 자연스러운 화제의 전환, 환자의 말을 재표명하는 것 등으로 가능하다.

또한, 비언어적인 행위로 고개를 끄덕이거나, 환자가 있는 쪽으로 몸을 돌리는 등의 자세도 중요하다. 마지막으로, 되도록이면 환자의 말을 중단시키지 않는 것이 중요하다.

▶ 토론주제

• 환자에 대한 공감은 환자중심 의료를 실현하기 위해서 필수적이지만, 깊은 공감은 의료인에게 자칫 정신적인 스트레스와 우울 등으로 이어지는 부정적인 결과로 이어질 수 있다. 의료인으로서 환자에게 어느 정도 수준의 공감을 해주어야 한다고 생각하는지에 대해 토론하시오.

• 환자에 대한 공감이 의료인 스트레스 이어지는 부정적인 결과로 이어지지 않기 위해서 어떠한 방안이 있을까? 의료인 개인 수준과 병원 조직 수준에서 생각해 보시오.

• 다른 학생과 짝을 지어 다음의 두 가지 대화 사례에서 각자 의사와 환자의 역할을 맡아 실제 상황인 것처럼 읽어보자. 환자의 입장에서 의료인의 커뮤니케이션을 평가해 보시오.

○ 의사 : 네, 안녕하세요? 좀 어떠세요?
○ 환자 : 첫날 받고 갔을 적에 통증이 조금 심해가지고, 그다음 날. 이거 지금 방사선 치료 좀 걸러서 받으면 어떠나 싶어가지고
○ 의사 : [말끊기] 일단 당분간 한번 그냥 받아보세요. 지금 뭐 저희가 계획했을 때도 그렇고, 일반적으로 이게 통증을 일으키는 치료는 아니기는 한데, 그런데 초반에 조금 그런 증상 같은 거를 예민하게 느끼는 분들이 계시기는 해요.
○ 환자 : 이렇게 일자로, 가로로 지금 타는 듯한 그런 느낌이 있잖아요. 너무 아파가지고 이게 더 안 좋아지는 거 아닌가 해가지고 제가..
○ 의사 : [말끊기] 아, 지금 일단 들어가는 진통제 용량이 많지는 않았어요. 그래서 아마 막 일주일 정도 해보시고, 그래도 너무 힘드시다고 그러면 그때부터 조금 줄이셔도 돼.
○ 환자 : 네, 일단은 받는 데까지 받아보고 정 아프면 다시 한번 말씀드리겠습니다. 이게 앞에 치료를 너무 세게 받아가지고 그런 영향이 지금 있지 않은가 그런 것도...
○의사: [말끊기] 아, 어쨌든 일반적인 그런 뭐 이상이나 그런 거는 아닐 거예요. 그래서 크게 걱정하지 마시고, 일단 한 일주일 정도만 해보시고, 그래도 너무 힘드시다고 하시면 검사도 좀 해보고 그렇게 할게요.
○ 의사 : [말끊기] 그게 그러면 색전술 하시고 나서, 나셔서 통증이 계속 지금 지속되고 계시는 거예요?
○ 환자 : 네. 계속 그런 것 같아요. 통증이.
○ 환자 : 네. 알겠습니다. 이거 진통제 패치를 조금 더 세게 붙이면 안 되나 해가지고. 이게 통증이... 이거를 어떻게 해야 될지 진짜 걱정이
○ 의사 : [말끊기] 통증이 심하신 편이신가 보네요.
○ 환자 : 통증이 심해요. 진짜 거짓말 안 하고. 이거,
○ 의사 : [말끊기] 워낙 그러셨어요, 계속?
○ 환자 : 그전에도, 전에 50짜리 붙이니까 너무 세니까 내가 이거를 뗐다가, 이게 어지러움증 있고, 이게 뗐다가 또 괜찮아지면 붙였다가,
○ 환자 : 뭐 다른 교수님도 말하시기를 누구나 지금 다 이거 호소하는 부분이라고 말씀하시더라고요. 그 부분은 저도 어쩔 수 없다고 환자가 그거를 감내를 해야 된다고 하시길래. 그런데,
○ 의사 : (말끊기) 힘드시구나.
○ 환자: 또, 그래 가지고. 이것도 한달 치, 그것도 20**짜리를 한달 치 받았는데, 이제
○ 의사: (말끊기) 아마, 아마 담당 교수님이 그거를 조절을 해주셨겠죠.

○ 환자 : 그래가지고 제가 이것도 25짜리 2개 붙이면 이거 용량이 중복 저기 돼가지고
○ 의사: 너무 빨리 써도 안 되고, 날짜에 맞춰서 써야 되기 때문에 이거 먹는 진통제를 섞어서 먹기도 하기는 하는데, 그래도 통증이 심하시니까.
○ 환자: 그리고 누워있을 때는 엄청 뜨거워졌다가 식었다가 그러는데, 열이 났다가.
○ 의사: **[말끊기]** 네. 그냥 누워계실 때요?
○ 환자: 아니. 이렇게 이제,
○ 의사: **[말끊기]** 치료받으실 때가 아니고?
○ 환자 : 아니요. 네. 집에서 누워있으면 어느 순간에 뜨거워져요. 그러다가, 식은땀이 나다가, 또 땀 식히고 뭐 하면 저기 되고, 갑자기 뜨거울 때가 있고 그러는데, 그거는 어떤 증상인지를…
○ 의사: **[말끊기]**) 음… 뜨거웠다가…
○ 환자: 갑자기 막 뜨거워질 때가 있어요. 배가.
○ 의사: 배가요?
○ 환자: 네. 열이 막났다가
(후략)

- 환자의 말을 중단시키는 행위는 긍정적인 경우와 부정적인 경우가 있다고 하였다. 제한된 진료시간을 최대한 효율적으로 활용하기 위해 의료인이 환자의 말을 중단시키는 것이 불가피할 수도 있다. 주어진 여건 때문에 어쩔 수 없이 환자의 말을 중단시켜야 하는 경우, 어떻게 하면 환자에게 존중받는다는 느낌을 주면서, 환자가 꼭 해야하는 말은 할 수 있도록 할 수 있을지에 대해 토론하시오.

▶ 참고문헌

- 조병희. (2015). 질병과 의료의 사회학: 집문당.
- Balint, E. (1969). The possibilities of patient-centered medicine. The Journal of the Royal College of General Practitioners, 17(82), 269.
- Beckman, H. B., & Frankel, R. M. (1984). The effect of physician behavior on the collection of data. Annals of Internal Medicine, 101(5), 692-696.
- Gamble, T.K., & Gamble, M. (1996). Communication works (5th ed.). New York: McGraw Hill.
- Lee, M., & Ihm, J. (2021). Empathy and attitude toward communication skill learning as a predictor of patient-centered attitude: a cross-sectional study of dental students in Korea. BMC Medical Education, 21(1), 1-11.
- Li, H. Z. (2001). Cooperative and intrusive interruptions in inter-and intracultural dyadic discourse. Journal of Language and Social Psychology, 20(3), 259-284.
- McWhinney, I. (1989). The need for a transformed clinical method. Communicating with Medical Patients, 9, 25-40.
- Mead, N., & Bower, P. (2000). Patient-centredness: a conceptual framework and review of the empirical literature. Social Science & Medicine, 51(7), 1087-1110.
- Ohtaki, S., Ohtaki, T., & Fetters, M. D. (2003). Doctor-patient communication: a comparison of the USA and Japan. Family Practice, 20(3), 276-282.
- Parsons, T. (1951). Illness and the role of the physician: a sociological perspective. American Journal of Orthopsychiatry, 21(3), 452.
- Thompson, K., Leintz, P., Nevers, B., & Witkowski, S. (2004). The integrative listening model: An approach to teaching and learning listening. The Journal of General Education, 225-246.
- Watson, K. W., Barker, L. L., & Weaver III, J. B. (1995). The listening styles profile (LSP-16): Development and validation of an instrument to assess four listening styles. International Journal of Listening, 9(1), 1-13.

제 3부 의료커뮤니케이션 기술
4장 치료계획 수립과 공동의사결정

◇ 학습목표

치료계획 수립을 위한 의료적 의사결정의 개념을 이해한다

환자가 참여하는 공동의사결정을 이해하고 이를 위한 커뮤니케이션 기술을 학습한다.

의료인이 환자와 함께 치료와 간호에 대한 계획을 수립하기 위해서는 의료적 의사결정을 내려야 하는데 이러한 결정은 여타 다른 의사결정과는 구별되는 특징이 있다. 먼저, 환자와 의료인이 가지고 있는 의학 정보의 양이 불균형하다. 의학적인 정보와 전문적인 지식은 의사결정의 주체인 환자와 의료인에게 고루 분포되어 있지 않고 대부분은 의료인이 가지고 있다.

따라서 의료인은 이러한 정보를 환자가 쉽게 이해할 수 있게 표현하여 전달하고, 환자는 의료인이 제공하는 정보를 토대로 자신의 질병 관리를 위한 결정을 내린다는 특징이 있다. 또한, 의료적 의사결정은 불확실성을 내포한다. 의학 기술의 발달에도 불구하고, 질병과 신체는 끊임없이 변화하므로 모든 것을 예측할 수 없기 때문에 의료인은 환자에게 이러한 불확실성에 대해 충분히 설명해야 하고, 환자는 이러한 이해를 토대로 결정을 내리게 된다.

일반적으로 환자와 의사의 의사결정 모형은 세 가지로 구분한다.

● **의사의 증거기반 의사결정 (evidence-based decision)**
의사의 증거기반 의사결정이란 **온정적 간섭주의(paternalism)**를 바탕으로 하는 모형으로서, 의사를 포함하는 의료인이 일방적으로 환자에게 정보를 제공하고 의사결정을 내린다. 즉 의사는 현재 이용가능한 최선의 증거에 기반하여 환자 치료에 대한 명백하고 현명하고 양심적인 결정을 내리는 것을 의미한다(Sackett et al., 1996).

이를 위해서 의료인은 전문가적 지식과 체계적 문헌 고찰을 통한 최상의 사용 가능한 외적 임상 근거를 통합하는 과정을 통해 의사결정을 거치게 된다.

● 환자의 정보기반 의사결정 (informed decision)

이는 환자가 개인의 신념에 따라 선택한 행동으로서 가능한 모든 장단점에 관한 '정보'에 기반하여 합리적 선택을 하는 의사결정이다(Bekker et al., 1999). 환자가 충분한 정보를 가지고 결정을 내리는 것을 전제로 한다는 것이 특징이다. 정보기반 의사결정은 세 가지 전제조건을 가지고 있는데, 우선 환자가 의사결정에 필요한 충분한 정보를 가지는 것, 충분한 정보를 바탕으로 환자 스스로 숙고하여 결정을 내리는 것, 그리고 환자가 내린 결정이 환자의 가치관이나 선호와 일치하도록 하는 것이다(Bekker et al., 1999).

● 환자와 의료진의 공동의사결정 (shared decision making)

공동의사결정이란 환자와 의료진 모두 의사결정 과정에 참여하는 것이다. 의료인은 환자에 대한 치료법과 대안을 설명하고, 환자가 자신의 선호도 및 문화적, 개인적 신념에 가장 부합하는 치료 옵션을 선택할 수 있도록 지원하여 의사결정을 내리는 것이다(Légaré & Witteman, 2013). 환자와 의료인 모두 자신이 가지는 최선의 가능한 근거를 바탕으로 의사결정에 접근하며, 환자는 지원을 받아 결정 가능한 선택항을 고려하고 정보를 바탕으로 자신의 선호를 확인할 수 있도록 한다.

한편, 공동의사결정을 위해서는 환자와 의료인의 충분한 커뮤니케이션이 필요한데, 이러한 의사결정 과정은 관련 정보를 교환하는 대화, 의사결정을 지원하는 도구를 이용하여 환자를 지원하는 선택 대화, 환자와 의료인이 의사결정의 각 선택항에 대한 자신의 선호와 감정 등에 대해서 이야기하는 옵션 대화, 그리고 각 선택항에 대한 최종 평가를 바탕으로 협력적으로 의사결정을 내리는 결정 대화로 이루어진다. 공동의사결정에서 의료인은 상담자로서 환자에게 최대한의 필요한 정보를 제공하고, 선택항에 대해서 논의하며, 환자의 가치와 선호를 명확하게 하고, 환자의 자율성을 지지하는 역할을 담당하게 된다.

(표2) 환자와 의사의 의료적 의사결정 모형 비교

	증거기반 의사결정	정보기반 의사결정	공동의사결정
의료인의 역할	능동	수동	능동
환자의 역할	수동	능동	능동
정보의 흐름	일방향 (의료인→환자)	일방향 (의료인→환자)	양방향 (의료인↔환자)
최종 결정자	의료인	환자	환자와 의료인

(그림1) 환자와 의사의 의료적 의사결정 모형 (Elwyn et al., 2012)

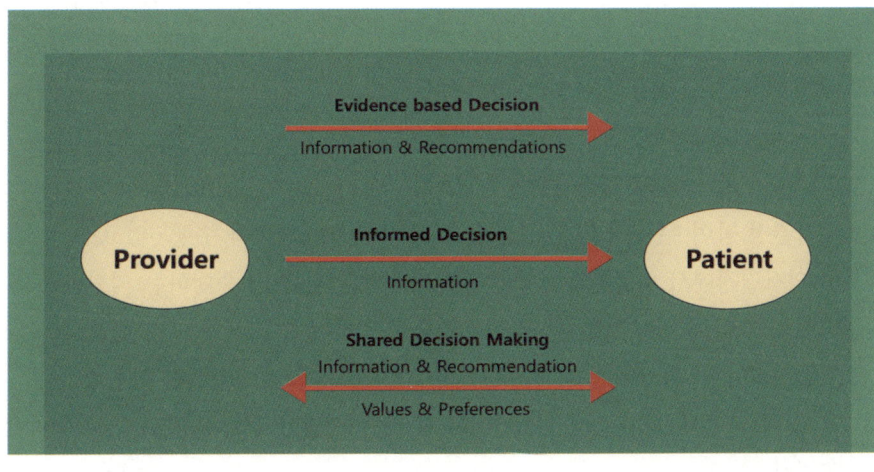

1. 공동의사결정 모형

환자와 의료인의 관계가 가부장적인 형태에서는 공동의사결정이 이루어지기 어렵다. '공동의사결정'이라는 용어는 1972년 의학 윤리 보고서(Veatch, 1972)에서 처음 사용되었다.

1970년대에 처음 환자와 의료인 사이의 상호작용의 중요성과 함께 환자중심성과 건강에 대한 환자의 자율성이 제기되었다. 1982년에 의약, 생의학 및 행동 연구를 위한 윤리문제연구위원회에서 이 용어가 다시 사용되면서, 의사결정 과정에서 나타나는 환자와 의료인 사이의 상호관계에 대한 중요성이 강조되었다. 그 이후 환자의 의료적 의사결정 관여 정도가 주된 관심을 받으면서 의사결정의 측면에서 패러다임의 전환이 일어났다고 할 수 있다.

특히 환자들이 의사결정에 반드시 참여할 필요가 있다는 주장이 설득력을 얻게 되었는데, 이는 환자의 질병에 대한 반응과 의료서비스 중재에 반응이 환자 개인마다 다를 뿐 아니라 치료의 효과, 부작용, 그리고 위험성에 대한 선호도 또한 매우 다양하기 때문이다.

따라서 환자 개인의 질병 경험, 자율성, 위험, 치료 및 결과에 대한 가치, 의사결정 참여 수준에 대한 선호도 등을 탐색하는 연구가 수행되었고, 특히 의사결정에서 의료인과 환자가 선호하는 역할과 실제 수행하는 역할에 대한 연구들이 이루어졌다. 이전의 연구들이 주로 철학적인 개념 도출에 집중하였다면, 이후에는 보건의료서비스 연구, 근거기반 의료 연구의 성격을 갖게 되면서, 환자중심 의료서비스에 대한 개념이 점차 발전하기 시작하였다.

1990년대에 접어들어서는 실제 임상현장에서 공동의사결정이 이루어질 수 있도록 중재안 개발 및 평가 연구가 활발하게 이루어졌다. 구체적으로는, '환자 의사결정지원도구(patient decision aid)'가 다양한 질환별로 개발되어 의사결정을 돕게 되었다(O'Connor et al., 1999). 이로써 환자는 자신의 요구를 가장 잘 안다는 가정 하에 의료인이 가부장적인 태도로 일방적인 의사결정을 내려서는 안된다는 분위기가 확대되었다. 그리고 증거기반 의학 전문가들은 의료인들에게 환자와의 공동의사결정을 권유하기 시작하였다.

이에 더 나아가 의료인의 일방향적인 정보제공에서 벗어나 환자와 의료인이 양방향으로 정보를 교환한다는 개념을 도입하게 되었다(Charles, 1999). 공동의사결정은 환자와 의료인 사이의 정보교환, 숙고, 결정의 세 단계의 과정으로 그 개념이 재정립되었고, 이후 의사결정 과정에서 이루어지는 **환자-의료인과의 커뮤니케이션**은 더욱 큰 주목을 받기 시작하였다.

2000년대에 이르러, 환자중심 의료가 더욱 강조되면서 공동의사결정은 단순히 정보가 교환되는 커뮤니케이션의 과정을 넘어서서, 환자와 의료인이 권한과 책임을 공유하는 의사결정으로 그 개념이 발전하기에 이르렀다(Mead & Bower, 2000).

이를 위하여 예비 의료인뿐만 아니라 기존의 의료인을 대상으로 공동의사결정을 가르치는 교육 프로그램이 활발하게 개발되고 있다. 의료서비스의 환자중심성은 의료와 간호서비스가 환자의 증상과 물리적인 결과에만 집중하는 것이 아니라 환자가 중요하게 가치를 두는 기능적 측면의 의료 결과와 삶의 질에도 중점을 두는 방향으로 변화되었다.

2. 공동의사결정을 위한 커뮤니케이션

환자와 효과적인 치료와 간호계획을 수립하고 환자의 참여를 높이기 위해서 의료인은 환자와 공동의 이해를 달성하는 것이 매우 중요하다. 이를 위해서는 환자가 치료계획과 의사결정 과정에서 어떠한 생각을 가지고 있는지를 파악하고 반영해야 한다. 환자의 선호와 정보 요구도를 파악함으로써 환자와 의료인의 공통적인 이해를 달성할 수 있는데, 이를 위해서는 다음과 같은 커뮤니케이션 전략이 필요하다.

(1) 환자의 선호와 정보요구도 파악하기

치료계획을 수립하고 의사결정을 내리기에 앞서 환자가 선호하는 것이 무엇인지에 대한 파악이 필요하다. 특히, 환자가 원하는 건강정보의 양과 충족 여부, 의료인과의 치료적 관계, 그리고 치료계획 수립과 의사결정에 참여하고자 하는 수준에 대한 선호를 파악하는 것이 중요하다. 환자의 건강정보에 대한 선호는 대부분의 연구에서 일관적인 결과를 나타내는데, 대개 90% 이상의 환자들은 질병과 치료, 그리고 부작용에 대한 정보 요구를 갖는 것으로 확인되었다(Beisecker & Beisecker, 1990).

또한, 많은 환자들은 자신이 의료인을 직접 선택하고 이들과 신뢰관계를 갖기 원한다. 그러나 환자의 의사결정 참여 수준은 매우 다양하게 나타나는데, 이는 매우 수동적인 역할부터 적극적으로 참여하는 역할까지의 연속선상에 존재한다. 일반적으로 젊고 교육 수준이 높고 건강 수준이 높은 경우 더 적극적인 역할을 선호한다. 의사결정 참여에 대한 선호는 질병 특성에도 기인하는데, 중증질환자들은 치료방법 결정에 보다 수동적인 태도를 나타내며, 의사결정의 문제해결 측면에 참여하기를 원치 않는 경향을 보인다. 하지만 동일한 질병을 가진 환자의 집단 안에서도 그 다양성은 매우 높게 나타난다는 특징이 있다. 따라서, 환자의 의사결정 참여에 대한 선호는 파악하기 어렵고, 환자 자신도 잘 모르는 경우가 많기 때문에 보다 섬세한 탐색이 필요하다.

(2) 환자와 의료인 공동의 이해 달성

의료인의 일방적인 의사결정이나 지시가 아닌, 환자가 참여하는 의사결정의 기본적인 전제는 환자와 의료인이 공동의 이해를 달성해야 한다는 것이다. 이를 위해서 어떠한 커뮤니케이션이 필요한지를 정리하면 아래의 표와 같다.

▫ 이전에 파악된 환자의 생각, 관심사, 기대, 선호를 고려하여 환자의 질병과 치료에 대해 설명한다.
▫ 환자가 참여할 수 있도록 격려하고 기회를 제공한다. 질문을 던지거나 명확히 해 줄 것을 요청한다. 의문이 생길 경우에 말을 해달라고 요청한다. 환자의 말에 적절한 반응을 보인다.
▫ 환자의 언어적, 비언어적 단서를 포착한다.
예) 정보를 제공하거나 질문하고 싶어하는 환자의 요구, 정보의 과도한 부담, 난처함.
▫ 환자가 제공하는 정보나 환자가 사용한 단어들로부터 환자의 신념, 반응, 감정을 끌어낸다.

(3) 환자의 참여 도모

환자가 의사결정 과정에 적극적으로 참여하도록 돕기 위해서는 의료인의 커뮤니케이션 노력이 매우 중요하다. 특별한 커뮤니케이션이 필요하다기보다는, 앞서 다루었던 환자중심적인 커뮤니케이션 기술이 모두 필요하다고 할 수 있다.

● 환자와의 활발한 정보교환

환자의 상태, 기대, 관점에 대한 더 나은 이해를 위하여 더 많은 질문을 하거나, 환자가 더 많은 질문을 하도록 격려하고, 명확한 정보를 제공하는 등의 특정 커뮤니케이션 행위는 환자가 의사결정에 참여하도록 장려하는 효과가 있다. 자기 자신의 생각을 충분히 표현하고 원하는 만큼의 정보를 얻었다고 응답하는 환자들은 심리적으로뿐만 아니라 기능적으로도 더 좋은 결과를 보인다.

● 환자와 공감하기

환자의 만족은 의료인이 환자에게 따뜻한 관심과 우려를 표현하는 능력과 가장 밀접한 관계가 있다. 환자의 순응은 통일된 개념의 정의와 측정 방식이 없다는 한계점은 있으나, **환자-의료인 커뮤니케이션**과 유의한 관계가 있는 것으로 확인되었다.

3. 환자 의사결정지원도구의 활용

환자 의사결정도구는 환자의 의사결정 참여를 돕기 위하여 만들어진 도구이다. 보통 다음과 같은 3가지 주요 요소를 포함한다(O'Connor & Jacobsen, 2003).

첫 번째 요소는 정보의 제공이다. 환자의 건강 상태와 관련된 최신의 건강 정보, 선택 가능한 치료 방법, 각 치료 방법을 선택했을 경우에 예상할 수 있는 결과, 각 선택항의 장단점 및 과학적 불확실성의 정도를 포함한다. 이때 제공되는 정보는 편견이 없는 객관적이고 균형 잡힌 정보이며 정보 제공을 통해 환자를 설득하는 것이 아니라, 환자가 의사결정에 참여할 수 있도록 지원하는 목적을 갖는다.

두 번째 요소는 가치의 명료화이다. 환자가 가지고 있는 선호와 가치를 드러낼 수 있도록 시청각적 자료, 저울질 등 다양한 방법을 통하여 선별한다. 각 선택항에 대해 예상되는 결과를 시청각 자료 등을 통해 환자에게 보여줌으로써, 선호에 대한 우선순위 등을 도출할 수 있도록 지원한다.

세 번째 요소는 안내자, 상담자의 개입이다. 단순히 도구에만 의존하지 않고 환자에게 그의 상황에 맞추어 전문가의 상담과 안내가 있을 때, 의사결정의 질을 높이고 환자의 만족도도 향상된다. 의사결정도구를 충분하게 이용함으로써 의사결정에 적극적으로 참여할 수 있도록 한다.

2000년대 초반부터 미국, 캐나다, 영국 등에서는 암 검진과 치료 등 의료행위에 있어 의사결정도구를 개발하여 임상현장에 적용하고 있다. 가장 대표적인 예로, 검진의 효용성에 대해 논란이 있는 전립선암의 경우에 환자에게 암 검진의 이득과 위해에 대한 정보를 제공하고 환자 스스로 검진을 받을지 여부를 선택할 수 있도록 하고 있다.

오타와 병원의 경우, 치밀 유방의 경우 유방암의 검진 방법을 선택할 수 있도록 관련 지식과 의학적 정보 등을 제공하면서 본인의 선택을 정리하는 과정을 통해 스스로 의사결정을 내릴 수 있도록 의사결정도구를 개발하여 제공하고 있다. 개발 및 환자를 대상으로 효과성 평가까지 완료된 의사결정도구의 개발 현황은 아래와 같으며, 총 115개의 연구 중 암 대처와 관련된 도구는 55개로 전체의 약 1/3을 차지하고 있다.

 QR Code

(그림2) 환자를 위한 의사결정지원도구의 예시 (Healthwise, 2022)

Key points to remember

- Have your dentist check your wisdom teeth if you're 16 to 19 years old.
- Your dentist may recommend that you have your wisdom teeth removed if they cause pain or an infection, crowd other teeth, or get stuck (impacted) and can't break through your gums.
- Some dentists and oral surgeons think it's best to have impacted wisdom teeth removed (extracted) before you're 20 years old, because it's easier to take them out when the roots and bones of your teeth are softer and not fully formed. And when you're younger, you tend to heal faster.
- You may never have any problems with your wisdom teeth, especially if you're already older than 30.
- Wisdom teeth that are healthy and come in properly don't cause problems.

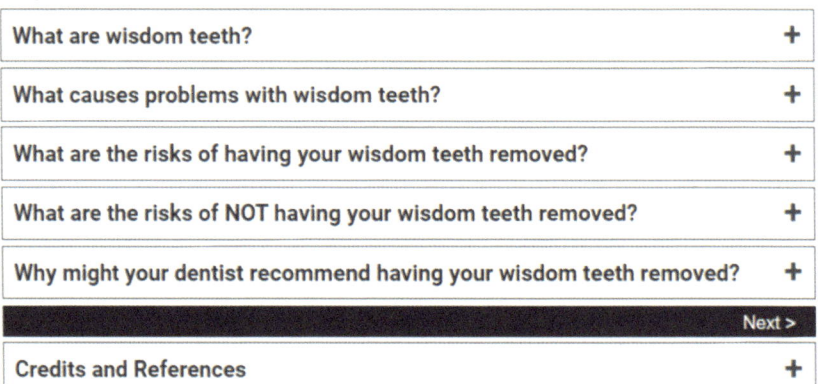

FAQs

What are wisdom teeth?	+
What causes problems with wisdom teeth?	+
What are the risks of having your wisdom teeth removed?	+
What are the risks of NOT having your wisdom teeth removed?	+
Why might your dentist recommend having your wisdom teeth removed?	+

Next >

| Credits and References | + |

▶ **토론주제**

- 의료적 의사결정에 있어서 환자와 의사 외에 인공지능의 도입이 이루어지고 있다. 최근 인공지능을 활용한 의료적 의사결정의 예를 찾아보고, 커뮤니케이션의 측면에서 환자-의사/ 치과의사/간호사의 치료와 간호계획 수립과 의사결정 커뮤니케이션에 미칠 것으로 예상되는 영향에 대해서 토론해보자.
- '좋은 의사결정'을 결정짓는 요소는 무엇인가? 증거에 기반한 결정인가? 환자의 좋은 예후인가? 혹은 환자의 의사결정 만족도인가? 자유롭게 의견을 말해보자.
- 모든 환자는 의사결정에 참여할 수 있는 능력이 있는가? 치료계획 수립과 의사결정 과정에서 환자의 참여가 강조되는 이유는 무엇이라고 생각하는가?

▶ 참고문헌

• Bekker. H., Thornton, J., Airey, C., et al. (1999). Informed decision making: an annotated bibliography and systematic review. Health Technology Assessment, 3(1):1- 156.
• Charles, C., Gafni, A., & Whelan, T. (1999). Decision-making in the physician-patient encounter: Revisiting the shared treatment decision-making model. Social Science & Medicine, 49(5), 651-661.
• Elwyn, G., Frosch, D., Thomson, R., Joseph-Williams, N., Lloyd, A., et al. (2012). Shared decision making: A model for clinical practice. Journal of General Internal Medicine, 27, 1361-1367.
• Legare, F., & Witteman, H. (2013). Shared decision making: Examining key elements and barriers to adoption into routine clinical practice. Health Affairs, 32(2), 276-284.
• O'Connor, A. M., Rostom, A., Fiset, V., Tetroe, J., Entwistle, V., Llewellyn-Thomas, H., Jones, J. (1999). Decision aids for patients facing health treatment or screening decisions: systematic review. British Medical Journal, 319(7212), 731-734.
• Sackett, D. L., Rosenberg, W. M., Gray, J. M., Haynes, R. B., & Richardson, W. S. (1996). Evidence based medicine: What it is and what it isn't. British Medical Journal, 312(7023), 71- 72.
• Veatch, R. M. (1972). Models for ethical medicine in a revolutionary age. The Hastings Center Report, 2(3), 5-7.

제 4부 직종별 커뮤니케이션의 특성

1장 의사-환자 커뮤니케이션・190
2장 치과의사-환자 커뮤니케이션・206
3장 간호사-환자 커뮤니케이션・220

제 4부 직종별 커뮤니케이션의 특성
1장 의사-환자 커뮤니케이션

◇ 학습목표
제도적 커뮤니케이션으로서의 의료커뮤니케이션의 특성을 이해한다.
의사-환자 커뮤니케이션의 대화 원형을 설명할 수 있다.
환자중심적 커뮤니케이션의 필요성을 설명할 수 있다.

병원이라는 조직 안에서 이루어지는 의료커뮤니케이션의 유형을 대화 참여자에 따라 구분해 보면 병원 구성원 사이, 병원 구성원과 환자 사이, 병원 구성원과 일반 대중 사이의 커뮤니케이션으로 구분할 수 있다. 병원 구성원 사이의 커뮤니케이션은 내부 커뮤니케이션으로서 팀진료를 위한 협의대화, 지시대화, 보고대화, 수련을 위한 교육대화, 혹은 회의 대화 등이 여기에 속한다. 병원 구성원과 일반 대중 사이의 커뮤니케이션에는 병원 홍보를 목적으로 하는 홍보 커뮤니케이션이 포함된다. 병원 구성원과 환자 사이의 커뮤니케이션은 협의의 의료커뮤니케이션이다. 의사-환자 사이, 간호사-환자 사이, 의료기사-환자 사이의 커뮤니케이션이 여기에 해당한다. 안내 요원이나 수납 직원들과 환자 사이의 커뮤니케이션은 서비스 커뮤니케이션이라고 할 수 있다. 본 장에서는 병원 조직 내 커뮤니케이션 중 의사-환자 커뮤니케이션의 특성을 살펴보도록 하겠다.

1. 의사-환자 커뮤니케이션의 제도적 조건과 특징

의사-환자 커뮤니케이션에서 의사는 병원 제도의 운영자로서 질병의 발견과 치료를 위해 특정한 기능과 지식을 가지고 과제를 해결하는 전문가이지만, 환자는 과제 해결을 위해 병원을 찾아 온 내방객이다.

결국, 의사-환자 커뮤니케이션에서 의사와 환자 사이에 지식과 기능의 불균형이 존재한다. 문제 해결이 의사에게는 일상적이고 반복적인 일이지만, 환자에게는 주로 일회적인 경험이다. 의사는 이러한 문제 해결 과제를 능동적이고 주도적으로 수행하지만, 환자는 수동적인 역할에 머물게 된다. 문제 해결의 관여성과 위급성에서도 차이가 있다. 의사에게는 질병의 진단과 치료가 직업적이고 일상적인 과제 수행에 불과하지만, 환자에게는 자신의 생명과 정체성에 직접적 영향을 주는 매우 중요한 문제이다. 문제 해결 과정에서도 의사는 제도적이고 사무적인 태도를 보일 수 있으나, 환자는 두려움, 절망, 고독과 같은 정서적 반응을 보이게 된다.

이와 같은 제도적 특성과 조건에 따른 **의사-환자 커뮤니케이션**은 결국 **의사-환자** 대화의 주도권과 힘의 불균형으로 나타난다. 의사의 대화는 대화 연속체의 시작발화(질문과 제안)를 주도한다. 이에 반하여 환자는 대화의 반응적 부분을 수행한다. 의사는 대화 시작과 종료, 주제 선택, 대화의 전개 과정을 결정하는 데 반하여, 환자는 의사의 대화 주도를 수용하는 역할을 하게 된다. 의사는 환자의 대화나 이야기 시도를 중단시키고 억제하는 경우가 많으며, 환자와 비교하여 발화 시간을 많이 갖는다. 의사가 던지는 전형적인 질문은 환자로부터 '예', '아니오'의 대답을 요구하는 닫힌 질문이다. 의사는 또한 환자에게 자발적으로 진단과 치료에 대한 정보를 제공하거나 추가적으로 설명하는 경우가 드물다. 이에 반해 환자는 의사에게 자신이 하고 싶은 말을 다 하지 못하고, 의사로부터 듣고 싶은 말을 충분히 듣지 못하여 발화와 청취의 요구를 충족시키지 못하는 경향이 크다. 결국, 환자는 전인적 인격체로서 의사와 동등한 대화 상대자로서의 역할을 하기보다는 탈개인화된 제도적 역할자로서 소외되는 결과를 보인다.

이와 같이 보건의료 제도적인 특성과 조건에 의해 형성되는 **의사-환자 관계**에서 의사가 갖게 되는 대화의 주도권은 의료 결과에 좋지 않은 영향을 줄 수 있다. 의사가 환자의 발화를 세심하게 듣지 않고 환자들이 말하고 싶은 것을 말하도록 수용하지 않음으로써 진료에 필요한 정보를 획득하지 못하여 정확한 진단에 이르지 못할 수도 있다. 의사가 환자에게 진료의 진행 과정과 결과에 대하여 충분한 정보를 제공하지 않음으로써 불필요한 의료분쟁의 단초를 만들 수도 있고, 진단명과 치료방법에 대하여 사전에 환자와 충분히 상의하지 않음으로써 환자에게 더 적합한 치료법을 적용하지 못할 수도 있다. 환자가 **의사-환자 대화**에서 소외되고 피동적인 입장이 됨으로써 치료 결과에 부정적 영향을 줄 수 있고, 의사가 불친절하고 권위적이라는 인상을 갖게 할 수 있다.

2. 의사-환자 관계 유형

의사-환자 관계 유형은 의사와 환자의 조정력(power)의 균형에 따라서 4가지 유형으로 분류할 수 있다. 첫째 유형은 **가부장형**으로 의사가 조정력을 갖고 환자는 조정력이 없는 상태이다. 둘째 유형은 **고객형**으로 환자가 조정력을 갖고 의사는 조정력이 없는 상태이다. 셋째 유형은 **협력형** 유형으로 의사와 환자 모두가 조정력을 갖는 상태이다. 마지막 유형은 **무관심형**으로 의사-환자 관계가 깨진 상태로서 의사와 환자 모두가 조정력을 잃은 상태이다.

● **가부장형 유형은 전통적 의사-환자 관계에서 관찰될 수 있는 것으로서 능동-수동형 의사-환자 관계라고 할 수 있다.** 의사는 전문성을 갖고 환자보다 우위를 차지하며, 환자의 최대 이익을 위해 자동적으로 의사결정을 진행한다. 반면에 환자는 수동적이고 의사에게 의존적이며 의사의 권고에 순응한다. 의사와 환자는 정서적으로 분리되어 거리를 유지하고 있다.

● **고객형 유형**은 고객-의료 공급자로서의 의사-환자 관계이다. 의사는 정보제공자로서 역할을 하며 환자를 설득하고, 환자는 의사결정권자로서 비용을 고려하여 진단이나 치료방법을 선택한다.

● **협력형 유형**은 상호 참여형 의사-환자 관계로서 의사는 전문성을 갖는 의료 경험자로서 역할을 하고, 환자는 의사결정에 참여하며 자율성을 존중받는다. 의사와 환자 모두가 고유한 책임을 갖고 타협을 위해 노력하는 합의형이라고 할 수 있다.

● **무관심형 유형**은 의사와 환자 모두가 조정력을 상실한 상태로서 실패한 의사-환자 관계 유형이며, 의료 소송이 발생할 위험성이 크다.

Emanuel 등(1992)은 의사 환자 관계 모델을 가부장적 모델, 정보제공적 모델, 해석적 모델, 협의적 모델 등의 4가지 유형으로 설명하였다. 가부장적 모델은 전형적인 **생의학적 모델(biomedical model)**로서 진단과 치료를 위한 가장 좋은 방법이 한 가지이고 그것을 의사만이 알고 있다는 것을 전제로 한다. 의사는 진단과 치료방법을 독단적으로 결정하며 환자의 수호자로서의 역할을 한다. 환자는 의사의 지시에 순응하고 의사에게 감사를 표한다. 가부장적 모델에서 환자의 독립성은 없다.

정보제공적 모델, 해석적 모델, 협의적 모델은 **생정신사회적 모델(biopsychosocial model)**로서 환자중심적 의료모델이다.

정보제공적 모델은 환자가 자신의 가치관을 충분히 인식하고 있고, 불확실성이 존재하지 않는다는 것을 전제로 한다. 의사는 환자가 선호하는 가치에 상응하는 의료중재를 결정하는 정보제공자로서의 역할을 하고, 환자가 결정한 조치를 수행하며, 환자는 모든 의료적 결정을 스스로 수행한다. 환자의 독립성은 유지된다.

해석적 모델은 환자의 가치관이 불완전하거나 환자가 그것을 인식하지 못하고 있으며, 의사는 환자가 자신의 희망 사항이나 관념, 또는 선호 사항을 인식하고 알 수 있도록 도와주는 역할을 하고, 환자는 자신에게 알맞은 조치를 스스로 결정하는 역할을 한다. 환자의 독립성은 유지된다.

협의적 모델은 진단과 치료를 위해 환자의 상황이나 가치관에 대한 인식의 공유가 필요하다는 것을 전제로 한다. 의사는 환자와 의료조치를 협의하고 환자를 설득하는 역할을 하며, 환자는 의사에게 자기에 관한 정보를 제공하고 알맞은 의료조치를 의사와 협의하게 된다. 협의적 모델에서도 환자의 독립성은 유지된다.

3. 의사-환자 대화의 실제

진료 대화의 평균 시간은 나라마다 차이가 있다. 미국의 경우는 평균 17분, 유럽의 경우는 7-16분 정도라고 한다. 한국에서는 조사 자료가 없어서 평균 시간을 이야기하기가 어렵지만, 미국이나 유럽의 경우보다 훨씬 짧을 것으로 생각된다. 하지만 대화의 구조와 기능은 유사하다. 진료 대화의 구조를 기능단계로 살펴보면, 대화 시작, 병력 청취, 진찰 대화, 교육 및 상담 대화, 대화 종결의 순서로 이루어진다.

Roter 등(2006)이 의사의 화행과 환자의 화행을 구분하여 분석한 결과는 다음과 같다. 의사의 말은 사회적 대화(6%), 정보구하기(22.6%), 환자 교육과 상담(35.5%), 정서적 대화(15%), 관계형성(10.6%), 부정적 대화(1.3%)로 구성되었다. 환자의 말은 질문하기(7%), 정보제공(46.9%), 사회적 대화(13.4%), 긍정적 대화(18.7%), 부정적 대화(7%)로 구성되었다. 의사는 진단을 위한 정보 구하기와 치료를 위한 교육과 상담에 치중한 대화를 보여주고 있고, 환자는 자신의 문제를 의사에게 보고하기 위한 정보 제공에 치중하는 것을 보여준다.

진료실에는 의사와 환자 외에 가족 등 동반자가 따라올 수도 있다. 노인환자나 소아환자인 경우에 동반자가 있을 가능성이 많으며, 일상적인 진료가 아닌 침습적 검사나 술기를 시행하는 경우, 일상적이 아닌 검사 결과를 설명하는 경우, 좋지 않은 병명이 예상되는 경우, 환자의 진료와 관련된 중요한 결정을 하여야 할 경우에도 환자의 동반자가 관찰자로 참여하게 된다. 따라서 의사는 환자와 가족 등 동반자를 포함하는 다자간 대화에도 주의를 기울여야 한다.

진료실에서 컴퓨터를 사용하여 진료하는 일이 많아지면서 컴퓨터가 제 3자의 역할을 하기도 한다. 따라서 의사는 환자와 시선을 맞추지 못하고 진료실 컴퓨터의 모니터만 쳐다보고 진료를 마치는 경우가 많아지고 있다. 간호사의 출입, 핸드폰의 울림 등이 진료를 중단하는 요인으로 작용할 수도 있다.

실제 진료실에서의 대화를 분석한 결과를 보면, 의사가 환자보다 말을 많이 하는데, 그 비중이 60%를 차지하였다(Roter 등, 2006). 그러나 세부적으로 살펴보면, 진료 대화가 환자 주도형인가, 의사 주도형인가에 따라 분석 결과에 차이가 많다. 기능 단계별로 보면 병력 청취 단계에서는 환자가 말을 많이 하였고, 진찰 단계와 상담 단계에서 의사가 말을 많이 하였다.

4. 의사-환자 대화의 유형 분류

의사-환자 대화는 의사소통 목적에 따라 몇 가지 대화유형(dialog type)으로 나눌 수 있다. 관계 구축을 위한 가벼운 인사와 담소, 질환과 병력의 확인 대화, 신체적 검사를 위한 진찰 대화, 병명을 확인해 주고 질병의 원인과 진행 과정, 치료 등에 대한 정보제공 대화, 치료법을 결정하고 처치 및 치료 후 환자 주의사항이나 복약 등에 대해 교육하는 대화, 시술 전 동의 확인 대화, 의료분쟁 대화 등이다.

질환과 병력을 확인하는 대화는 **문진대화**, **병력대화**, **내러티브 대화**로 구성된다. 문진대화는 환자의 현재 질병 상태와 질병의 발생에 영향을 끼쳤을 만한 생의학적 정보를 구하는 것을 목적으로 하는 대화로서, 주로 폐쇄형 질문으로 이루어진다. 병력대화는 환자의 질병과 관련된 심리사회적 정보 취득을 목적으로 하는 대화로서, 환자의 과거 병력(유전적 질병력, 어린 시절 질병력, 만성 질병력 등), 환자의 생활 조건, 가족병력, 사회력(가족 관계, 생활습관) 등에 관한 질문이며, 폐쇄형 질문보다는 개방형 질문으로 이루어진다. 내러티브 대화는 환자가 자신의 과거 질병 경험을 길게 말할 경우에 환자의 병력대화가 이야기 의사소통 유형으로 전환되는 것으로서, 이 경우에 의사는 대화 진행의 주도적 역할보다는 적극적인 청취자의 역할을 하게 된다.

신체검사를 위한 진찰대화는 '**입을 벌려 보세요**', '**등을 돌려 보세요.**' 등과 같이 비교적 단순한 대화 구조를 갖고 있으며, 의사의 지시와 환자의 지시 이행으로 이루어진다. 병명을 확인해 주고 질병의 원인과 진행 과정을 설명하는 대화로서 병명 통보대화와 설명대화가 있다. 병명통보대화는 환자에게 확인된 질병의 유형을 전달해 주는 것으로서 환자가 자신의 질병 유형과 상태를 정확하게 알고, 치료 방식을 선택하고, 질병의 극복을 위해 스스로, 또는 의사와 협의하여 할 수 있는 일을 준비하도록 정보를 제공하는 대화이다. 설명대화는 병명통보 시에 의사가 환자에게 확인된 질병의 원인과 진행과정, 예후에 대해서 정보를 제공하는 대화이다.

치료법을 결정하고 처치 및 치료 후 환자의 주의사항이나 복약 등에 대해 교육하는 대화는 처치대화, 협의대화, 상담대화, 지도대화 등이 있다. 처치대화는 확인된 질병의 치료를 위한 치료대화, 정확한 진단을 위해 필요한 정밀검사를 받거나 전문의의 진찰을 받게 하는 위임행위, 앞으로 진행될 의료 행위를 안내하는 대화 등이 포함된다. 협의대화는 의사가 앞으로 이루어질 치료 방식의 여러 가지 내용을 환자에게 제시하고, 치료 방식의 장단점의 정보를 제공하고, 환자가 원하는 치료 방식을 논의하는 대화이다. 상담대화는 환자가 의사에게 질병의 진단과 치료의 특성과 치료법의 장단점에 대한 더 구체적인 정보를 구할 경우에 이루어지는 대화이다. 지도대화는 질병의 치료와 건강증진을 위해 환자가 실천해야 할 행동이나 약물 복용 등에 대해 정보를 제공하고 교육하는 대화이다.

시술 전 동의 확인대화는 예상되는 시술의 부정적인 결과에 대해 충분한 정보를 환자나 보호자에게 제공하고, 그러한 부정적 결과를 인지하고 있으며 부정적 결과가 발생했을 때 시술 의사나 병원에 책임을 묻지 않겠다는 동의서를 확보하는 대화이다.

의사-환자 대화는 시점이나 상황에 따라 구분해 볼 수도 있다. 이러한 구분을 대화 부류(dialog class)라고 한다. **의사-환자 대화**의 시간적 기준에 따라 초진 대화, 재진 대화로 구분할 수 있고, 대화의 수행장소에 따라 진료실 대화, 응급실 대화, 회진 대화 등으로 구분할 수 있다.

5. 의료면담의 진행 과정과 규범

의료면담의 진행 과정을 몇 가지 모델에 따라 설명할 수 있다. Calgary Cambridge 모델(Kurtz 등, 2003)은 의료면담을 내용 기술과 과정 기술을 통합하는 세 개의 축으로 구분하여 설명하였다. 중심축은 내용 기술로서 의료면담의 5개의 기본 과제인 진료 시작하기, 문진대화(정보 수집), 진찰대화(시진, 촉진, 타진, 청진), 설명 및 치료 계획하기, 진료 종결하기를 기능 단계에 따라 순차적으로 배열한 것이다.

나머지 두 개의 축은 과정 기술로서 **의사-환자의 관계형성**과 **진료 구조화**이다. **의사-환자의 관계형성**은 적절한 비언어적 소통, 라포 형성, 환자 감정 및 관점의 수용으로 이루어지며, 진료 구조화는 중간 요약, 내용 전환 진술 등을 포함하는 대화의 조직화, 논리적 흐름 및 시간 조절을 포함하는 대화 흐름 조정으로 구성된다. 이 과제들은 면담 전체를 통하여 지속적으로 이루어진다.

진료 시작하기 대화는 대화 준비, 초기 라포 형성, 방문 이유 확인 과정이 포함된다. 초기 라포 형성을 위하여 의사의 인사, 자기 이름 및 역할 소개, 환자에 대한 존중 및 관심 표현 등이 필요하다. 방문 이유 확인을 위해 열린 질문, 적극적 경청, 환자의 관심 열거 및 충분한 수용, 진료계획 타협 등이 필요하다.

문진대화(정보수집)는 환자의 문제를 탐색하는 단계로서 생의학적 질병 탐색, 환자의 질병경험, 환자의 배경정보(맥락)에 대한 정보를 수집하게 된다. 생의학적 정보 수집을 위해서는 환자의 병력을 시간 순서에 따라 정리하여야 하고, 호소하는 증상들을 수집하여 분석할 필요가 있다. 환자의 질병경험 수집은 환자의 관점을 수용하는 것으로서 자신의 질병에 대한 환자의 생각, 걱정, 기대, 삶에 미치는 영향, 감정 등을 평가하게 된다. 배경의 정보

(맥락)에 대한 정보를 수집하게 된다. 생의학적 정보 수집을 위해서는 환자의 병력을 시간 순서에 따라 정리하여야 하고, 호소하는 증상들을 수집하여 분석할 필요가 있다. 환자의 질병경험 수집은 환자의 관점을 수용하는 것으로서 자신의 질병에 대한 환자의 생각, 걱정, 기대, 삶에 미치는 영향, 감정 등을 평가하게 된다.

배경정보에는 과거 질병 병력, 알러지 병력, 가족력, 사회력 등이 포함된다. 문진 대화를 위해 필요한 기법은 초기에 환자의 이야기가 완성되도록 들어주기, 개방형 질문에서 시작하여 폐쇄형 질문으로 진행하기, 적극적 경청, 촉진적 반응, 언어적, 비언어적 단서의 포착, 명료화 기법, 요약하기 등이 필요하고, 전문 용어 사용 피하기 등이 포함된다.

진찰대화는 진찰 과정에서 이루어지는 대화로서 지시 대화, 문진 대화, 설명 대화, 관계형성 대화 등이 나타날 수 있다. 설명 및 치료계획 대화는 환자의 이해를 돕기 위하여 적절한 양과 적절한 형태의 정보를 제공하는 것이다. 이를 위해서 환자가 이해할 수 있는 분량의 정보를 제공하고 환자가 이해할 수 있는 속도로 대화를 유지할 필요가 있다. 또한, 환자가 이미 알고 있는 질병에 대한 지식을 확인할 필요가 있으며, 환자가 원하는 추가 정보가 무엇인지 파악할 필요가 있다. 환자에게 적절한 설명대화를 해야 할 시점에 대해서도 확인할 필요가 있다.

설명된 정보에 대한 환자의 정확한 기억을 유지하고 이해를 돕기 위하여 범주화를 통한 체계적 설명, 설명대화 진행을 위한 이정표 세우기, 설명의 반복과 중간 요약, 이해하기 쉬운 용어 사용하기, 도표, 그림, 모델 등 시각적 수단 사용하여 설명하기, 환자의 이해를 중간중간 확인하기 등이 필요하다.

설명대화에 환자의 관점을 포함시킴으로써 환자와 이해 공유를 증진시키는 것이 필요하다. 환자의 관점(생각, 걱정, 기대)과 연계하여 설명대화를 시작하고, 설명 도중 환자가 제기하는 질문을 수용하고, 환자가 보이는 언어적 비언어적 단서들을 포착하고, 설명을 마친 후에도 환자의 신념, 반응, 감정의 변화 등을 수용해 주어야 한다.

치료를 계획하기 위하여 환자와 공동의사결정을 할 필요가 있다. 의사의 생각을 환자와 적절하게 공유하기 위해 환자의 참여가 필요하다. 즉, 환자의 생각이나 제안을 수용하고, 선택 가능한 관리 방안을 탐색하어야 한다. 환자의 참여 수준을 확인하고 상호 수용 가능한 치료계획을 협의하여야 하고, 마지막으로 환자가 만족하는지 동의를 확인하여야 한다.

진료를 종결하기 위한 종결 대화는 적절한 종결 시점을 확보하고, 앞으로의 진료 계획을 세우는 것이다. 적절한 종결 시점의 학보를 위해서는 진료를 요약하고, 종결에 대한 환자의 동의를 확인하고, 환자에게 추가 질문이 없는지 확인하여야 한다. 앞으로의 진료계획 수립을 위해서는 향후 진료계획에 대해 환자와 약속을 정하고, 안전망 설치를 하는 것이다. 안전망 설치는 예상치 못한 결과가 발생하거나 치료가 계획대로 이루어지지 않을 경우에 어떻게 해야 할지를 설명하는 것으로서, 이 경우에 의료진에게 어떻게 도움을 요청해야 하는지 시기와 방법을 환자에게 설명해 주는 것이다.

6. 환자중심적 의료커뮤니케이션

설파 항생제의 발견(1930년대), 페니실린의 발견(1940년대) 이후로 현대의학이 출발 하면서 생화학, 미생물학, 면역학, 유전학 등의 의과학이 발전하였고, 의학교육도 이러한 의과학의 발전 흐름 속에서 함께 발전해 왔다. 이와 같은 변화의 결과는 생의학적 모델이라는 진료 모델을 구성하게 되었는데, 생의학적 의료모델의 특징은 환자는 진료의 주 관심 대상에서 배제된

채, 의사가 병든 세포와 전쟁을 하는 것이다. 따라서 환자의 질병 경험에 대한 관심과 환자와의 대화, 신체 진찰의 필요성은 중요하게 여기지 않게 되고, 환자의 객관적 자료와 실험실 자료만을 중요시하게 된 것이다.

이에 반하여 생겨난 환자중심적 의료모델은 전통적인 가부장적 의사-환자 모델에서 벗어나 협력형 **의사-환자 모델**로 전환하는 것이다. 이 모델의 특징은 환자의 병력을 청취하는 것에서 더 나아가 환자의 질병 내러티브 그 자체를 경청하는 것으로 발전한 것이다. 이는 환자의 전문성과 직관을 수용하고, 환자의 감정이나 감정의 의미를 수용할 뿐만 아니라, 환자의 심리상태와 신체질병과의 연관성을 고려하고, 환자를 인격적 존재로 여겨서 환자의 기대를 충족시키며, 환자와의 관계 형성을 존중하고, 환자와의 공동 목표 설정과 공동 참여를 강조하는 것이다.

새로운 패러다임인 환자중심적 의료모델의 예로 Stewart 등의 환자중심형 진료 모델을 고려할 수 있다(Stewart 등, 2013). 이 모델의 질병 및 질병 경험 조사 단계에서는 환자의 질병 이야기로부터 질병과 질병 경험의 단서를 발견하도록 한다. 환자에 대한 이해의 단계에서는 질병뿐만 아니라 질병 경험도 수용함으로써 환자를 질병 경험의 맥락에서 전인격적으로 이해하고자 한다. 공동기반 발견 단계에서는 환자와 함께 해결해야 할 임상 문제의 목록을 정하여 함께 목표를 설정한다. 이때 의사는 환자의 역할을 강조하여 상호참여가 이루어지도록 한다.

이와 같은 환자중심의 새로운 패러다임은 환자중심적 의료커뮤니케이션을 기반으로 발전한 것이라고 할 수 있다. 환자중심의 패러다임은 진단과 치료의 효과를 상승시켜서 환자의 임상결과를 좋게 하고 삶의 질을 향상시키게 된다. 이러한 결과는 환자와 의사의 만족도 증가, 치료 순응도 증가, 환자의 자기관리 능력 상승 등을 가능하게 한다.

환자중심적 의료커뮤니케이션을 실천하기 위해 **의사-환자** 대화의 기능단계에서 어떤 화행을 포함시킬 것인가가 중요하다. 초진 대화인 경우, 기능 단계를 시작 단계, 예비 단계, 질병 표현 단계, 신체 진찰 단계, 종료 단계로 구분해서 설명하면 다음과 같다.

시작 단계에서는 환자에게 인사하기, 자리를 권하고 편안한지 묻기, 의사의 본인 소개 및 역할 소개, 진료대화 전에 가벼운 대화 등을 포함시킨다. 예비 단계에서는 대화의 목적 밝히기, 면담 대화 진행방식 안내, 환자의 발언 권리 보장, 대화 가능 시간 안내, 환자로부터 동의 구하기 등을 포함시킨다. 질병표현 단계에서는 열린 질문, 환자 내러티브 구성, 의사의 청자 반응, 환자 이야기의 중간 요약, 추가 발화 욕구 확인, 환자 이야기의 요약들을 포함시킨다. 신체 진찰 단계에서는 진찰 도중 격려와 안심시키기, 환자 존중하기, 신체진찰 결과에 대한 평가와 감사를 표현하는 것을 포함시킨다. 마지막으로 종료단계에서는 전체 진료내용의 요약, 질문 여부 확인, 환자 발화 욕구 확인 등을 포함시킨다.

▶ 요약

의사-환자 간 커뮤니케이션은 병원이라는 제도하에서 이루어지는 특별한 의사소통으로서, 의사와 환자 간의 힘의 지식과 과제의 불균형으로 인하여 의사가 대화를 주도하는 의사중심의 의사소통으로 이루어지기 쉽다.

의사와 환자의 커뮤니케이션 안에는 환자의 문제 해결을 위한 다양한 목적의 대화유형이 포함된다. 의사중심의 의사소통에서 환자중심의 의사소통으로 전환하기 위해서는 환자의 생의학적 질환 뿐만 아니라 환자의 주관적 질병경험의 이야기를 함께 포함시켜야 한다.

이를 통해 의사는 환자를 총체적인 삶의 맥락에서 전인적으로 이해하고 문제 해결을 위해 함께 참여하여 공동의 목표를 설정할 수 있다. 이러한 환자중심적 의사소통은 환자의 만족도를 높이며 좋은 임상 결과를 가져올 것이다.

▶ 토론주제

• 전문가인 의사와 비전문가인 환자의 힘의 불균형이 의사-환자 커뮤니케이션에 미치는 영향에 대해 토론해 보시오.
• 문진대화에서 개방형 질문과 폐쇄형 질문의 유형을 만들어 보고, 각각 질문 유형이 의료대화에 미치는 영향에 대해 토론해 보시오.
• 환자중심적 의료커뮤니케이션을 실천하기 위해 의료대화의 각각의 기능단계에서 강조되어야 화행이 무엇인지 열거해 보시오.

▶ 참고문헌

• 박용익. 환자중심의 의료커뮤니케이션. 서울:백산서당, 2010.
• Emanuel EJ, Emanuel LL. Four models of the physician-patient relationship. JAMA 1992;267(16):2221-6.
• Roter DL, Hall JA. Docters talking with patients/ patients talking with doctors. 2nd ed. Wesport:Praeger, 2006.
• Siverman J, Kurtz S, Draper J. Skills for communicating patients. 2nd ed. Oxford:Radcliffe Publishing, 2005.
• Stewart M, Brown JB, Weston WW, McWhinney IR, McWilliam CL, Freeman TR. Patient-centered medicine. Transforming the clinical method. 2nd ed. Oxon: Radcliffe Medical Press Ltd., 2013.

제 4부 직종별 커뮤니케이션의 특성
2장 치과의사-환자 커뮤니케이션

◇ 학습목표

치과의사와 환자 간 커뮤니케이션의 특성을 이해한다.
치과의사와 환자의 대화분석 사례를 통하여 대화의 감수성을 키운다.

1. 치과의사와 환자 커뮤니케이션의 특성과 목표

치과의사-환자 커뮤니케이션은 의사-환자 커뮤니케이션과 여러 공통점을 갖는다. 둘 다 환자의 건강 증진이라는 목적을 공유하고 있으며 진료실이라고 하는 특수한 환경에서 이루어지는 비대칭적인 정보 공개의 특성을 보인다. 특히 의사 및 치과의사는 정확한 진단을 위해 환자가 자신의 병력과 관련하여 민감한 정보까지 편안하게 공개 할 수 있는 상황을 조성해야 함과 동시에 제한된 시간 내에 필요한 정보를 습득할 수 있어야 한다. 그러나 **치과의사-환자 커뮤니케이션 상황은 의사-환자 커뮤니케이션과 다른 4가지 특징을 갖는다.**

1) 의사는 비교적 짧은 시간 동안 신체 검진을 하며 그 외의 상담시간에는 환자의 사적인 공간(20인치)을 존중해준다. 그러나 치과의사는 환자의 입 안을 검진하고 치료하는 동안 환자의 머리맡에서 장시간 체류하면서 커뮤니케이션을 하기 때문에 환자 들은 자신의 사적인 영역을 침해받았다고 생각할 수 있다.

2) 치과 검진은 의과 검진에 비하여 장시간에 걸쳐 침습적인 경향을 보인다. 치아 우식증 및 치주질환과 같은 질환을 진단하기 위하여 진단 기구로 탐침해보는 것, 스케일링과 같은 일상적인 정기적 검진과 관리 치료도 환자들에게는 부담스럽다.

3) 치과 치료 과정은 환자의 적극적인 참여가 필요한 상황들이 많다. 예를 들이 환자는 치료 중 입을 계속 크게 벌리고 있어야 되는데 치료 중에도 "입 안에 고이는 물을 삼키지 마세요", 기공물이 맞는지 확인해보기 위해 "이렇게 저렇게 씹어보세요 입을 다물어 보세요" 하는 등 치과의사의 지시에 따라야 한다. 그러나 이러한 상황 자체만으로도 환자에게 불편함을 유발한다.

게다가 전신적인 원인이든, 커뮤니케이션 상의 오류이든 의료진의 행동 지시에 잘 따르지 못하는 경우 환자는 의기소침해지면서 **환자-치과의사 관계**는 더욱 불편해진다.

4) 치과 치료는 의료에 비하여 통증을 유발하는 치료가 많다보니 치과치료에 대한 불안, 두려움을 갖는 환자가 10% 이상 발생한다고 보고되고 있다. 따라서 치과에서는 단순 치과 검진 상황에서도 환자의 통증과 관련되어 세심한 배려를 하면서 환자를 상담해나가는 것이 필요하다.

치과의사의 진료는 의사의 진료와 달리 환자가 치료가 이루어지는 의자에 앉은 상태에서 이루어진다는 점에서 확연한 차이가 있다. 이 의자는 치과 진료를 위한 다양한 기계와 도구에 둘러싸여 있으며 이는 환자의 주의를 산만하게 할 수 있으며, 긴장하도록 할 수 있다.

또한, 치과 진료와 치료는 환자의 입에서 이루어지는데, 입은 언어적 표현 (verbal expression)을 하는 기관이기도 하지만, 신체 중에서도 가장 민감하고 감정에 영향을 주는 기관이다. 그렇기 때문에, 일단 치료가 시작되면 치과의사 는 신속하고 정확하게 처치를 완수하는 것에 집중하게 되며, 도중에 치료에 영향을 미치는 정보를 환자에게 얻기 위한 질문을 제외하고 대화는 거의 이루어지지 않는다 (Sondell K, Söderfeldt B.,1997).

이러한 **치과의사-환자 커뮤니케이션**이 여타 다른 의료인과 환자의 커뮤니케이션과 비교되는 특징을 바탕으로, **치과의사-환자 커뮤니케이션**에서 강조되어야 할 목표는 크게 세 가지이다.

1) 환자와 치과의사의 관계형성이다. 환자와 치과의사의 '성공적인' 관계형성은 불안하지 않은(non-anxious) 관계를 형성함에 있으며, 환자의 불안감을 해소하지 못한 치료는 환자의 만족이나 치료 순응을 기대하기 어렵다. 환자와 치과의사의 성공적인 관계형성은 의료서비스에 대한 만족도 뿐 아니라 환자의 스트레스 감소 및 환자 순응으로 이어진다. 이를 위해서는 치과의사가 치료의 과정에 대한 설명 정보 제공, 차분한 태도, 환자의 질문 독려와 치과의사의 공감이 요구된다.

2) 환자와 치과의사의 정보교환이다. 정보교환은 환자의 질병에 대한 정확한 진단과 치료계획을 세우고 환자의 구강건강을 향상하기 위한 건강습관을 실천하도록 동기부여할 수 있다. 치과의사는 환자의 기대와 선호를 파악하기 위하여 환자로부터 정보를 얻어야 하며, 환자는 치과의사가 제공하는 정보를 잘 이해하는 것이 중요하다.

3) 치료관련 의사결정이다. 환자의 구강건강 문제에 대한 치과의사와 환자의 상호적인 이해와 치료방법에 대한 충분한 커뮤니케이션이 필요하다. 공동의사결정은 치료결과의 향상과 환자의 만족과 협력을 도모한다. 치료방법의 의사 결정에 환자의 참여수준이 낮은 경우 환자의 치료결과에 대한 불만으로도 이어질 수 있다. 치과치료에 대한 두려움이 있는 환자의 의사소통을 위해서는 다음의 3가지 의사소통 방법을 추천한다.

> 1) 진료 전과정을 환자가 충분히 예측하고 준비할 수 있도록 한다. 예를 들어 진료 시작 시 환자에게 먼저 오늘 약속의 목적 (안건)을 명확하게 하고, 그 목적을 달성하기 위해 '우리는 OO검사, 치료를 진행한다' 라는 것을 설명하고, 검사나 치료가 어떤 방식으로 진행되는지에 대하여 간단하게 묘사해준다.

2) 환자에게 치과치료에 대한 공포감이 심해질 때 공포감을 낮출 수 있는 방법, 예를 들어 생각 멈추기, 심호흡하기 등을 교육한다. 이러한 공포감을 다루는 방법을 교육하는 것은 환자에게 치과의사에 대한 신뢰감을 높이는데 크게 기여하며, 환자에게도 장기적으로 큰 도움이 된다.

3) 환자에게 두려움을 주는 자극, 예를 들어 치과 석션 소리, 마취 니들, 치과 로터리 엔진 소리, 찬 공기 등에 대하여 검사나 치료하기 전에 show-and-tell 기법을 이용해서 보여주고 점차적으로 해당 자극에 대하여 둔감하게 만드는 것도 좋은 방법이다.

결론적으로 치과 검진 및 치료에 대한 긍정적인 경험을 늘려나가는 것이 치과치료에 대한 두려움을 해결하는 궁극적인 최종 목표가 될 것이다. 또한 치과 의료진은 환자의 치과치료에 대한 두려움, 공포에 대하여 무시하지 말고 적극적으로 개입하여 두려움을 완화시킬 수 있도록 노력해야 한다.

2. 환자중심 치과진료 커뮤니케이션 모형

환자중심 치과진료을 위해 환자-치과의사 의사소통은 어떻게 해야하는 것일까? Scambler & Asimakopoulou이 제시한 환자중심 치과 진료를 실천하기 위한 4가지 요소 (그림 1) 에 따르면 1) 치과의사는 넓은 범위의 질병(illness)을 이해하는 자세가 필요하다. 치과 치료 자체와 관련된 불편함과 통증뿐만 아니라 치과 치료를 위한 약속, 약물의 상호작용, 치과 방문을 위한 환자의 일상생활에서의 불편감까지를 모두 넓은 범위에서는 질병으로 인식하는 자세가 필요하다. 2) 특히 치과의사는 구강내의 치아만 보지 말고, 환자를 하나의 온전한 사람으로서 인식하고 환자의 전반적인 건강을 돌보기 위해서 노력해야 한다. 3) 환자와 치과의사는 치료를 위한 동반자로 서로를 인식해야 하며, 치과의사는 신뢰와 열정, 공감, 인간애를 갖고 환자를 이해하려고 노력해야 한다. 4) 환자와 치과의사 사이에 의견의 충돌이나 불일치를 보이는 경우, 치과의사와 환자 둘 다 환자의 건강 증진을 궁극적인 목표라는 전제를 갖고 다양성의 관점에서 서로 토론과 합의를 통하여 환자에게 최선의 진료를 제공할 수 있도록 노력해야 한다.

환자 상담 역시 환자중심 진료를 실천하는 방향으로 진행되어야 하며
- 1 단계: 환자의 상태에 대한 정보를 제공
- 2 단계: 환자가 선택 가능한 진료에 대한 정보 제공
- 3 단계: 각각의 진료 방법에 대한 장/단점
- 4 단계: 각각의 레벨에서 제공한 정보를 통합하여 환자 스스로 본인에게 적절한 진료 방법을 선택한다.

아래 도표는 실제 임상 상황에서 각각의 레벨에 따른 환자 상담 예시이다.

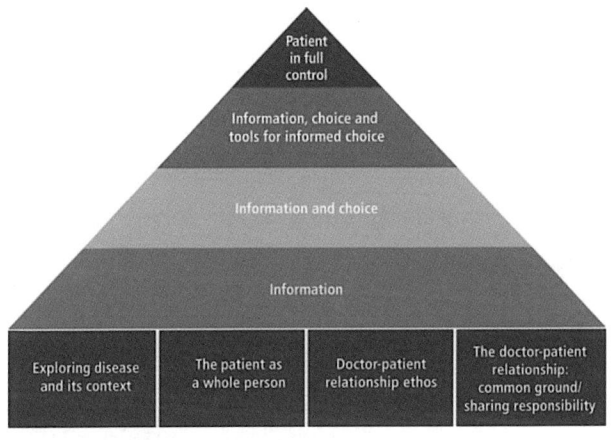

(그림 1) 환자중심 치료를 위한 4개의 구성 요소 및 환자중심 정보 제공과 선택의 4단계 도해 (Scambler & Asimakopoulou, 2014)

- **Scambler & Asimakopoulou의 환자중심 치료 모델에 따른 예시**
  - □ 1 단계 : 당신은 이가 고름이 나고 아파서 발치가 필요할 수 있습니다.
  - □ 2 단계 : 당신은 발치를 하거나, 치료를 안 하거나, 근관 (신경)치료를 할 수 있습니다.
  - □ 3 단계 : 발치를 하는 경우 통증의 원인을 제거해줄 수 있습니다. 치료를 안 하는 경우 통증의 원인이 남아있어서 훗날에 붓고 아플 수 있습니다. 통증이 있는 치아의 근관 (신경) 치료를 시도할 수는 있으나 여러 번 치과에 오셔야 되고, 치료 후에도 일부 통증은 남아있을 수 있습니다. 치료 후에도 통증이 지속되고 염증이 재발하는 경우 발치를 해야할 수도 있습니다.
  - □ 4 단계 : 당신의 상황에 비추어 봤을 때 통증이 있는 치아에 대하여 어떤 치료를 하는 것이 가장 적합하다고 생각하십니까?

환자의 질문이나 진술 자체를 불편하게 여기고 처음부터 방어적으로 대처하게 되면 환자중심 커뮤니케이션이 어려워진다. 예컨대, 환자가 표현하는 불편감을 경청하기보다 주관적인 증상, 방사선사진, 임상관찰 결과를 바탕으로 이렇게 치료받지 않으면 안 된다고 일방적으로 대화를 차단하는 경우가 이런 범주에 해당한다.

치과의사가 편향적으로 청취할 때 필터링(filtering)이 발생할 수 있다. 의사의 주장을 뒷받침하는 대화 내용을 선택적으로 들으려고 하면서 환자의 메시지를 놓치게 된다. 때로는 치과의사로서 구강 보건 전문가라는 확신이 대화의 장벽이 될 수 있는 것이다. 환자가 이미 시도했거나 고려하고 있음에도 불구하고 환자의 상태를 충분히 경청하기 전에 해결방안을 앞질러 말하고 개입하려는 경향이 있다. 이처럼, 환자와 공감대를 형성하지 않고 의사의 제안에 무조건 수용하기를 원하는 태도는 환자를 무력하게 만들거나 예민하게 만들 수 있다.

선행연구에 의하면 진료실에서 치과의사에게 질문하는 것이 얼마나 불편한지를 평가하는 척도와 치과의사가 환자의 걱정을 무시하는 정도가 성공적인 치료 여부를 예측 하는 주된 요인으로 보고되었다(Abrahamsson et al., 2003). 내원한 환자 대상으로 진행된 연구에서 치과치료 과정보다는 의사소통 항목에서 공통으로 만족도가 낮은 것으로 나타났고 특히 치과 진료와 관련된 의사의 설명이 매우 부족하다는 답변의 비율이 가장 높았다.

환자의 불안감과 불편감에 대하여 열린 마음으로 공감해 주기 위해 경청의 과정이 필요하다. 적절하게 재진술을 사용하면 환자의 메시지를 반복하면서도 중간마다 정확하게 이해했는지 확인할 수 있다. 만일, 환자의 생각이 정확하게 전달되지 못했다고 느끼는 경우 계속해서 바로잡을 수 있도록 배려해주는 진료실 대화가 바람직하다. 이처럼 진료상황에서 환자가 느끼는 감정을 관찰하고 추측하면서 이러한 감정을 대화를 통해 함께 공감하는 노력이 중요하다.

3. 치과의사와 환자의 대화분석

1) 치과공포증 환자와의 대화

치과진료와 동시에 연상되는 치과의 마취바늘, 치아를 갈아내는 드릴 소리 등은 일부 환자에게는 극도의 공포심을 유발하게 한다. 치과치료에 겁을 내고 있는 환자는 어떤 설명을 해주어도 환자 본인이 아프지 않다고 느끼기 전까지 대화에 참여하려고 하지 않는다. 즉, 적극적인 의사소통을 하기 보다는 빨리 상황을 벗어나기만 바랄 뿐이다. 환자는 극도로 예민해지고 견디기 힘들다고 느껴지는 조그만 자극에도 불안해하며 치료를 회피하게 된다. 결과적으로 제대로 된 의사소통이 이루어지지 않아 서로가 만족하지 못하는 상태가 발생하게 된다.

> - 치과의사: "오른쪽 아래 치아가 많이 상했네요. 아프셨죠?"
> - 환자: "그럼 어떻게 하나요?"
> - 치과의사: "힘드시겠지만 지금 아픈 치아는 빼셔야 할 거 같습니다."
> - 환자: "그럼 또 마취주사해야 하잖아요. 이제 주사는 정말 넌더리가 나요. 그냥 약 처방만 해주면 안 될까요?"

공포심과 불안 증세를 호소하는 환자도 있지만 내면으로 극심한 두려움을 경험하면서도 표현하지 않는 환자도 있을 수 있다. 이런 경우 4단계 대화법(Four A's of Anxiety)을 활용할 수 있는데 첫단계는 환자의 불안감 정도를 직접 물어보는 것이다 (Ask). 두 번째는 치과 공포의 원인을 진단한다(Assess). 다음으로 환자가 경험하는 불안과 두려움을 그대로 인정하고(Acknowledge) 마지막으로 불안감을 완화해줄 수 있는 대안을 제안(Address)하는 것이다. 치과치료환경에서 유발되는 고통스러운 상황의 감각적 측면에서 벗어나 더 즐거운 자극에 노출시켜 환자의 주의를 옮기는 것(distraction)도 치과공포 완화에 매우 효과적이다. 가령, 치과진료의 특성상 음악을 듣게 하거나 미디어를 시청하게 함으로써 환자의 초점을 현재 환경에서 멀리 이동시키고 주의를 산만하게 만들기도 한다.

무엇보다, 잠재적인 통증에 대해 미리 알려주고 치과공포증 환자의 질문에 절차가 얼마나 고통스러울지 예측가능한 정보를 제공하는 것은 필요하다. 치과 공포증 환자에게 거짓으로 안심(false reassurance)시키는 대화는 오히려 환자의 불안수준을 가중시킬 수도 있다. 진료과정에서 치과의사의 진정성과 공감여부가 환자의 공포감을 완화할 수 있도록 정서적 지지를 제공할 수 있다.

치과진료 커뮤니케이션과 통증반응에 대한 연구에서는 환자의 불안감에 대해 중립적이고 말수가 적은 치과의사에 비해 치과의사의 **따뜻하고 친근한 행동과 신뢰감 조성**은 환자의 공포를 줄여주고 통증완화에 영향을 미치는 것으로 밝혀졌다(Riley et al. 2004). 예컨대, 발치 과정에서 예측 가능한 정보(predictability)를 제대로 듣지 못한 환자는 사전설명을 충분히 제공받은 환자에 비해 더 높은 공포감과 통증을 호소하는 것으로 조사되었다.

치과공포증 환자와의 인터뷰를 분석한 Bernson et al. (2011)의 질적 연구에서도 진료인력과의 상호작용, 환자를 존중하는 소통, 관심, 신뢰, 그리고 공감이 정기적인 치과 내원을 가능하게 한다고 지적하였다. 또한, 치과의료과실 사례를 분석한 Lopez-Nicolas et al. (2007) 연구에서는 치과공포증 환자에 대한 치과진료인력의 미숙한 커뮤니케이션이 심각한 의료과실로 연결될 수 있음을 보고하였다. 치과진료인력과 원활한 소통이 어렵다고 인지한 환자일수록 치과공포에 대해 상의할 가능성이 낮아지고 적절한 치료를 받지 못해 구강통증 문제가 악화되는 악순환을 경험할 수 있다는 것이다.

2) 치과진료 후유증으로 화가 난 환자와의 대화

환자는 다양한 상황에서 불편한 감정을 느낄 수 있고 심한 경우에는 감정적으로 표출하기도 한다. 실제로 치과진료실에서 개별적인 면담시간이 충분하지 않아 환자의 관심을 제대로 표현하기 어려운 경우도 빈번하다. 이러한 환경에서 치과의사와 환자의 관점과 기대가 서로 다르기 때문에 환자는 계속 불만을 표출하고 치과의사는 환자의 요구를 모두 들어줄 수 없다고 생각한다. 이러한 커뮤니케이션 장애가 결국 치과의사와 환자의 협력적인 관계구축에 부정적인 영향을 미치게 되는 것이다.

> - 환자: "마취가 풀리니까 너무 아파요. 약을 먹어도 너무 아파요." <이의 제기>
> - 치과의사: "사랑니 뺀 날은 많이 아플 수 있어요. 처방해드린 약을 드시고도 아프시면 추가로 진통제를 더 드셔야 해요." <설명>
> - 환자: "빼기 전보다 더 아프다고요. 뭔가 잘못된 거죠? 잘못 하신 거 맞죠? 신경 잘못 건드린 거 아니예요?" <재차 이의 제기 및 분노 표출>
> - 치과의사: "신경 건드리면 오히려 안 아파요. 하루 이틀 쉬시면 괜찮아지니까 약 드시고 집에서 푹 쉬시다가 모레쯤 소독 받으러 오세요." <재차 설명 및 추후 치료 계획 통보>

환자가 화가 나는 원인이 치과 진료의 과실과 관련되어 있으면 환자에게 진정성을 가지고 사과하는 것이 필요하다. 하지만, 치과 진료의 명백한 과실이 아닌 경우에는 진료상황의 사실관계만을 따질 것이 아니라 환자의 이야기를 경청하면서 환자 내면의 감정적 측면도 잘 살펴야 한다. 예컨대, 신경치료 과정에서 치수가 노출되는 등의 문제가 발생했다면 신속하게 환자에게 내용을 설명하고 다양한 선택지와 조치사항을 설명해 주어야 한다. 적절한 대처와 공감하는 대화는 화가 난 환자의 분노와 스트레스를 완화해줄 수 있기 때문이다.

3) 치과 사전지식으로 질문하는 환자와의 대화

의사-환자 관계가 전통적인 가부장적 의사주도에서 환자의 권리를 우선하는 소비자주의로 바뀌고 있다. 환자들은 치과에 내원하기 전 인터넷을 검색해서 치과병원별 사전 정보를 비교하고 정작 내원하여 의사의 설명을 듣고 나서도 치료 기간과 비용 같은 것을 물어본다. 심지어 치료받고 난 뒤에 그런 설명은 듣지 못했다고 말하기도 하고 특히 비용이 이렇게 많이 드는지 미리 말해주지 않았다고 문제를 제기하는 예도 빈번히 발생한다.

ㅁ 치과의사: "안녕하세요? 오른쪽 위 끝에서 두 번째 치아가 깨지셨다고 들었습니다. 제가 한 번 봐 드리겠습니다. 아, 충치가 심해져서 치아가 많이 깨지셨네요. 그리고 찍으신 사진을 보시면 까맣게 보이시는 부분이 신경인데 신경이랑 많이 가깝게 충치가 있어서 신경치료를 하고 치아를 다듬어서 씌우는 치료가 필요합니다."
ㅁ 환자: "신경치료를 하고 씌워야 하나요? 유튜브에서 신경치료를 하면 안 좋다고 들었어요. 자연치아 그대로 쓰는 게 좋다고 하는데요? 깨진 부분만 레진인가 그걸로 때우면 안되요? 그렇게 해주세요. 다른 병원에서는 이렇게 해야 한다고 하던데 여기는 그렇게 안하나 봐요?"

환자는 여러가지 사전지식으로 선입견을 가지게 되고 의사소통에 장애가 올 수밖에 없다. 이런 경우 환자의 만족도를 높이기 위해 어떻게 접근해야 할까? 치과진료실 대화 상황에서 환자의 니즈를 파악하는 과정이 매우 중요하다. 진료는 유능한 기술로 시행해야 하지만 동시에 환자가 필요로 하는 정보를 제공해줄 수 있어야 한다.

예컨대, 현재 어떠한 상태이고 앞으로 어떤 진료가 가능한지, 진료계획 중에 선택의 여지가 있는지 등을 안내해줄 수 있다. 치과의사는 치과 진료의 전문성을 어필하고 싶을 수도 있지만, 환자로서는 치과 진료의 전문성보다는 비용의 적정성을 알기 원하기 문에 대화의 과정에서 자신이 원하는 정도로 비용이 정해지면 의사소통이 잘 되었다고 판단한다는 것이다. 효과적인 **치과의사-환자 커뮤니케이션**은 환자의 만족도와 순응도를 높이고 환자의 불안과 의료과실의 위험을 줄이는 것으로 보고되었다 (Imanaka et al. 2007).

내원 환자별로 치과정보에 대한 수용방식이 다르다는 점도 기억할 필요가 있다. 많은 정보를 원하는 정보추구자(information-seekers) 유형과 많은 정보를 원하지 않는 정보회피자(information-avoiders) 유형이 각각 존재한다. 치과의사는 환자의 관심사를 세심하게 살피고 환자가 원하는 정보를 타이밍과 요구수준에 맞춰서 제공하는 것이 효과적이다.

▶ 요약

일반적인 정기 구강검진을 받으러 온 환자와 통증을 느껴서 병원을 방문한 환자의 심리상태는 다를 수 있다. 어떠한 질병에 이환되었음을 확인하고 통보할 때와 이상이 없음을 확인하고 통보할 때의 상황은 각각 다르다.

질병에 이환되었을 때에는 대상자의 감정적 충격을 완화하고 희망적인 부분을 전달하는 것이 중요하다. 이상이 없을 때에는 구강건강을 계속 지켜 나아갈 수 있도록 평상시의 자가관리와 정기적 전문가 관리의 필요성을 설명하고 동기를 유발하여야 한다.

▶ 토론주제

- 다음은 치과의사-환자 대화 사례 중 스케일링 이후 화가 난 환자와의 면담을 보여준다. 대화를 보고, 어떠한 점이 잘 되었고, 어떠한 개선점이 있는지를 토론해보자. 특히 환자의 관점에서 생각해보도록 한다.

(예시1) 스케일링 이후 화가 난 환자와 치과의사의 대화

▫ 환자: 지난주 이 병원에서 스케일링한 후에 아래 앞니가 벌어졌어요.
(잠시 대화 없음)
▫ 의사: 네? 스케일링하고 앞니가 벌어졌다고요?
▫ 환자: 내 이는 원래 빈틈이 없고 반듯한데 이거 보세요. 앞니가 벌어졌어요!
▫ 의사: 제가 보니 앞니 사이가 원래 약간 벌어졌는데 그동안 치석이 쌓여서 그 부위가 먹혔다가 다시 오픈된 거 같아요.
▫ 환자: 아니 선생님이 내 말을 못 믿네. 선생님이 나보다 내 몸을 더 잘 알아요?

▢ 의사: 물론 환자 몸은 환자분이 더 잘 아실 수 있지만 의학적으로 봤을 때 스케일러의 강도로 정상적인 치아에 교정적 효과를 낼 수가 없어요. 환자분이 치석이 많은데요, 몇 년 만에 받으러 오셔서 이전과 다른 변화에 당황하신 거 같은데 스케일링이랑 이가 벌어진 거랑은 관계는 없습니다.
▢ 환자: 그럼 내 이가 원래 이렇다는 증거 내놔 봐요. 스케일링하기 전에 엑스레이 찍었는데 그거라도 보여주세요.

▶ 참고문헌

- Abrahamsson, K. H., Berggren, U., Hakeberg, M., & Carlsson, S. G. (2003). The importance of dental beliefs for the outcome of dental-fear treatment. European Journal of Oral Sciences, 111, 99-105.
- Back AL, Arnold RM, Baile WF, Tulsky JA, Fryer-Edwards K. Approaching difficult communication tasks in oncology. CA Cancer J Clin 2005;55:164-177.

Bernson, J. M., Hallberg, L. R., Elfström, M. L., & Hakeberg, M. (2011). "Making dental care possible: a mutual affair": a grounded theory relating to adult patients with dental fear and regular dental treatment. European Journal of Oral Sciences,119, 373-80.

- Imanaka, M., Nomura, Y., Tamaki, Y., Akimoto, N., Ishikawa, C., Takase, H., Ishii, H., Yamachika, S.,Noda, K., Ide, M., Yamamoto, K., Kokubo, Y., & Seto, K. (2007). Validity and reliability of patient satisfaction questionnaires in a dental school in Japan. European Journal of Dental Education, 11, 29- 37.
- Lopez-Nicolas, M., Falcón, M., Perez-Carceles, M. D., Osuna, E., & Luna, A. (2007). Informed consent in dental malpractice claims: a retrospective study. International Dental Journal, 57, 168-72.
- Riley, J. L., Gilbert, G. H., & Heft, M. W. (2004). Oral health attitudes and communication with laypersons about orofacial pain among middle-aged and older adults. Pain, 107, 116-24.
- Scambler S, Asimakopoulou K (2014). A model of patient-centred care - turning good practice into patient centred care. British Dental Journal. 2014; 217: 225-228.

제4부 직종별 의료커뮤니케이션 특성

제 4부 직종별 커뮤니케이션의 특성
3장 간호사-환자 커뮤니케이션

◇ 학습목표

간호사와 환자 간의 커뮤니케이션의 특성과 종류를 이해한다.
언어적 커뮤니케이션 기술들에 대해 설명한다.
간호사와 환자의 대화분석 사례를 통하여 대화의 감수성을 키운다.

간호사는 환자가 건강 상태를 되찾고 유지하도록 돕기 위하여 이들의 신체적인 문제뿐 아니라 심리적, 사회경제적 문제를 해결하도록 돕는 역할을 한다. 따라서 간호사와 환자의 커뮤니케이션은 질환과 치료에 대한 이해뿐만 아니라, 환자가 질환과 치료에 대해 지니고 있는 의미와 경험에 대한 총체적인 이해를 바탕으로 이루어져야 한다.

이 장에서는 **간호사-환자 커뮤니케이션**의 특성과 종류에 대해 설명하고 언어적 커뮤니케이션 기술에 대해 살펴보겠다. 또한 구체적인 간호 현장에서 보다 효과적인 커뮤니케이션을 이끌어가기 위한 대화의 감수성을 높이기 위하여 간호사와 환자 간의 대화분석 사례를 제공하겠다.

1. 간호사와 환자 간 커뮤니케이션의 특성과 종류

간호사-환자 커뮤니케이션은 의료 세팅에서 일어나는 **의료인-환자 커뮤니케이션**의 특성과 유사하다. 즉, 환자는 자신의 문제와 증상들을 보고하고 전문적인 지식을 갖춘 간호사는 그 문제를 해결하는 데 초점을 둔다. 이로 인하여 커뮤니케이션에서의 주도권은 주로 간호사가 갖게 된다. 한편, 입원한 환자인 경우, 간호는 환자를 24시간 돌보는 유일한 전문직으로서, 환자의 상태와 요구를 지속적으로 모니터링하면서 그 요구에 따라 수행되는 경우가 대부분이다. 따라서 효율적인 간호를 수행하기 위해서는 간호사와 환자 사이의 지속적인 상호작용과 커뮤니케이션의 특성과 종류를 파악하는 것이 중요하다.

일반적으로 **간호사-환자 커뮤니케이션**은 간호사가 환자와 만나는 장소, 상황, 맥락, 그리고 목적 등에 따라 분류한다. 장소별로는 응급실 대화, 중환자실 대화, 수술실 대화 등으로 나눌 수 있다. 상황에 따라 입원 대화나 퇴원 대화 등으로 구분되고, 목적별로는 통증 대화, 상담 대화, 투약 대화 등으로 구분되고, 물론 환자의 유형별로 암환자와의 대화나 당뇨 환자와의 대화 등으로 나눌 수도 있다.

간호사-환자 커뮤니케이션은 또한 간호 행위의 가시성 정도에 따라 구분한다(Bradley & Edinberg, 1990; Brown & Fowler, 1971). 간호 행위의 가시성, 즉 타인이 간호 행위를 얼마나 쉽게 파악할 수 있는가에 비추어 세 가지 영역으로 구분한다(표 1). 가시성이 가장 높은 영역은 생리적 간호 행위이고 그 다음이 사회경제적 간호 행위이다. 가시성이 가장 낮은 영역은 심리적 간호 행위이다. 물론 이렇게 구분된 간호 행위는 실제의 상황에서 개별적이고 독자적으로 일어나지 않고 서로 겹쳐서 일어나는 경우가 허다하다. 하지만 이러한 구분은 커뮤니케이션을 파악하고 이해하는데 도움을 준다.

〈표 1〉 가시성에 따른 간호 행위와 커뮤니케이션의 특성

가시성이 높은 간호 행위	가시성이 낮은 간호 행위
■ 생리적 요구와 관련	■ 심리적 요구와 관련
■ 간호사-중심 혹은 업무-중심	■ 환자-중심
■ 타인에게 쉽게 보여짐	■ 타인에게 쉽게 보여지지 않음
■ 정신운동 손기술 중심	■ 높은 인지와 정서 능력 필요
■ 비언어적	■ 언어적이고 비언어적
■ 업무의 규칙성	■ 업무의 비규칙성
■ 단계별 분해가 쉬운 편	■ 단계별 분해가 어려운 편
■ 배우기 쉬운 편	■ 배우기 어려운 편
■ 상급자가 통제하고 평가하기 쉬운 편	■ 상급자가 통제하고 평가하기 어려운 편
■ 높은 보상이 이루어지는 편	■ 보상이 이루어지지 않는 편

1) 생리적 간호 행위와 관련된 커뮤니케이션
생리적 간호 행위는 신체적인 요구와 관련된 간호로서, 타인은 이를 쉽게 인식하고 정의할 수 있다. 예를 들면, 정맥 주사를 놓는 행위는 수액과 전해질 부족 등과 관련된 생리적 요구를 해결하기 위함인데, 이때 간호사는 알코올 솜으로 주사 부위를 닦고 주사 바늘을 찔러 삽입하고 고정한 후. 주사액이 일정한 양으로 주입되도록 조절하는 등 타인들도 이러한 행위를 쉽게 확인하고 관찰할 수 있다. 활력징후 측정, 투약, 튜브 영양, 상처 부위 소독, 관장, 산소 요법, 인슐린 자가주사 교육 등과 관련된 간호 행위들이 여기에 속한다. 이러한 생리적 간호 행위는 손으로 조작하고 조정하는 손기술과 같은 비언어적 기술이 언어적 기술보다 중요하다. 또한 이 과정은 단계적으로 쉽게 분해할 수 있고 규격화하기도 쉽기 때문에 생리적 간호 행위와 관련된 커뮤니케이션은 비교적 쉽게 이루어진다. 이러한 종류의 커뮤니케이션은 간호사-중심적이고 업무-중심적이기도 하다. 따라서 커뮤니케이션을 모니터할 수 있는 기준도 간호사의 행위에 초점을 맞추어 쉽게 만들 수 있고 배우기도 쉽다. 그러므로 상급자는 이를 쉽게 통제하고 평가할 수 있어서 생리적 간호행위에 대한 보상은 잘 이루어지는 편이다.

2) 심리적 간호 행위와 관련된 커뮤니케이션
생리적 간호 행위가 손재주나 손기술 중심으로 이루어지는 반면에, 가시성이 매우 낮은 심리적인 간호 행위에서는 높은 인지 능력과 감정을 다루는 커뮤니케이션 기술을 핵심으로 한다. 불안하고 초조한 환자나 낙심한 환자를 안심시키고 위로하는 행위 등이 여기에 속한다. 이러한 행위는 가시성이 낮기 때문에 그 과정과 결과를 관찰하기 쉽지 않다. 그리고 환자의 즉각적인 심리적 변화에 의존해야 하므로 간호사-중심이 아니라 환자-중심적으로 커뮤니케이션이 이루어져야 한다.

따라서 심리적 간호 행위와 관련된 커뮤니케이션 행위는 식별 가능한 단계로 분해하기 어렵고 규격화하기도 쉽지 않다. 상급자가 통제하고 평가하기도 어려우며, 따라서 이러한 수행에 따른 보상도 제대로 이루어지지 않는 편이다.

효과적인 심리적 간호 커뮤니케이션을 위해서 간호사는 언어적 행위를 적절하게 사용해야 한다. 언어적 행위뿐만 아니라 간호사의 목소리 톤과 속도, 제스처, 신체 움직임, 적절한 단어 등도 중요한 메시지가 되어 환자의 심리적인 영역에 영향을 주므로 비언어적 행위도 효과적으로 활용해야 한다. 특히 불안하거나 취약한 상태에 놓인 환자는 간호사가 말하고 행동하는 거의 모든 것에 강하게 영향을 받는다. 따라서 환자의 심리적 스트레스를 이해하고 완화하기 위한 심리적 간호에서는 높은 수준의 커뮤니케이션 역량과 대화의 감수성을 필요로 한다.

물론 생리적, 사회경제적 간호 행위에서도 커뮤니케이션은 중요하다. 예를 들면, 상처 부위 소독과 관련된 간호에서 간호사가 상처 부위를 어떻게 설명하는가에 따라 환자가 자신의 우려를 얼마나 어떻게 나타내야 하는지 등에 영향을 미칠 수 있다. 비록 간호사는 무균법을 이용한 상처 부위 소독과 염증 예방에 초점을 두지만, 이러한 간호 행위에서도 신뢰 관계가 형성되고 구축되므로 여기에서도 커뮤니케이션은 중요한 요소가 된다.

따라서 간호사는 심리적 간호나 생리적 간호뿐만 아니라 환자와 상호작용하는 모든 만남에서 언어적, 비언어적 커뮤니케이션 기술을 효과적으로 활용하여 최상의 간호 서비스를 제공해야 한다.

2. 언어적 커뮤니케이션 기술

비언어적 커뮤니케이션 기술에 대해서는 제 2부 4장에서 다룬 바 있다. 여기에서는 언어적 커뮤니케이션 기술에 대해 다루고자 한다.

1) **수용하기**: 환자의 표현을 비판 없이 받아들이는 것이다. 이는 환자가 이해받고 있다는 느낌을 갖게 하고 긴장감도 완화시켜 주는 기능을 한다.
2) **재진술하기**: 환자의 말을 그대로 반복하는 것이다. 이는 환자가 잘 경청하고 제대로 이해했는지를 확인시켜주는 기능을 한다.
3) **재구성하기**: 환자가 한 말과 같은 의미를 지닌 언어로 표현하는 것이다. 재구성을 통하여 간호사는 환자에 대한 이해를 보다 명확하게 할 수 있다. 환자에게는 이러한 이해의 노력이 전달된다.
4) **요약하기**: 환자가 한 말의 핵심, 즉 진심을 전달하고자 하는 내용을 재확인하는 것이다. 이로써 관심을 갖고 잘 듣고있는 태도가 환자에게 전달된다.
5) **요청하기**: 환자의 이야기가 애매하여 내용을 판단하기 어려울 때 그 내용을 분명하게 하기 위하여 더 많은 이야기를 하도록 요구하는 것이다. 이 또한 간호사의 관심을 환자에게 전달하는 기능을 한다.
6) **반영하기**: 환자가 보이는 느낌이나 감정을 표현하는 것이다. 예를 들면, 환자가 무기력한 태도를 보이면, "**기분이 좀 쳐져 있는 것 같으세요**"와 같은 반영적인 표현은 환자로 하여금 자신의 문제와 감정을 더욱 잘 이야기하도록 도와 준다. 이를 통해서 의료인의 관심, 신뢰, 공감, 그리고 존중이 환자에게 전달되고, 환자는 이해를 받았다는 느낌을 갖게 된다.
7) **침묵하기**: 환자가 한 말에 긍정적이고 수용적인 태도로 침묵하는 것이다. 이렇게 하면 환자는 이야기할 용기를 얻게 되고 의료인에게는 생각할 수 있는 시간을 얻게 된다. 이는 결국 환자에 대한 수용, 관심, 지지를 전달하는 기능을 하게 된다.

8) 경청하기: 환자가 말을 할 수 있도록 촉진시키는 기술이다. 이를 위해서는 우선적으로 환자를 하나의 질환이나 객체로 여기는 것이 아니라 전인적인 인간으로서 존중하는 태도를 가져야 한다. 그래야만 시간을 들여 환자의 이야기를 듣고자 하는 노력을 기울일 수 있기 때문이다. 산만하지 않은 조용한 환경을 조성하는 것도 선행되어야 한다.

환자중심적인 커뮤니케이션을 위한 경청에서는 우선 환자가 자신에 대해서 말할 기회를 주어야 하는데, 이를 위해 간호사는 우선 자신이 말하는 것을 중지해야 한다. 간호사가 말을 적게 해야 환자가 발언할 기회를 얻을 수 있기 때문이다. 되도록이면 환자가 말하고 싶은 모든 것을 말하도록 하며, 자신에게 집중하기보다는 환자에게 집중해야 한다. 초보자의 경우 혹은 시간이 촉박한 경우에는 환자보다는 간호사 자신이 해야 할 일에 집중하는 경우가 많다는 점도 유의해야 한다. 이렇게 함으로써 환자가 대화를 주도하게 만든다.

일반적으로 의료인과 환자 사이의 커뮤니케이션의 주도권은 의료인이 갖고 있다. 하지만 이러한 주도권을 환자에게 넘김으로써 환자로 하여금 스스로 자신의 생각을 탐색할 수 있게 한다. 이를 통하여 의료인은 문제의 핵심으로 보다 쉽게 다가갈 수 있다. 환자를 쳐다보는 것은 매우 중요한 비언어적 경청 기술이다. 간호사가 환자를 쳐다보고 눈을 마주친다는 것은 환자가 말하는 것에 관심이 있음을 표시하는 것이다.

간호사는 환자가 말하는 것 중에서 중요한 것을 추려서 들어야 한다. 특히 대화의 주제나 반복되는 생각을 들어야 한다. 이는 환자가 결국 무엇을 말하려고 하는지를 파악하는 데 도움을 준다. 또한 환자가 말한 내용뿐만 아니라 어떻게 말했는지도 파악하며 들어야 한다. 즉 환자의 정서적 반응과 태도에도 관심을 기울여야 하는데, 이는 환자가 이 상황에 대해 어떤 느낌을 가지고 있는지 파악하는 데 도움을 주기 때문이다. 동시에 간호사는 환자가 회피하고 있는 것 혹은 환자가 말하지 않은 것도 들을 수 있어야 한다. 이를 위해서는 환자의 이야기 중에서 빠진 중요한 것, 예를 들면 이 환자가 자신의 감정에 대해서 말하기 꺼려하는 것이 있는지 등을 살펴야 한다. 환자의 감정 듣기는 특히 중요한데, 환자의 감정을 이해하는 것은 환자 이해의 핵심이기 때문이다. 환자의 감정이 무시되지 않도록 하기 위해서 간호사는 감정이 표현되면 이를 재진술하도록 하고, 감정이 암시된 경우에는 암시된 것에 대해 이야기하도록 한다.

간호사는 또한 환자의 말을 방해하지 않아야 한다. 의료인은 인내심을 가지고 환자에게 충분한 대화의 시간을 주어야 한다. 환자의 이야기가 끝나면 몇 초 정도의 시간을 두고 반응하라고 권장하는데, 이 사이에 환자는 자신의 문장을 마무리하거나 새로운 생각을 첨가할 수 있기 때문이다. 이 외에도 간호사는 환자를 비판하지 않도록 해야 한다. 비판은 환자로 하여금 자신을 방어적으로 만들고 대화 자체를 종식시키며 신뢰를 무너뜨릴 수 있다. 이렇듯 비판은 매우 파괴적이므로, 만약 비판하려고 한다면, 말하기 이전에 충분히 생각해 보는 것이 필요하다.

또한 환자가 말을 하도록 촉진하면서 환자를 올바로 이해하기 위해서 간호사는 사람과 생각을 분리하면서 들어야 한다. 우리는 말하는 내용보다는 누가 말하는가에 더 영향을 받기 쉽기 때문에, 간호사는 자신이 가지고 있는 환자에 대한 고정 관념에서 벗어나 보다 정확하게 들을 수 있도록 해야 한다. 간호사 자신의 이해와 정서적 반응을 분리하는 것도 필요하다. 강한 분노와 슬픔의 감정을 피하고 환자가 말하는 것을 정확하게 듣도록 해야 한다. 환자가 말한 것에 대한 해석에도 신중해야 한다. 성급한 가정이나 결론은 매우 위험하다.

가정은 상대방에 대해 가지고 있는 지식이 아니라 의료인 자신의 지식에 주로 기초한 것이다. 그러므로 환자도 본인이 사용하는 방식으로 단어를 사용한다고 여기지 않아야 한다. 따라서 간호사는 본인의 견해에 비추어 환자의 말과 행위를 해석하지 말고, 사실을 듣되 실제로 말한 사실과 그 사실에 대한 해석, 평가, 혹은 탐색 사이의 차이에 대해서 인지하는 것이 필요하다.

환자와 공감하는 것 또한 경청 기술에서 중요하다. 공감은 흔히 타인의 입장에 자신을 집어넣음으로써 타인이 지니고 있는 세계를 보는 것이라고 정의한다. 공감적 경청은 그 사람을 있는 그대로 이해하는 것이고 그 사람의 틀에서 인지하는 것으로서, 이는 해결책이 아니라 이해를 제공하는 수단이다. 환자의 말을 촉진시키기 위한 경청의 일반적인 지침은 다음과 같다.

환자의 말을 촉진시키기 위한 경청 기술

- 자신의 말을 중지하기
- 환자가 대화를 주도하게 하기
- 환자를 쳐다 보며 듣기
- 요점을 추려서 듣기
- 환자가 말한 내용뿐만 아니라 어떻게 말했는지도 파악하며 듣기
- 환자가 회피하고 있는 것을 듣기
- 환자의 감정에 대해서 듣기
- 환자의 말을 방해하지 않기
- 환자를 비판하지 않기
- 사람과 성격을 분리하기
- 자신의 이해와 정서적 반응을 분리하기
- 해석에 주의하기
- 환자와 공감하기

이외에도 효과적인 커뮤니케이션을 위해서 간호사는 전문 용어의 사용을 자제해야 한다. 전문적인 용어는 의료인이 보내는 메시지에 영향을 주고 환자가 이를 수용하고 반응하는 역량에도 영향을 준다.

예를 들면, 비위관(nosogastric tube)이라는 의학 용어는 환자들에게 매우 낯설다. 따라서 이를 코에서 위까지 연결된 콧줄이라는 표현을 사용한다면 환자의 이해를 높일 수 있다. 낯설고 어려운 용어, 특히 영어로 된 용어의 사용은 환자로 하여금 그 용어를 이해하는 데 정신이 팔려 정작 중요한 메시지가 무엇인지에 대해 초점을 맞추는데 어려울 수 있다. 낯선 의학 용어의 과다 사용은 결국 간호사가 미성숙하다는 인상을 주어 신뢰 또한 해치게 된다.

3. 간호사와 환자의 대화분석 사례

여기에서는 투약 대화(손행미, 2007)와 불편감을 가진 암환자와의 대화(이화진, 2007)를 비교하면서 가시성에 따른 커뮤니케이션의 특성을 파악하고자 한다.

투약은 가시성이 높은 생리적 간호 행위에 속한다. 투약 대화의 단계는 크게 1) 환자에게 인사하는 도입 단계, 2) 투약 시간, 약의 종류, 약 복용, 그리고 약의 용량 등에 대한 내용들로 이루어진 사정 단계, 3) 투약 행위가 직접 이루어지는 투약 단계, 그리고 4) 종료 단계로 구분된다.

투약 단계는 다시 약물제시 준비 단계, 약물제시 단계, 설명 단계, 복용보조 단계, 강조 단계 등으로 세분화되어 있다. 이러한 투약 대화의 특징은 간호사가 대화의 주제를 선정하고 질문하고 내용을 취사선택하면서 대화를 주도해 나간다는 점이다. 예를 들면, 간호사는 투약 실수를 최소화하기 위해서 환자를 확인하고, 투약 관련 증상 사정이나 약물에 대해 설명하고((표 3) 참조), 약물 복용을 보조하고 강조하면서 간호사 중심으로 대화가 이루어지는 것을 볼 수 있다. 그리고 이러한 커뮤니케이션은 단계별로 분해하기 쉽고 이해하고 배우기도 쉬울 뿐 아니라 대체로 짧은 시간 내에 순조롭게 진행된다.

투약 대화에서의 투약단계 설명 (출처: 손행미, p. 56)

- 간호사: 요고는 신장환자들한테 들어가는 게 있어요. **(설명)**
- 환자: 신장? **(되묻기)**
- 간호사: 예. (휴지.) **(대답)**
  (약 봉투를 가리키며) 요 혈압약하고(빠른 소리로) 이뇨제하고 위장약하고 요고는 콜레스테롤 높을 때 들어가는 거고. 한꺼번에 다 드시면 되요. **(설명)**

다음은 가시성이 비교적 낮은 불편감을 호소하는 암환자와의 대화이다. 이 대화에서도 크게 도입 단계, 사정 단계, 중재 단계, 그리고 종료 단계로 진행된다. 여기에서도 간호사가 대화를 시도하며 주도권을 가지는 양상을 보여주고 있다 (다음 참조).

불편감을 가진 암환자와의 대화: 간호사 시도 대화

- 간호사: 항암제 효과 때문에 땀이 날 수 있으니까 일단 참으셔야 해요. **(조언)**
- 환자: 하루에 한 번씩 계속 땀이 나는 걸. **(반박)**
- 간호사: 으음. 항암제 지금 들어가는 것 중에 한 가지가 있어요, 한 가지가. 유난히 우리 땀샘이라고 하죠. 땀샘 같은 걸 좀 많이 넓혀서 땀이 좀 많이 나게 하기도 해요. 그게. 그러니깐 그 약 들어가는 동안에만 조금 참으셔야 해요. **(설명)**
- 환자: 응 **(수용)**

하지만, 환자가 먼저 시도하는 대화 또한 종종 나타나고 있다. 위에서와 같이, 암환자가 먼저 진통제 패치를 갈아야 된다고 호소하는 것을 볼 수 있다. 이는 심리적인 간호와 관련된 커뮤니케이션에서는 환자가 적극적으로 대화에 참여해야 함을 의미한다. 그런데, 환자가 먼저 시도하는 대화는 불만족스럽게 진행되는 것을 종종 볼 수 있는데, (표 5)에서 보여주듯이, 환자의 불편감 호소 내지는 문제 제기에 간호사는 방어적인 태도로 이의를 제기하며 내일 볼께요 라고 하며 일단 거절한다.

이에 대해 환자가 재차 호소하자, 간호사는 환자의 생각이나 요구가 잘못되었음을 암시하며 환자를 이해시키기 위해 설명하고 설득하는 대화 이동 연속체를 보여준다. 그 다음에 환자가 어떤 발화를 하였는지는 나타나지 않았지만, 만약 환자가 알았다고 수용하면 이는 설명과 설득이 효과적이었다고 볼 수 있지만, 만약 환자가 다시 한번 불편감을 호소하고 이의를 제기였다면, 이는 설득이 효과적이지 못했음을 의미한다.

불편감을 가진 암환자와의 대화: 환자 시도 대화 (출처: 이화진, p. 150)

- 환자: (가슴을 만지며) 요, 이건 말이야.
  (환부의 진통제 patch를 의미) 갈아야…**(불편감호소)**
- 간호사: 음, 붙이는 약. 아뇨. 아직 안 됐어요.
  (환자의 환부를 만지며) 여기 찔리시는 데는요, 요게 딱 3일 가잖아요?
  큰 거하고 작은 거요. 붙인거는 아직 갈 때 안됐어요. 내일 볼께요. **(이의제기)**
- 환자: 그 전에 안 오구? **(재호소)**
- 간호사: 그 전에 아프시면 주사를 좀 드릴께요. 주사는 계속 듣잖아요.
  아프시면 내일 오전 중에 진통제 한번 맞고, 열두시에 갈아 드릴게요.
  너무 자꾸 자꾸 땡기니까 양만 늘어나는 것 같아요.
  쪼끔 소리 나야 되니까 더 계세요. **(설득과 제안)**

이와 같이 생리적 간호 행위와 관련된 대화에서는 질문과 대답, 확인과 설명 등 비교적 간단하게 대화가 이루어지는 반면, 심리적 간호 행위와 관련된 대화에서는 환자의 호소뿐만 아니라 반박과 재반박 등이 나타나고 이에 대해 간호사는 설명, 설득과 제안, 그리고 이의 제기나 거절 등으로 대화가 매우 복잡하고 길게 진행되는 양상을 볼 수 있다. 또한 가시성이 낮은 심리적 간호는 **환자-시도** 대화가 흔하다는 점도 생리적 간호 행위와 구별되는 부분이다.

따라서 간호사는 심리적 간호를 위한 커뮤니케이션에 특히 주의를 기울여야 한다. 이를 위해 간호사는 자신의 대화 방식에 대해 비판적으로 사고해야만 한다. 그리고 자신이 지닌 편견과 가정들을 확인하고 이러한 틀에 갇히지 않도록 하기 위해서는 대화의 감수성을 높여야 한다. 이로써 환자의 요구나 문제 제기에 진심으로 귀 기울여 듣고 공감하며 신뢰를 줄 수 있는 환자 중심의 커뮤니케이션을 실천할 수 있다.

▶ 요약

간호사-환자 커뮤니케이션은 간호 행위의 가시성에 따라 생리적 간호 행위, 사회경제적 간호 행위, 그리고 심리적 간호 행위와 관련된 커뮤니케이션으로 나눌 수 있다. 신체적 문제에 초점을 둔 생리적 간호는 업무-중심의 능숙한 손기술이 커뮤니케이션 보다 중요한 반면, 감정과 느낌을 포함하는 심리적 영역의 간호는 커뮤니케이션이 핵심을 이룬다.

따라서 특히 심리적 간호를 제공하기 위해서는 비언어적 커뮤니케이션 기술과 함께 수용하기, 재진술하기, 재구성하기, 반영하기, 침묵하기, 경청하기 등 다양한 언어적 커뮤니케이션 기술을 익혀야 한다. 그리고 대화의 감수성을 높이기 위해 간호 업무에서 자주 마주치는 대화에 관한 분석을 통하여 잘 드러나지 않는 대화의 문제점들을 구체적으로 파악하는 것도 필요하다.

▶ 토론주제

- 간호 행위의 가시성 정도에 따른 커뮤니케이션의 종류를 열거하고, 그 가운데 비교적 대화가 쉬운 사례와 어려운 사례를 비교하여 설명하시오.
- 다양한 언어적 커뮤니케이션 기술과 함께 그 기능을 설명하시오.
- 경청에 대한 일반적인 지침에 대해 설명하시오.
- 환자와의 간단한 대화(1-5분 정도)를 녹화하여 전사한 후, 대화이동 연속체를 중심으로 화자들 간에 이루어진 대화의 기능과 의미를 분석하고, 대화의 진행 및 문제점 등에 대해 토론하시오.

▶ **참고문헌**

• 손행미. (2007). 간호사와 환자의 투약대화의 구조와 전개과정. 대한간호학회지, 37(1), 52-63.
• 이화진. (2007). 불편감을 가진 암환자와의 간호대화분석. 대한간호학회지, 37(1),145-155.
• Bradley, J. C., & Edinberg, M. A. (1990). Communication in the nursing context (3rd ed.). Norwalk, CT/San Mateo, CA: Appleton & Lange.
• Brown, M., & Fowler, G. R. (1971). Psychodynamic nursing. Philadelphia, PA: Saunders.

제 5부 환자의 특성에 따른 커뮤니케이션

1장 의사소통이 어려운 환자와 치료적 커뮤니케이션 · 238

2장 연령별 커뮤니케이션 전략 · 256

3장 상황별 커뮤니케이션 전략 · 268

4장 환자의 행동 특성에 따른 커뮤니케이션 전략 · 280

제 5부 환자의 특성에 따른 커뮤니케이션

1장 의사소통이 어려운 환자와 치료적 커뮤니케이션

◇ 학습목표

의사소통이 어려운 환자에 대한 이해를 높인다.
치료적 커뮤니케이션에 대해 설명한다.
문제 해결을 위한 대인관계와 커뮤니케이션 전략에 대해 설명한다.

최상의 진단과 치료와 간호는 환자와의 성공적인 커뮤니케이션 속에서 이루어진다. 하지만 이러한 커뮤니케이션이 원만하게 이루어지지 않는 경우가 종종 있다. 그렇다면 실제적으로 어떻게 환자와 신뢰관계를 형성해가면서 치료적 커뮤니케이션을 수행할 수 있을까? 이 장에서는 의사소통이 어려운 환자에 대한 이해와 함께 치료적 커뮤니케이션에 대해서 다루어 보겠다. 그리고 이를 바탕으로 상호작용이 어려운 환자와 어떻게 대인관계와 커뮤니케이션을 성공적으로 수행해 나갈지에 대한 전략에 대해 다루겠다.

1. 의사소통이 어려운 환자에 대한 이해

진료실이나 병실에서 의사소통이 어려운 환자를 만나면 의료인은 병력 청취, 진단 및 치료와 간호 등을 제공하는 과정에서 어려움을 겪는다. 이러한 상호작용의 어려움은 결국 치료와 간호 결과에 좋지 않은 영향을 주게 된다. 불필요한 자문과 의뢰가 발생할 뿐만 아니라, 의료 서비스에 대한 환자의 불만족과 함께 의료 소송으로 이어질 수도 있다.

사실상 보건의료계에서는 이미 오래 전부터 의사소통하기 어려운 환자에 대한 여러가지 유형을 제시하여 왔다. Groves(1978)는 의사들이 제시한 어려운 환자의 유형을 의존적인 집착자, 특권 요구자, 조작적 도움 거부자, 자기 파괴적인 거부자로 구분한 바 있다. 의사와 마찬가지로, 간호사들도 상호작용하기 어려운 환자를 과시형, 자기주장형, 관계회피형, 책임전가형, 그리고 소모형 등으로 제시한 바 있다(김덕희, 2002).

일반적으로 인간은 타인의 말과 행동을 인지할 때에는 타인에 대해서 관찰한 내용과 타인의 인성을 구별하지 않는 경우가 흔하다. 의료인이 환자를 대할 때에도 마찬가지이다. 특히 환자가 불만을 많이 토로하거나 치료 지시를 제대로 이행하지 않는 경우, 소위 **골치 아픈 환자**로 취급하기 쉬워진다. 이는 의료인 나름대로의 기준과 틀, 특히 **좋은 환자**라는 틀 속에서 환자를 지각하고 평가하기 때문이다.

그러나 이러한 기준과 틀 속에 환자를 가두게 되면, 의사소통은 더욱 어려워지게 된다. 의사소통이 어렵다고 여겨지는 환자의 말과 행동을 통해서 의료인은 오히려 치료와 간호에 매우 중요한 정보를 추출해낼 수도 있다. 하지만 의사소통하기 어렵다고 여겨지면 이를 환자의 인성의 문제로 치부하기 보다는, 의료인 자신에 대한 성찰과 함께 환자와의 신뢰와 공감을 쌓기 위한 커뮤니케이션 전략을 활용해야 한다.

2. 치료적 커뮤니케이션

치료적 커뮤니케이션은 환자의 자존감을 증진시키거나 심리적 스트레스를 감소시키기 위해 고안된 모든 커뮤니케이션으로 정의할 수 있으며, 이를 수행하기 위해서는 치료적 자기 이용(therapeutic use of self), 신뢰, 그리고 공감의 세 가지 기본 요소를 갖추어야 한다(Bradley & Edinberg, 1990).

1) 치료적 자기 이용

치료적 자기 이용이란 의사, 치과의사, 혹은 간호사로서 자신의 가치, 감정, 성격, 지식, 인지와 판단 등을 치료 과정의 일부로 여기며 계획적으로 사용하는 것을 말한다. 이를 위해서 의료인은 높은 자아 인식과 자아 존중감을 가지고 있어야 한다. 그런데 치료적 자기 이용 행위는 일회적으로 이루어지기보다는 일상의 진료와 간호 행위 속에서 늘상 이루어져야 하므로 지속적인 연습과 훈련이 필요하다. 환자들이 능숙한 기술과 함께 경험이 풍부한 의료인을 선호하는 이유도 여기에 있다.

자아 인식과 반성을 위한 내적인 탐색에는 자신의 의사소통 방식과 기술에 대한 비판적인 사고를 포함한다. 자신의 문제를 개선하기 위해 본인이 가지고 있는 편견과 암묵적 가정들을 확인하고 이러한 편견에 갇히지 않도록 노력해야 한다. 동료의 피드백을 받는 것도 도움이 된다. (표1)에서 보여주듯이, **나는 환자와의 대화에 만족하는가?** 등 다양한 물음에 답할 수 있어야 한다. 이러한 자기 반성을 바탕으로 의료인은 환자에게 자신을 적절하게 개방함으로써 환자 또한 자신을 드러낼 수 있는 치유적 커뮤니케이션으로 나아갈 수 있다.

(표1) 자기 반성에 필요한 요소

- 나는 환자와의 대화에 만족하는가?
- 나는 환자에게 귀를 기울이는가?
- 나의 말투와 질문 방식이 적합한가?
- 나는 맞닥뜨리거나 회피하거나 무시하는 등의 거절 전략을 사용하는가?
- 전문적인 용어를 사용하는가?
- 나의 비언어적 행위는 어떠한가?
- 환자를 동기화시키는가?
- 환자를 골치 아픈 사람으로 간주하는가?

2) 신뢰

신뢰 또한 치료적 커뮤니케이션을 위한 핵심 조건으로서 자신을 치료적으로 이용하는 것과 직접적으로 연관되어 있다. 의료인은 환자와 공동의 목표를 달성하기 위해 신뢰하는 분위기 속에서 환자를 동등한 파트너로 여기며 협력해야 한다. 이러한 신뢰는 관계 내에서의 자신감과 믿음에서 나올 뿐 아니라, 의료인과 환자의 목표가 일치할 때 생긴다. 대부분 이러한 신뢰 형성은 시간이 걸리며 그 과정은 크게 오리엔테이션 시기, 작업 시기, 그리고 종료 시기로 나눌 수 있다. 다음의 진술에서 보여주듯이, 신뢰 관계가 형성되면 의료인은 환자와 '이심전심'으로 서로 공감할 수 있을 뿐 아니라 업무의 효율성과 만족도도 높아진다. 신뢰관계는 또한 최선의 업무에 대한 동기를 부여해주는 역할도 한다.

라포가 일단 positive하게 형성이 잘 되면 뭔가 일을 해결하는 과정에 있어서 노고가 덜 들거든. 그 사람도 열 번 얘기할 거 한두 번 얘기해서 이미 알아듣고. 이심전심으로. 그러면 또 보람도 있고. 나도 더 열심히 할 수도 있고 그렇게 되는데…. (박현정, 2006, p. 61)

3) 공감

공감 또한 치료적 커뮤니케이션의 필수 요소이다. 공감은 타인의 내적인 참조 틀을 정확하게 인식하고 공유하는 능력이다. 따라서 공감은 현실을 다르게 구성하는 환자와 의료인 사이의 간극을 메워주는 중요한 역할을 한다. 이러한 공감을 촉진시키기 위해서 의사와 간호사는 의료인 주도적인 관계에서 벗어나 환자와의 동등한 파트너십을 형성해야 한다. 공감 능력이 있는 의료인은 환자의 삶 속으로 들어가 이들의 언어와 용어로 반응하고 같은 느낌의 목소리 톤으로 의사소통한다. 또한 환자를 유일한 개인으로 인지함으로써 환자로 하여금 자신이 잘 받아들여진다고 느끼도록 한다.

공감은 환자에게 정보적인 지지뿐만 아니라 정서적인 지지와 함께 힘을 북돋아 줄 수 있다. 그런데 공감은 이해를 표시하는 것이지 해결책을 보여주는 것은 아니다. 공감은 또한 동정과는 다른 것으로서, 동정심을 가진 의료인은 주관적이지만 공감하는 의료인은 객관성을 유지한다. 동정심을 가진 의료인은 무조건적인 위로와 동정심을 표현하지만, 공감해 주는 의료인은 이해와 지지를 제공한다.

이러한 치료적 커뮤니케이션은 일방향적인 것이 아니라 양방향적이며 의료인 중심이 아니라 환자중심의 상호작용 속에서 이루어진다. 따라서 의료인은 자신 뿐 아니라 환자에 대해서도 올바르게 파악해야만 한다. 대부분의 환자들은 신체적 문제뿐만 아니라 자신의 질병 상태나 예후에 대한 불안과 불확실성 등 다양한 심리적 어려움을 겪는다. 자신을 지지해 주는 가족을 떠나 낯선 병원이나 요양기관에 입원하게 되면 이러한 심리적 어려움은 가중될 수 있다.

따라서 스트레스가 높은 환자와 원만하게 상호작용하기란 쉽지 않은데, 그러한 경우 의료인은 이러한 어려움을 환자의 문제로 간주할 것이 아니라, 이러한 상황적 문제를 해결해 가면서 환자를 이해하고 공감하고 옹호해주는 치료적 커뮤니케이션으로 이끌어 가야만 한다.

무엇보다도 의료인은 환자가 왜 그러한 행위를 보이는지에 대해 이해해야만 한다. 그리고 환자가 까다롭다거나 회피적이라거나 혹은 의존적이라고 섣불리 단정짓기 보다는 이를 하나의 증상으로 이해하는 것이 도움이 된다. 다음은 일개 병원의 한 간호사가 환자의 거슬리는 행위를 하나의 증상으로 간주하게 되면서, 환자를 대하는 자신의 태도와 행동의 변화를 고백한 진술이다.

그냥 요새같은 경우는 환자들이 다 애기 같다고 생각을 해요. '아 애기같이 투정을 부리고 싶어서 그러는구나!'. . .'되게 까다로운 환자구나. 그런 환자일수록 오히려 더 애기처럼 더 챙겨주는 것이 낫겠구나!' 생각을 하는 거죠. (김덕희, 2002, p.73)

(표2)는 까다롭고 예민한 환자를 대하게 될 경우 고려해 볼만한 사항으로서, 의료인의 적절한 대응에 효과적일 수 있다.

(표2) 까다로운 환자와 의사소통할 때 고려해야 할 사항

- 까다롭거나 어려운 환자를 선입견이나 섣부른 판단없이 그대로 수용한다.
- 환자가 왜 까다로운지에 대한 이유들을 분석한다. 가장 흔한 이유 중의 하나는 불안이다.
- 부드러운 태도로 공손히 반응한다. 이로써 어려운 대화가 부드럽게 진행될 수 있다.
- 환자에게 공감을 명확하게 보여주어 환자가 어떠한 선입견 없이 자신이 받아들여지고 있다고 느끼도록 한다.
- 환자의 까다로움이 다른 현실로부터 온 것인지 고려해 본다.
- 불안이나 긴장 등 현재의 감정 상태를 완화시키려고 노력한다.

환자와 상호작용하면서 의료인은 환자와 함께 건강과 안녕을 되찾고 유지하기 위한 목표를 설정할 뿐만 아니라 그 목표를 성취해야 한다. 이를 위해서 단계별로 문제를 제시하고 해결하는 접근이 도움이 된다.

의료인은 환자중심적인 오리엔테이션을 가지고 (표3)와 같이 계획된 문제해결 접근을 이용하여 환자가 자신의 문제를 해결하도록 도와야 한다. 이 때 문제 설정과 해결은 의도적이고 신중하면서 객관적으로 이루어져야 한다.

(표3) 문제 해결 모형

- 문제를 제시한다.
- 문제를 정의하고 한정한다.
- 문제가 해결되기 위해 확실하고 구체적인 기준을 마련한다.
- 해결책과 옵션들을 나열한다.
- 해결책과 옵션을 우선순위화하고 결정한다.
- 한가지 옵션을 시도한다.
- 옵션을 평가한다.
- 필요하면 재시도한다.

3. 대인관계와 커뮤니케이션 전략

의사소통하기 어려운 환자와의 커뮤니케이션을 원활하게 하기 위해서는 보다 구체적인 대인관계 전략과 커뮤니케이션 기술이 필요하다. 이러한 전략과 기술들을 다양한 상황과 맥락에 적절하게 적용함으로써 치료적 커뮤니케이션을 달성할 수 있다. 커뮤니케이션 기술에는 언어적 기술뿐만 아니라 비언어적 기술이 포함된다. 비언어적 행위는 특히 타인과의 신뢰 관계 형성에 중요한데(제 2부 4장 참조), 언어적 행위는 주로 내용 차원에 초점을 두지만, 비언어적 행위는 대인관계와 감정에 초점을 두기 때문이다.

신뢰관계 형성에 도움이 되는 행위에는 목소리(톤과 속도), 고개 끄덕임, 시선 마주치기, 부드러우면서도 관심있는 표정짓기, 삽화적 제스처, 환자 쪽으로 기울이는 자세, 정서적 접촉 등이 있다(김우룡 외, 2004; 이명선, 2009; Caris-Verhallen et al, 1999). 정서적 접촉은 인지장애나 의사소통이 어려운 환자에게 관심, 공감, 지지 혹은 위로를 전달하는데 특히 적절하다.

다음은 의사소통이 어려운 환자를 위한 대인관계와 커뮤니케이션 전략들이다(김덕희, 2002; 박현정, 2006). 이러한 전략들은 돌봄 간호의 현장에서 환자와 비교적 지속적으로 상호작용을 해야 하는 간호사를 중심으로 개발된 것이지만, 진단과 치료를 중심으로 하는 의사나 치과의사들에게도 도움이 될 수 있는 전략들이다.

1) 환자 제대로 알기

의료인으로서 환자에게 제대로 관심을 갖기 위해서는 환자를 총체적으로 알아야 한다. 이를 위해 환자의 성별이나 연령과 같은 인구학적 자료와 건강력, 진단과 치료, 간호 등 주로 객관적인 질병 관련 자료를 수집한다. 시시각각 변화되는 환자 상태에 관한 정보는 인수인계 보고와 같은 경로를 통해서 얻게 된다. 그리고 이러한 정보만 가지고 환자와 상호작용하는데 큰 어려움이 없는 경우가 많다.

하지만, 상호작용이 어려운 환자인 경우에는 환자의 건강력과 신체적인 정보뿐 아니라, 심리적인 정보, 가족 관계 및 사회경제적 정보들도 포함해야 한다. 이러한 정보는 동료와 담당 의료인으로부터 얻을 수 있고 가족들로부터도 얻을 수 있다. 환자의 질병과 유사한 질병체험 내러티브를 참조하는 것도 도움이 된다. 이러한 정보와 지식을 통하여 의료인은 환자의 성향, 심리 상태, 가족 관계, 사회적 지위뿐만 아니라 질환에 대해서 지니고 있는 개인적인 의미 등을 파악하여, 환자가 무엇을 원하고 어떠한 감정 상태인지, 그리고 무슨 생각을 하는지 등을 제대로 파악할 수 있게 된다. 이로써 의료인은 환자에 대한 성급한 판단을 피할 뿐만 아니라 보다 적절한 언어적, 비언어적 커뮤니케이션 기술을 활용하면서 신뢰관계를 구축해 나갈 수 있다.

2) 전문성 드러내기

의료인의 전문성 또한 환자와의 신뢰관계 구축에 핵심적인 요소이다. 의료인은 우선 환자와 관련된 거의 모든 사안과 행위에 대해 자신감 있는 태도를 보이는 것이 필요하다. 그리고 이성적인 근거와 의학적, 간호학적 지식을 가지고 환자에게 자세하게 설명한다. 이렇게 함으로써 의료인은 환자로부터 역량있는 전문가로서의 신뢰를 얻을 수 있다. 비교적 나이가 젊은 초보 의료인들은 환자로부터 전문성을 인정받기가 어려운 편이다. 따라서 더욱 적극적으로 자신감을 가지고 자신의 전문성을 드러내는 것이 필요하다. 다음은 자신의 전문성을 의도적으로 보여줌으로써 환자로부터 의료인으로서의 위상을 되찾고 신뢰를 얻게 된 한 간호사의 진술이다.

> 그분한테는 가서 전문적으로 설명을 해요. 무얼하더라도! 이것은 혈관을 건드려서 될 수 있습니다 라고 간단히 얘기하지 않아요. 그거는 간동맥으로 들어가서 이렇게 하고 이렇게 하는 겁니다. . . . 미리 예측을 하거든요. 그리고 갔다와서 맞아 들어가잖아요, 그러면 조금 보는 시각이 달라져요. 그 다음에 갔을 때에 대접이 달라지지요. (김덕희, 2002, p, 60)

3) 친밀감 보여주기

이는 공감하기와 유사하지만 특히 관심과 배려의 중요성을 더욱 강조한다. 특히 가족으로부터 떨어져 있는 입원 환자는 병에 대한 불안과 함께 소외감을 느끼기 쉽다. 따라서 의료인은 환자와의 정서적 거리를 좁히고 보다 밀접한 신뢰관계를 구축하기 위해 관심과 함께 배려하고 있음을 보여주어야 한다. 따뜻한 눈짓과 표정을 지으며 명랑하게 반응하고 손을 잡아주는 등 신체적 접촉을 활용하면서 정서적인 영역으로 접근한다. 필요하다면, 환자의 이름을 부를 때에도 이름에 님을 붙여서 호명하는 병원 관례에서 벗어나 사회적 지위나 타이틀을 사용할 수 있다. 특히 환자의 역할을 수용하면서 갖게 되는 무력감에 빠진 환자인 경우에는 사회적 호칭의 사용으로 환자에게 힘을 북돋아 주고 존중감을 표현하는 데에도 도움을 줄 수 있다.

웃는 얼굴에 침 못 뱉으니까 먼저 웃고 먼저 인사하고 한 번쯤 더 지나가더래도 한 번쯤 더 인사해 드리고 항상 친근한 게 제일 중요한 것 같아요. . . .그러니깐 그 사람이 약해져 있을 때 더 많이 배려를 해주고 간호에 더 이렇게 많이 신경 써주면 그 환자도 이렇게 마음을 여는 것 같더라구요. (김덕희 2002, p. 72)

4) 힘 북돋우기

이는 환자의 요구를 되도록 수용하고 이해해 주어 신뢰와 공감을 얻는 데서 더 나아가 환자가 질병을 극복하도록 돕기 위한 전략이다. 이때 의료인은 환자에게 헛된 희망이 아니라 진정한 희망과 용기를 갖도록 적극적으로 옹호해주어야 한다. 이를 위해서 의료인은 환자가 자신을 성찰하고 충분히 이야기할 수 있는 분위기와 기회를 마련해 주어야 한다. 의료인의 공감적 경청은 환자가 질병 과정을 통해 보다 성숙해질 수 있는 기회를 제공해 주기 때문이다.

5) 경청하기

경청하기, 즉 듣기는 의사소통의 시작이자 핵심 요소이다. 경청을 제대로 하지 않으면 의사소통은 결코 만족스럽게 끝날 수 없다. 경청은 수동적인 것이 아니라 적극적이고 의식적인 노력이다. 경청은 특히 갈등 상황에서 중요한데, 사실상, 잘 들어주기만 해도 갈등의 많은 부분은 해소될 수 있다.

공감적 경청은 타인을 이해하면서 그의 참조 프레임 내로 들어가는 것을 말한다. 의료인은 공감적 경청을 통해서 환자의 행동을 다양한 상황적 맥락에서 이해할 수 있게 된다. 문제를 진단하고 깊이 있게 이해하기 위한 공감적 경청은 커뮤니케이션에 다양한 효과를 가져오는데, 우선 경청을 통해서 의료인은 환자에 대한 판단을 보류하고 집착이나 편견 등을 제거할 수 있다.

사실상 대화의 감수성을 가로막는 것은 각자의 가정과 의견을 고수하려는 태도이다. 공감적 경청은 환자에게 책임을 지우거나 환자를 교정하려는 등의 시도를 하지 않게 만든다. 그리고 환자의 언어적, 비언어적 요구에 대한 인식을 원활하게 해준다. 예를 들면, 환자가 말한 것뿐만 아니라 환자의 단어에서 반복적으로 나타나는 주제들을 찾아낼 수 있게 도와준다. 의료인이 환자의 생각과 감정에 열려있게 되면, 환자는 자신이 인간적으로 수용되고 이해되고 있다는 느낌을 갖게 된다.

공감적 경청을 위해서는 말하기 혹은 정보의 네 가지 메시지, 즉 사안 내용; 자기 묘사; 관계; 그리고 호소에 귀를 기울여야 한다(백미숙, 우상수, 2002).

첫째, '**사안 내용**'은 **발신자**(환자)가 전달하고자 하는 정보 그 자체를 의미한다. 둘째, '**자기 묘사**'는 발신자가 보내는 감정에 대한 메시지를 의미한다. 셋째, '**관계**'는 발신자와 **수신자**(의료인)가 어떤 관계에 있는지에 관한 메시지이다. 이러한 '관계'의 메시지에는 대개 두 개의 서로 다른 메시지를 내포하기도 하는데, 하나는 발신자와 수신자와의 관계이고, 다른 하나는 관계의 특성에 관한 것이다. 예를 들면, 친밀한 관계인지 혹은 불신 관계인지 등이 여기에 속한다. 마지막으로 **호소**는 발신자가 호소하는 메시지를 의미한다.

다음의 예를 통해서 각 메시지에 대해 생각해 보자. 한 간호사가 오전에 활력징후를 측정하기 위해 환자에게 다가가자, 환자가 "오늘 진통제 주사를 몇 시에 놓아 주시나요?"라고 물었다고 하자. 이에 대한 메시지를 네 가지로 구분하면 (그림 1)과 같다. 환자가 보내는 첫 번째 메시지는 명백한 '사안 내용'을 전달하는 것으로서 '몇 시에 진통제 주사를 맞는지 궁금해요.'이다. 그러나 이 문장에는 이렇게 단순한 사실을 전달하는 것 이상의 내용이 내포되어 있다. '난 아픈 게 너무 싫어요.' 라고 하는 '자기 묘사'가 있고, '간호사는 날 도와주지요.'와 함께 '간호사는 내게 친절해요.'라고 하는 '관계'의 메시지가 담겨 있을 수 있다. 또한 '통증이 있으니 제때에 주사를 놓아주세요'와 같은 '호소'의 내용이 담겨 있을 수 있다.

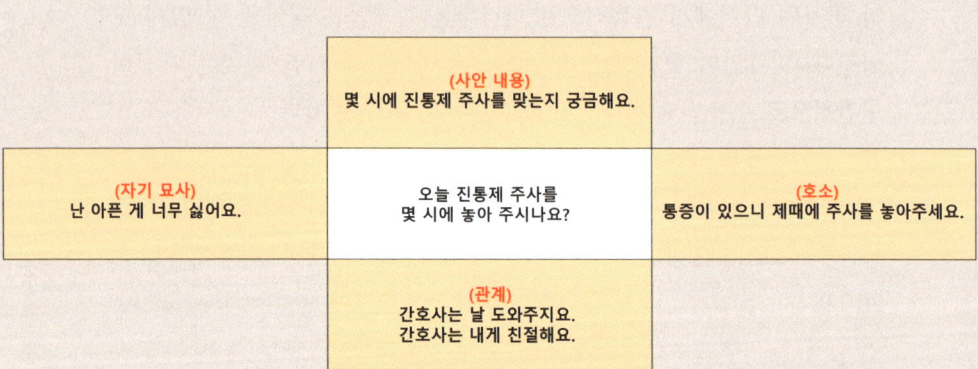

(그림 1) 정보가 지닌 네 가지 메시지의 예

이렇듯, 발신자가 말할 때에는 항상 이 네 가지의 메시지가 동시에 일어난다. 하지만 수신자가 어떤 메시지를 어떻게 듣느냐에 따라 말한 내용과 함께 그 중요도가 각기 다르게 도착한다. 따라서 겉으로 보기에는 중요하게 보이는 메시지가 반드시 중요한 메시지가 아닐 수도 있다. 또한 발신자와 수신자가 정보가 지닌 메시지를 서로 다르게 해석하면 이러한 과정은 더욱 복잡해진다. 예를 들면, 수신자는 '사안 내용'을 중요하게 여기는 반면에, 발신자는 '호소'의 측면을 중요시할 수 있다. 따라서 겉으로는 발신자가 보낸 정보가 명료하여 오해의 소지가 없다고 여겨져도, 실제로 발신자와 수신자 사이에는 오해가 일어날 수 있다.

다음은 (그림 1)에서 보여준 정보의 네 가지 메시지에 대해서 수신자인 간호사가 어떻게 들을 수 있는지를 가정해 보자. 간호사가 환자가 보낸 정보를 '내용 사안'의 차원에서 듣는다면 "오전 10시요."라고 대답할 것이다.

그런데, 간호사가 만약 '내용 사안'에 대해서만 듣고 반응한다면, 환자와의 공감이나 신뢰관계를 만들어 가기가 어려울 수 있다. 만약, 간호사가 '자기 묘사'의 차원에서도 듣고 '오전 10시요. 그런데 아픈 건 정말 참기 힘들지요?'라고 대답한다면 통증에 공감해 주는 반응이 될 것이다. 관계 차원에서 듣게 되면 간호사는 "네, 주사를 제 시간에 놔 드릴게요."라고 친절하게 대답할 수 있다. 하지만, 간호사가 이 환자를 자주 불평하는 환자라고 간주하고 있다면, "언제 맞는지 몰라서 물으세요?"라고 퉁명스럽게 답할 수 있을 것이다. 혹은 그동안 주사 시간을 제대로 지키지 못했던 자신의 부주의에 대한 비난으로 들었다면, "제때 놔 드릴게요!"라고 대답할 수도 있다. 호소의 차원에서는 "통증이 좀 있으시군요. 오전 10시에 들어가는데 좀 일찍 맞으셔도 돼요."라고 대답할 수 있다. 이런 경우 환자는 간호사에게 무한한 신뢰를 보낼 수 있을 것이다.

공감적 경청이란 네 개의 귀를 가지고 총체적이고 균형적으로 듣는 것이다. 이를 위해서는 자신이 어느 귀에 특히 밝은지에 대해서 인식하고 반성할 필요가 있다. 기술이나 학문 영역의 전문가처럼 의료인들은 주로 내용 사안형 귀로만 듣고 답하곤 한다. 그런 경우, 위의 예시처럼 "오전 10시요."라고 간단하게 대답하고 넘어갈 것이다. 하지만 의료인은 자기 묘사형 귀 또한 적극적으로 사용해야만 한다. 왜냐하면 이 귀를 통해서 환자의 느낌과 감정을 좀 더 잘 파악하여 감정이입할 수 있기 때문이다. 관계형 귀를 통해서는 환자가 자신과 어떠한 관계를 설정하고 있으며 얼마나 신뢰하는 관계인지 등을 파악하는 데 도움을 얻을 수 있다. 호소형 귀 또한 매우 중요하다. 의료인은 호소형 귀를 통해서 환자가 직접적으로 표현하기 어려운 소원, 희망, 절망, 그리고 자살 시도와 같은 의도 등의 메시지를 들을 수 있기 때문이다. (표3)은 정보의 네 가지 메시지를 전체적으로 파악하기 위한 질문들이다.

(표 3) 정보가 지닌 네 가지 메시지를 얻기 위한 질문

1. 사안 내용: 환자는 의료인에게 무슨 정보를 보내고 있는가?
2. 자기 묘사: 환자는 자신에 대해서 어떻게 표현하고 있는가?
3. 관계: 환자는 의료인과의 관계에 대해서 어떻게 이야기하고 있는가?
4. 호소: 환자는 의료인에게서 무엇을 얻고 싶어 하는가?

6) 직면하기

대부분의 경우 의료인들은 커뮤니케이션하기 어려운 환자를 대할 때 전문성 드러내기나 공감적 경청 등 다양한 방법을 통해서 신뢰를 얻으려고 노력하지만, 다른 경우에는 환자와 직면하여 맞섬으로써 이들과의 막힌 커뮤니케이션을 열어 나갈 수 있다. 직면하기는 직접적으로 정직하게 환자의 문제에 의혹을 제기하여 인식시키는 기술이다.

예를 들면, 의사와의 관계에서 소위 **착한 환자 콤플렉스**에 빠진 환자들의 경우, 회진 중인 의사 앞에서는 환자로서 자신의 권리와 요구를 피력하지 못하다가, 이러한 요구나 불만 사항을 간호사에게 전가시키는 경우가 있다. 이러한 경우에 간호사는 환자에게 직면하는 것이 필요하다. 이러한 직면은 궁극적으로 환자를 옹호하고 힘을 북돋아주는 데에도 기여한다.

직접적으로 얘기를 해요. 환자분한테. 왜 의사 앞에서는 아쉬운 소리 안 하시는 분들이 계시잖아요. 꼭 간호사만 보면 이것도 해 달라고 하고 저것도 해달라고 하고.... 막 따지는 환자한테 왜 주치의 오셨을 때는 그 말씀을 못 하셨나요? 하고 물어요. 그러면 만만한 게 간호사니까! 하고 얘기하시는 분들이 계시거든요. 저도 그러면 그 자리에서 얘기해요. 그거는 아니다! (김덕희, 2002, p. 58)

7) 지연하기

지연하기는 환자의 요구에 동의하지 않거나 이를 수용할 수 없을 때, 환자와 직접 맞서 바로 대응하지 않고 기다리는 것을 말한다. 환자의 요구가 비록 불가능한 것일지라도 환자 앞에서 딱 잘라 이야기하는 것이 아니라 뭔가 시도해 보려는 노력을 보여주는 것이다. 이렇게 인내심을 가지고 기다려 줌으로써 환자는 자신의 문제를 스스로 인식하며 수긍할 기회를 얻게 된다. 이때 또한 중요한 것은 환자의 말을 무시하거나 들은 척하지 않고 공감적으로 경청하는 것이다.

일단, 저는 맞서지는 않아요. 일단 맞서지는 않구요, 충분히 들어요. 그 자리에서 된다 안 된다 말씀을 드리지 않구, 생각 좀 해보고 말씀드리겠다라고 그러고. 또 한 번 말씀하시거든요. 그런 분들은 해결이 될 때까지 말씀하세요. 진을 빼 놓으시는데, 그 다음에도 생각해 보시라고 하죠.. 환자분들도 대부분 그게 안 된다는 것은 아시거든요. 인식을 하시면서도 끝까지 자기 고집을 세우고 싶으신 거예요. 어느 정도 환자분이 내가 이 정도는 할 테니까 이 정도를 봐 줄 수 있는 것 아니냐 하는 타협을 하실 때가 있어요. 그 때까지 저는 기다려요.... (김덕희, 2002, p. 62)

8) 거리두기와 의뢰하기

거리두기나 의뢰하기는 다양한 노력에도 불구하고 환자로부터 인정과 신뢰를 얻지 못할 때 사용하게 된다. 원활한 커뮤니케이션의 한계를 인식하게 되면, 의료인은 자신이 해야 할 업무를 환자의 요구대로 받아주기 쉽다. 하지만 이는 진정성 있는 의료와 간호수행이라기 보다는 의례적이고 수동적인 것이고, 환자보다는 의료인 자신을 보호하기 위한 것이 될 수 있다. 따라서 의료인은 이러한 방어적 행위를 인식하고 상사나 동료들에게 도움을 요청하거나 의뢰함으로써 환자에게 최선의 치료와 간호가 이루어지도록 해야 한다.

그냥 그런 환자인 경우에는 환자에게 더 가까이 가고 싶지도 않고 어떤 인간적인 측은함 내지는 간호사로서 어떤 사정하기 위해서 더 가까이 가야 되는 상황에도 불구하고. 그게 그 사람한테는 납득이 안 되는 거야. 그니까 더 이상 하지도 못 하고. 결국엔 조용하게 있잖아. 아무 사건이 안 일어나게 하는 방법은 무조건 할아버지 요구대로 바로바로 하는 거거든. 결국은 간호사는 의사한테 보고하고 의사 빨리 데려오기만 하면 된다. 할아버지의 요구에 따라서 요구대로. (박현정, 2006, pp. 75-76)

▶ 요약

의사소통이 어려운 환자와의 신뢰 관계 구축을 위해서는 이들에 대한 심층적인 이해가 필요하다. 무엇보다도 어려운 의사소통의 원인을 환자의 인성 문제로 간주하기보다는 행동과 증상의 차원에서 관찰하고 이해하는 것이 중요하다. 이와 함께 커뮤니케이션은 양자 사이에 일어나는 것이므로 의료인 또한 높은 자아 인식과 반성을 통하여 자신을 치료적으로 이용할 수 있어야 한다.

또한 다양한 언어적, 비언어적 기술을 활용하여 상황에 맞는 올바른 대인관계 전략을 이용해야 한다. 여기에는 환자 제대로 알기, 전문성 드러내기, 친밀감 보여주기, 힘 북돋우기, 경청하기, 직면하기, 지연하기, 거리두기와 의뢰하기 등이 있다.

특히 공감적 경청을 위해서는 정보가 지닌 네 가지의 메시지, 즉 사안 내용, 자기 묘사, 관계 및 호소의 메시지에 균형있게 귀를 기울일 줄 알아야 한다.

▶ 토의주제

- 병원에 갓 입원한 환자가 분노를 표출하고 있다. 이럴 때 어떻게 상호작용하면서 커뮤니케이션 전략을 활용할지에 대해 동료들과 토론하시오.
- 치료적 커뮤니케이션을 위해 의료인은 자기 인식과 반성이 필요하다. 자신에 대해 인식하고 반성한 내용을 동료들과 공유하면서 토론하시오.
- 상호작용하기 어려운 환자와 커뮤니케이션하면서 직면하기 전략이 필요한 상황을 설정하고 이에 대해 동료들과 토론하시오.
- 발신자가 보내는 정보의 네 가지 종류의 메시지는 무엇인지에 대해 설명하시오.
- 하나의 의료 상황과 맥락을 설정한 후, 그 상황에서 환자가 한 말을 하나의 예로 들고 이에 대해 수신자, 즉 의료인이 할 수 있는 네 가지 종류의 반응을 이야기하고 그 반응의 효과에 대해 토론하시오.

▶ 참고문헌

- 김덕희. (2002). 간호사가 경험한 어려운 환자와의 대인관계 이해. 박사학위논문, 서울대학교, 서울.
- 백미숙, 우상수 번역. (2002). 의사와 환자의 대화. 백산서당.
- 박현정. (2006). 일개 특실병동 간호에 관한 문화기술지: 간호사와 환자 관계를 중심으로. 석사학위논문, 서울대학교, 서울.
- Bradley, J. C., & Edinberg, M. A. (1990). Communication in the nursing context (3rd ed.). Norwalk, CT/San Mateo, CA: Appleton & Lange.

*Caris-Verhallen, W., Kerkstra, A., & Bensing, J. M. (1999). Non-verbal behavior in nurse-elderly patient communication. Journal of Advanced Nursing, 29(4), 808-818.

제 5부 환자의 특성에 따른 커뮤니케이션
2장 연령별 커뮤니케이션 전략

◇ 학습목표
노인환자와 성인 환자와의 의사소통에서 나타나는 특징과 그 차이점을 설명할 수 있다.
소아환자와의 유대관계 형성을 위한 의사소통 기법을 설명할 수 있다.
보호자(가족)가 동반된 상황에서 효과적인 다자간 커뮤니케이션 기법을 이해한다.

노인이나 소아 청소년 환자는 일반 성인 환자와는 달리 의사소통에 어려움을 주는 많은 요인들을 가지고 있다. 의료인들은 특히 이들에게 정보를 전달하고 설명하고 유대관계를 형성하는데 어려움이 있다. 이 장에서는 노인이나 소아 청소년 환자들을 진료하고 치료하거나 간호할 때 나타날 수 있는 의사소통의 장애 요인들을 예측해 보고, 효과적인 의사소통 기법들을 알아보도록 하겠다.

1. 노인환자

1) 면담 준비
노인환자와의 진료를 위해서는 가능한 한 넓은 진료실이나 병실 공간을 마련하는 것이 필요하다. 왜냐하면 노인환자는 종종 휠체어를 사용해야 하고 가족을 동반하여 진료실에 함께 들어올 수 있기 때문이다. 또한 시각적으로나 청각적으로 환자의 주의가 산만해지지 않도록 조용하고 집중할 수 있는 환경을 조성할 필요도 있다.

노인환자와의 면담은 앉은 자세로 서로의 얼굴을 보면서 진행하는 것이 좋은데, 그 이유는 청력이 떨어진 노인환자의 경우 의료인의 입 모양을 참고하여 의료인의 말을 이해하려고 하기 때문이다. 의료인 또한 환자의 비언어적 단서를 쉽게 발견할 수 있다. 노인환자는 표현하는 증상이 모호하고 청력 장애 등으로 대화의 진행이 빠르지 않을 수 있으므로 면담 진행을 위해 충분한 시간을 배정하는 것도 필요하다. 이외에도 노인환자를 호칭할 때에는 'OOO어르신' 등과 같이 존중의 표현을 사용하는 것 등이 신뢰관계 형성에 도움이 된다.

2) 면담 수행

의료인은 환자의 이야기가 완성될 수 있도록 끝까지 중단하지 않고 경청해 주어야 한다. 특히 노인인 경우에는 대화의 진행이 빠르지 않아 의료인은 더욱 끈기있게 경청하는 자세가 필요하다. 끈기있고 신중한 경청 이외에도 의료인은 노인환자에게 가능한 한 느린 속도로 말하고, 환자가 잘 듣지 못해도 소리를 치거나 높은 톤으로 말하는 것을 피하고 평소보다 조금 강한 강도로 분명하게 말하도록 하여야 한다. 병력의 질문이나 설명은 되도록 짧고 단순한 낱말과 문장으로 표현하는 것이 좋다.

노인환자는 자신의 증상을 적극적으로 표현하지 않는 경향이 있다. 이들은 자신의 증상이 일반적인 노화 현상일 것으로 생각할 수 있고, 자신이 증상을 이야기함으로써 의료인이나 보호자들을 귀찮게 한다고 여길 수도 있다. 자신의 신체 변화에 당혹스러워하여 증상을 다른 사람에게 공개적으로 이야기하기를 꺼릴 수도 있다. 그러므로 의료인은 노인환자의 증상에 대해 직접적이고 구체적으로 문진할 필요가 있다.

면담을 진행할 때에는 한 번에 한 주제씩 이야기하는 것이 중요하다. 의료인은 환자에게 설명하거나 교육하거나 지시할 때, 내용을 되도록 단순하게 말하고 메모지에 적어 주는 것이 좋다. 설명 대화를 할 때에는 사진이나 그림, 모델 등을 사용하고, 중요한 내용은 자주 반복해 주어야 한다. 또한, 설명 후에는 환자의 이해를 확인하고 환자에게 질문할 기회를 주는 것이 좋다. 노인환자가 의료인의 설명이 너무 어려워서 이해하지 못할 수 있으므로, 필요한 경우에는 의료인이 설명한 후에 환자가 들은 내용을 의료인에게 다시 되풀이하여 말해 보도록 하는 것이 필요하다.

3) 노인환자-의료인 관계 형성

의료인은 노인환자에게 존중하는 태도를 보이는 것이 중요하다. 또한 환자가 소외되지 않도록 의사소통 과정에서 되도록이면 환자와 직접 이야기하도록 한다. 인지 장애가 있는 노인환자와의 면담은 더욱 어려울 수 있다. 환자가 자신의 증상을 언어적으로 잘 표현하지 못하는 경우에는 동반하는 보호자와 가족이 전달하는 정보를 참조하는 것이 도움이 된다. 그러나 이런 경우에도 환자가 무시당하거나 소외받는 느낌을 받지 않도록 주의할 필요가 있다. 진단과 치료에 대한 의사 결정을 내릴 때에도 시간이 걸리더라도 가능한 한 환자를 의사 결정 과정에 참여시키려고 노력할 필요가 있다.

환자와 인사를 나눌 때에는 앉은 자세에서 인사하는 것보다는 되도록 선 자세로 인사를 나누는 것이 우리 문화에 맞는 예의이다. 진료 전후에 환자가 이동할 때에는 가족이나 의료진이 동행해 줄 필요가 있다.

노인환자와의 면담 예시

- 의사: ooo 어르신. 항상 그렇죠? 체중도 변화 없고.
- 환자: 요샌 체중도 안 재.
- 보호자: 체중을 안 달아 보시는 것 같아요.
- 의사: 네. (컴퓨터 보며) 체중을 오랜만에 달아 보는 것이 좋겠어요. 골다공증 약을 드시는데, 뼈가 좀 튼튼해져야 할 거 아니에요. (환자 쳐다보며) 몸무게가 좀 나가야 돼서.
- 환자: 근데 손발이 그렇게 차?
- 의사: 손발이? 네. 언제부터요? (차트 기록)
- 환자: 좀 된거 같은데? (보호자를 쳐다본다)
- 보호자: 한 1개월, 2개월 정도.
- 의사: (보호자 보며) 1개월, 2개월? (고개 끄덕인다)
- 환자: 1개월 정도. 가만히 있으면 차. 손발이 너무 차.
- 의사: 혈액순환제 같은 것은 안 드시고?
- 보호자: 네. 손발이 많이 차다고 하시니까
- 환자: 발이 시려워.

▢ 의사: 그러면 손발 찬 데 먹는 말초혈액 순환 잘 되게 하는 그런 약을 같이 드릴게요.
▢ 보호자: 그러세요.
▢ 의사: 시금 골다공증 약은 일주일에 한 번 드시죠. (환자 쳐다보며) 물 많이 드시죠? ▢ 환자: (고개 저으며) 물 많이 안 묵어.
▢ 보호자: 물 많이 안 드세요.
▢ 의사: 물 많이 먹어야 되잖아요.
▢ 환자: 물 많이 먹으면, 또 시작을 해, 땀이.
▢ 의사: 땀이요?
▢ 환자: 물 먹으면 좋다고 당귄가 그거를 삶아서 먹는데<속삭이듯>땀이 더 많이 나오더라구.
▢ 의사: (청진기 끼며) 땀 많이 나면 좋은 거예요. 노폐물 빠지고.
▢ 보호자: 좋은 거야, 엄마.
▢ 환자: (크게) 좋긴, 기운이 빠지는데 뭐이 좋아(옷을 푼다).
▢ 의사: 아이 뭐 노폐물이 빠지면 좋은 거라니까요. 그리고 또 식사도 잘하게 되고.(청진한다) 숨 크게 쉬세요. 다시요. 네. 소변도 잘 나오고 잘 먹고 잘 하시면 좋은 거에요.
▢ 환자: 소변은 잘 보고. 많이 먹으면 많이 소변보고.
▢ 의사: (모니터 보며) 약이 하나 더 추가됐다는 거 하고. 그리고 석 달 후에 오세요.
▢ 환자: (헤헤)
▢ 보호자: 혈액 순환제가 필요한가요, 우리 어머니가?
▢ 의사: (고개 끄덕이며) 네 네 (환자 보고) 좀 꾸준히 드시면 좋아요.
▢ 환자: (고개 끄덕인다)
▢ 의사: (환자 보며) 안녕히 가세요
▢ 보호자: 네

2. 소아 청소년 환자

1) 면담 준비

소아 청소년과의 면담은 발달 단계(신생아기, 유아기, 아동기, 사춘기 등)에 따라 면담기법이 달라진다. 소아 청소년 환자와의 면담은 의료인-환자의 이원적 대화보다 의료인-환자-가족(보호자)의 삼원적 대화가 될 가능성이 크다. 청소년의 경우에는 혼자서 진료를 받으러 올 수 있다. 따라서 의료인은 발달 단계에 따라 이들에게 어떤 표현을 사용하여 증상을 묻거나 의학적인 내용을 설명해야 할지 미리 준비해야 한다.

소아환자는 낯선 환경에 있을 때 두려움과 불안으로 아무 말도 하지 않거나 울 수도 있고, 과거에 좋지 않은 질병 경험을 갖고 있던 경우에는 의료인의 진찰에 순응하는 것이 더 어려울 수 있다. 소아들은 통증에 대해 소리치거나 몸부림치는 것으로 반응할 수도 있다. 경우에 따라서는 부모가 의사소통을 어렵게 할 수도 있고, 소아가 부모와 분리되어야 할 때 의사소통이 더욱 어려워질 수 있다. 그러므로 소아 청소년을 진료하거나 간호할 때에는 소아 청소년 환자와 가족(보호자)을 모두 포함시킬 수 있도록 공간을 배치하고, 가족(보호자)으로부터 대화를 위한 도움을 받는 다자간의 면담을 진행하여야 한다.

2) 면담 수행

소아 청소년 환자에게 문진하거나 진찰할 때 의료인은 되도록 환자의 눈높이에 맞추어 대화해야 한다. 15개월 미만의 소아는 부모의 팔에 안기거나 무릎에 앉아서 진료를 받게 되고, 15개월~2세의 소아들은 부모의 무릎에 앉거나, 진료실 안에서 이리저리 돌아다닐 가능성이 크다. 소아환자들과의 관계 형성을 위해 아이들과의 대화를 지속적으로 유지하는 것이 좋다. 아이들이 많이 사용하는 증상이나 신체 용어의 표현 들을 잘 배워서 활용하는 것도 필요하다. 특히 신체 진찰을 시작하기 전에 아이와 좋은 관계를 형성할 필요가 있는데, 5세 이하의 소아에서는 아이가 좋아하는 장난감을 이용할 수도 있다.

특별한 시술을 하기 전에는 아이에게 설명해 주고, 낯선 소음이나 냄새에 대해 미리 준비하게 하는 것이 좋다. 아이가 울더라도 계속 이야기를 하면서 침착한 목소리로 아이를 안심시키도록 하여야 한다. 아이를 진찰할 때 부모나 보조원의 도움을 받아서 아이가 움직이지 않도록 하는 것이 필요하다. 아이를 달래기 위해 선물이 필요할 수 있지만 너무 자주 주는 것은 좋지 않다. 아이가 지속적으로 치료에 대한 보상을 기대할 수도 있기 때문이다. 아이를 거짓으로 안심시키는 것은 피하여야 하는데, 이럴 경우 아이가 혼동되고 우울감을 가질 수도 있기 때문이다.

소아 청소년인 경우에 의료인은 이들이 이해할 수 있는 용어를 사용하여 설명해 주고, 이들의 이해를 확인하면서 반복해서 설명해 주는 것이 좋다. 시술이 끝나면 도구들은 모두 바로 치워서 아이의 불안감이 지속되지 않도록 하여야 한다. 부모들이 소아를 낯선 환경이나 낯선 사람들에게만 남겨 놓고 떠나지 않도록 하여야 한다. 아이에게 울지 않는 착한 아이가 되라고 격려하기보다는, 울거나 소리치는 것을 용납해 주는 언급을 하는 것도 필요하다.

3) 청소년 환자-의료인 관계 형성

청소년 시기는 신체적, 정신적으로 변화가 큰 시기이다. 따라서 일부 청소년 환자는 혼자 진료실을 방문할 수 있다. 다른 일부는 보호자와 함께 진료실에 내원하게 된다. 따라서 진료와 관련된 의사 결정을 청소년 환자가 독립적으로 할 수도 있지만, 그런 결정이 어려운 경우도 종종 있으므로 세심한 주의가 필요하다. 또한 의료인은 청소년 환자와 보호자와의 정서적 경계를 잘 다루어줄 필요가 있다. 의료인은 청소년 환자가 면담 대화와 의사결정에 포함되도록 노력하면서, 청소년 환자들의 독립성을 존중해 주어야 한다.

청소년 환자와의 면담 예시
- 의사: (여학생 환자를 보며) 학생 이름이 oo인가?
- 환자: 예.
- 의사: 어디가 아파서 왔지?
- 보호자: 감기가 온 거 같은데. 목이 따끔거리고, 기침을 심하게 하구요.
- 의사: 목이 따끔거리고.
- 보호자: 예. 기침도 하고, 어지럽다고 그러고.
- 의사: 어지럽고.

- 보호자: 예. (큰 소리로) 통 먹지를 못해요.
- 의사: (큰 소리로) 열도 나네?
- 보호자: 열도 나요.
- 의사: 열 언제부터 났어요?
- 보호자: 어제 저녁.
- 환자: 어제 밤.
- 의사: 기침 심하지 않아요?
- 보호자: 그렇게 막 심하게 하지는 않는데, 기침도 있고 목이 따끔거리고. 통 먹지를 못해 가지구요.
- 의사: (목상태를 보러 환자에게 다가서며) 아- 해볼까? (큰소리로) 아- 소리해보자. 아이고, 편도염이 심하구나.
- 보호자: 영양제를 조금 한 번.
- 의사: (목 주변을 짚어 보며) 아퍼? 아퍼? 따끔따끔 거려?
- 환자: (끄덕인다)
- 의사: (책상으로 돌아오며) 편도염이 좀 심하네요. 전에도 편도염 자주 앓았어요?
- 보호자: 가끔요.
- 의사: 기침은 안해? 괜찮아? 기침도 좀 하고?
- 환자: 예.
- 의사: (차트에 기록하며) 기침 심하진 않나 봐요.
- 의사: 예, 잘못먹고.
- 보호자: 예. 그래서 영양제를 한 대 맞았으면.
- 의사: 예. (차트에 기록한다) 항생제를 (빠르게) 한 일주일 먹어야 되겠어요. 코 막히거나 콧물 나거나 이러지는 않고? 괜찮아?
- 환자: (작은소리로) 콧속이 되게 막쓰라려요.
- 의사: 코가 쓰라려?
- 환자: (끄덕인다)
- 의사: (웃으며) 코가 왜 쓰라려?
- 환자: (작은 소리로) 어제 밤에 콧물 때문에
- 의사: 콧물이 많이 났어?
- 환자: 예.
- 의사: 막히지는 않고?
- 환자: (끄덕인다)
- 의사: (컴퓨터에 계속 입력하며) 일단 열 난지가 (빠르게) 지금 한 하루 이틀 정도밖에 안 됐잖아요.
- 보호자: 어제 저녁, 열나기 시작한지
- 의사: 하루 이틀 정도는 더 열 날 수 있어요.
- 보호자: 음.
- 의사: 열 나면 또 해열제 먹고, 너무 이렇게 잘못 먹고 그러면 안 돼요. 영양제 맞아도 안 되고 입원해야 돼요.
- 보호자: 지난번에도 그러더니.

- 의사: (컴퓨터에 입력하며) 약은 일주일치 잘 챙겨서 먹어야 돼.
- 보호자: 예.
- 의사: (컴퓨터에 입력하며) oo이 경우는 약 잘 먹고 먹는 거 잘 먹을 수 있으면 아무 문제 없이 잘 나을 수 있는데. 먹는 거 잘 못 먹고 심하고 그러면 위험해요.
- 보호자: 예.
- 의사: 먹는 것도 잘 챙겨 먹고, 약도 잘 챙겨먹고 그래요. (차트를 건네며)
- 보호자: 예.
- 의사: 지금 열 나는거 주사 한 대 맞을까?영양제 맞고?
- 환자: (큰 소리로) 약 주세요.
- 보호자: (웃는다)
- 의사: (서류를 건네며) 앞에 나가시면 됩니다.
- 보호자: 감사합니다.
- 의사: 예.

▶ 요약

노인환자들은 보행이 어렵고, 청각 장애, 구음 장애 등으로 면담을 위한 대화 진행에 어려움을 가질 수 있다. 또한 호소하는 증상이 다양하고 모호하여 분명한 병력을 구하는 것이 쉽지 않을 수 있다. 면담을 진행하는 의료인은 이러한 노인환자들의 상황을 이해하며 시간적 여유를 갖고 정확하고 구체적인 병력을 구할 수 있도록 노력해야 한다. 소아 청소년 환자들도 병력을 정확하고 구체적으로 표현하는 것에 어려움이 있을 수 있다. 소아의 발달단계에 맞는 적합한 언어적 비언어적 표현을 이해하여 면담을 진행하여야 하고, 좋은 유대관계 형성을 위한 다양한 방법을 활용할 필요가 있다. 동반한 가족이나 보호자가 알고 있는 정보를 활용하는 것이 효과적이지만, 이때 환자가 면담에서 소외되지 않도록 주의하여야 한다.

▶ 토론주제
- 의료인과의 의사소통을 어렵게 만들 수 있는 노인환자의 특성에 대해 토론해 보시오.
- 노인환자와의 면담 수행이 효과적으로 이뤄지기 위한 전략들을 토론해 보시오.
- 소아환자의 발달 단계에 맞는 의사소통 기법에 대해 설명해 보시오.

▶ 참고문헌

- 한국의과대학 의학전문대학원장협회. (2012). 의료커뮤니케이션. 서울: 학지사.
- 강명신. (2011). 치과의사-노인환자 커뮤니케이션. 대한치과의사협회지, 49(10), 599- 608.
- Clark, M. Common sense pediatric patient and parent communication tips. https://etactics.com/blog/pediatric-patient-parent-communication-tips
- Mendelsohn, J. S., Quin, M.T., & McNabb, W. L. (1999). Interview strategies commonly used by pediatricians. Archives of Pediatrics & Adolescent Medicine, 153, 154-157.
- National institute on aging. Talking with your older patient: Tips for improving communication with older patient. https://www.nia.nih.gov/health/tipsimproving-communication-older-patients
- Robinson, T. E., White, D. L., & Houchins, J. C. (2006). Improving communication with older patients: Tips from the literature. https://www.aafp.org/fpm/2006/0900/p73. html
- Shendurnikar, N., & Thakkar, P. A. (2013). Communication skills to ensure patient satisfaction. Indian Journal of Pediatrics, 80(11), 938-943.
- Weatherspoon, D., Horowitz, A., Keinman, D. V., & Wang, M. Q. (2015). The use of recommended communication techniques by Maryland family physicians and pediatricians. PLoS One, 10(4): e0119855. doi: 10.1371/journal.pone.0119855.

제 5부 환자의 특성에 따른 커뮤니케이션

3장 환자의 행동 특성에 따른 커뮤니케이션 전략

◇ 학습목표

의사소통이 어려운 환자의 유형을 이해한다.
감정의 변화를 보이는 환자에서 BATHE 면담기법을 적용할 수 있다.
의사소통 장애가 있는 환자와의 면담기법을 설명할 수 있다.

진료실이나 병실에서 의사소통이 어려운 환자를 만나면 의료인은 병력청취, 관계 형성, 진단 및 치료와 간호의 결정에 어려움을 겪는다. 의사소통의 어려움은 환자의 임상 결과에 좋지 않은 영향을 줄 수 있고 불필요한 자문과 의뢰를 초래할 수도 있다. 본 장에서는 의사소통을 어렵게 만드는 환자들의 특성을 설명하고, 환자의 특성에 맞게 적용할 수 있는 효과적 면담기법에 대해 알아보도록 하겠다.

1. 의사소통이 어려운 환자의 유형

일차의료 환경에서 만나는 의사소통이 어려운 환자는 다음과 같이 몇 가지의 유형으로 구분할 수 있다. 첫째, 공격형 환자로서 의료인에게 지속적으로 화를 내거나 공격적인 태도를 보이고 폭언이나 폭력을 행사하는 환자이다. 둘째, 요구형 환자로서 의료인에게 일방적으로 검사와 처방을 요구하며 2차 이득을 원하는 환자이다. 셋째, 산만형 환자로서 호소하는 증상이 모호하거나 다양하여 진단을 내리기 어려운 환자이다. 넷째, 의존형 환자로서 임상 문제에 대해 지속적으로 불평하며 과도하게 의존하는 환자이다.

환자의 비협조적 행동은 드러나게 혹은 보이지 않게 표현된다. 드러나는 행동은 의료인의 처방에 타협하려고 하고, 진료 결과에 대해 불평하고, 자의 퇴원을 원하고, 다른 의료인을 찾아 다니고(의료인 장보기), 의료소송을 거는 것이다. 보이지 않는 행동은 의료인의 처방에 순응하지 않으며, 바깥 사람들에게 의료인을 비난하고, 의료진을 속이려고 하는 것이다. 환자는 진료실 안에서는 드러나지 않게 행동하다가 진료실을 나가면 다른 의료진들에게 드러나는 행동을 보이며 화를 내는 일이 종종 있다. '의사소통이 어려운 환자'라는 표현은 환자의 행동에 대한 의료인의 지각의 결과이다. 그러나 환자에게서 관찰된 비협조적 행동이 반드시 나쁜 환자를 의미하는 것은 아니다.

관찰된 내용과 환자의 인성을 구별해야 한다. 예를 들면, 처방한 약물을 잘 복용하지 않은 환자에 대해 '이 환자는 지금까지 처방된 약물의 50% 정도만 복용했다.'라고 표현하는 것은 사실만의 관찰이고, '이 환자는 지금까지 처방된 약물의 절반 밖에 먹지 않은 형편없는 환자다.'라고 표현하는 것은 관찰된 사실뿐만 아니라 환자에 대한 평가를 포함시킨 것이다.

의사소통이 어려운 환자를 만나면 의료인은 진료에 실패했다고 생각하기 쉽다. 그러나 어려운 환자를 만나는 것이 진료의 실패를 의미하는 것은 아니다. 아무런 어려움 없이 진료를 마친 경우에 오히려 의료인이 환자의 진짜 방문 이유를 발견하지 못했을 수도 있다. 환자가 많은 것을 요구할 때 이런 행동은 환자가 내면의 불안감을 나타내거나 의료인에 대한 신뢰감을 표현하는 것일 수도 있고, 환자가 신체화된 증상을 호소할 때 이 환자에서 심리사회적 원인을 발견하게 되면 진정한 진료를 이룰 수 있다.

2. 환자의 행동 특성에 따른 의사소통 기법
1) 감정 변화를 보이는 환자
환자의 감정은 내면 탐색에서 가장 쉽게 만나는 것이다. 의료인은 환자와의 면담에서 좋은 감정과 좋지 않은 감정을 가진 환자를 모두 경험하게 되는데, 분노, 슬픔, 불안, 좌절 등의 부정적 감정을 갖고 있는 환자에서는 의사소통이 어렵게 여겨질 수 있다.

(1) 화가 난 환자
환자가 화가 난 원인은 여러 가지로 생각할 수 있다. 대기 시간이 길어짐, 진료 환경이 주는 불편, 직원들의 불친절한 태도와 같은 환경적 요인이 작용할 수도 있고, 통증이나 질병으로 인한 정서적 불안정, 두려움, 무력감, 죄책감 등의 신체적 심리적 요인들이 작용할 수도 있다.

화가 난 환자들은 표현된 분노로서 얼굴 표정이 변하고, 비난이나 강한 어투를 사용하고, 위협적인 자세를 취하기도 한다. 또한 숨겨진 분노로서 병력 대화를 회피하거나, 시선 접촉을 피하거나, 무감정의 쌀쌀한 반응을 보이거나, 경직되고 위축된 자세를 보일 수도 있다.

화가 난 환자를 만났을 때 누구를 향해 화가 난 것인가, 분노의 성격은 어떠한가, 분노를 수용해 줄 수 있는가, 분노가 진료나 간호에 영향을 주고 있는가, 환자는 분노를 어떻게 설명하고 있는가를 이해하는 것이 필요하다.

화가 난 환자와의 면담 단계는 첫째, 환자와의 신뢰를 유지하고 환자에게 안전함을 확인해 주고 내면의 연결을 시도하는 것, 둘째, 분노의 감정을 탐색하면서 전에도 유사하게 화가 난 적이 있었는지를 알아보는 것, 셋째, 환자의 내면을 탐색하면서 환자가 기대하고 있는 것이나 환자가 느끼는 절망감을 알아보는 것, 넷째, 환자의 에너지를 긍정적 방향으로 변화시켜서 바람직한 방법으로 분노를 표현하도록 교육함으로써 분노의 조절에 성공하는 것이다.

(표1) 의료진에게 공격적인 환자와의 면담 시 주의할 점

- 환자와 다투는 상황에 이르지 않도록 주의하고, 환자가 폭력을 행사할 위협이 있는 상황에서는 혼자서 문제를 해결하려고 시도하지 말고 팀의 도움을 받도록 한다.
- 의료진은 신체에 상처를 입힐 위험이 있으므로 뾰족한 악세사리 등의 물건은 착용하지 않는 것이 좋고, 병원 내 안전요원의 번호를 적어 두어 응급 연락이 가능하도록 한다.
- 위협적인 환자를 만났을 때 의료인은 환자의 언어적, 비언어적 단서를 통해 환자가 흥분하고 안절부절하지 못하며 폭발 직전인가를 분간하여야 하고, 환자가 화가 나 있다는 것을 인정해줌으로써 수용해 주고 환자와 지속적으로 대화할 의향이 있음을 이야기한다.
- 환자에게 너무 가까이 다가가거나 너무 멀리 떨어져 있지 않음으로써 공격적인 환자와 안전한 거리를 유지하고, 환자가 분노를 표출하는 순간에는 환자를 제지하거나 중단시키려고 시도하지 않도록 한다.

- 환자가 욕할 때 환자가 사용하는 단어의 선택에 대해 경고하거나 위협하지 말고, 폐쇄형 질문보다는 개방형 질문을 사용해 화가 난 환자가 계속 말할 수 있도록 격려해 준다.
- 환자가 화를 내며 지킬 수 없는 요구를 할 경우에는 의료인은 이에 대해 동의할 수 없음을 이야기하고, 환자가 선택할 수 있는 여러가지 선택권이 있음을 환자에게 설명해 주도록 한다.
- 환자와 불필요한 신체접촉을 하지 않도록 주의할 필요가 있는데, 의료인의 어떤 신체적 움직임도 화가 나 있는 환자에게 위협적으로 여겨질 수 있기 때문이다. 특히 의료인은 화가 나 있는 환자의 등 뒤에서 이야기하지 않도록 주의해야 한다.

(2) 슬퍼하는 환자

진료 면담에서 슬퍼하는 환자를 만나는 경우에는 환자가 슬픔의 감정을 충분히 경험할 수 있도록 수용하고 기다려줄 필요가 있다. 환자의 비언어적 반응을 살피며 환자와 함께 머물러 주고, 섣부르게 대화를 유도하는 것은 삼가야 한다. 환자가 진실한 감정을 더 많이 느끼고 다양한 감정을 확인할 수 있도록 도와줄 필요가 있다. 환자가 슬픔을 다 경험한 후에는 환자에게 어떤 감정을 경험했는지 그 감정의 의미가 무엇이었는지를 질문함으로써 환자가 자신의 말로 감정을 표현할 수 있도록 도와줄 필요가 있다.

슬퍼하는 환자와의 면담은 언덕을 올라가는 자동차에 비유할 수 있다. 환자가 특별한 감정을 경험하고 있지 않을 때에는 의료인의 면담 진행은 3~4단 기어의 속도로 빠르게 진행할 수 있다. 그러나 환자가 슬픔을 느끼기 시작할 때에는 마치 언덕을 올라가는 가동차가 기어를 저단 기어로 바꾸어 천천히 올라가야 하는 것처럼 의료인은 면담의 속도를 낮추고 환자의 감정을 수용하면서 진행해야 한다. 슬픔이 최고조에 달했을 때에는 면담의 속도는 거의 0에 가까워서 의료인은 잠시 침묵할 수도 있다. 이후 슬픔이 지나간 후에는 다시 면담에 속도를 내어 환자가 경험한 감정과 그 감정의 의미를 탐침해 볼 수 있다.

(3) 두려워하는 환자

두려워하는 환자와 면담을 진행할 때에는 먼저 환자의 불안감을 수용해 주고 지지요법과 이완 요법으로 환자를 안심시킬 필요가 있다. 환자의 두려움이 지속될 경우에는 두려움의 원인을 평가해 보아야 한다.

환자가 어떤 실제적인 원인에 대해 두려움을 느낄 때에는 두려움을 경험하도록 하되 잘 견딜 수 있도록 도와줄 필요가 있다. 환자가 가상적인 일에 대해 두려워할 때에는 두려움의 원인이 무엇인지 탐침할 필요가 있으며, 두려운 결과가 실제로 일어날 가능성과 그러한 일이 벌어질 때 초래될 결과에 대해 환자와 이야기하도록 하여야 한다.

두려워하는 환자를 돕기 위해서는 단번에 두려움의 감정에서 벗어나게 하는 것보다는 환자가 감당할 수 있을 정도로 한 단계 한 단계 진도를 나가는 것이 좋다. 이 때 면담자는 환자의 감정 상태를 수시로 점검하고 지지해 주어야 한다.

불안해하는 환자를 면담할 때 의료인은 침착한 태도를 보이고, 환자가 느끼는 불안감이 보편적이고 당연한 것이라고 공감해 주어야 한다. 환자가 말을 많이 하게 되면 중간에 요약해 줌으로써 요점을 벗어나지 않도록 해주고, 의사가 환자에게 기대하는 것을 구체적으로 설명해 줄 필요가 있다.

(4) 좌절한 환자, 말이 없는 환자

일부 환자들은 의료인이 분노, 거절, 비난, 비웃음 등의 반응을 보일 것을 예측하여 아무 말도 하지 않을 수 있다. 이런 경우에 의료인은 환자의 비언어적 단서를 포착하며 환자의 심리 내적인 감정에 대해 직접 들어볼 필요가 있다.

대화에 소극적인 환자를 면담할 때에는 진료 면담을 위해 시간이 더 필요하다는 것을 생각하고, 면담 속도가 더디더라도 지루해하거나 화를 내지 않도록 하여야 한다. 환자의 언어적 비언어적 단서들에 주의 깊게 반응하고, 몸짓이나 표정으로 공감을 표현하는 것이 좋다.

환자에게 진료를 위한 정보 수집이 필요하다는 것을 설명하고, 대화를 촉진시키는 언급을 할 필요가 있다. 이런 환자에게는 개방형 질문보다는 폐쇄형 질문을 더 많이 하는 것이 효과적이다.

(5) BATHE 기법

Stuart 등(2015)이 제안한 BATHE 기법은 감정의 변화를 보이는 환자에서 심리 사회적 상황을 효과적으로 파악하기 위해 적용할 수 있는 기본적 공감 기법이다. BATHE 기법은 배경 질문(B), 감정 탐색 질문(A), 문제 탐색 질문(T), 대처방식 질문(H), 공감(E)의 5단계로 구성된다.

- 1단계 배경(Background) 질문: '무슨 일이 있으셨나요?'
화를 내게 된 상황의 이야기를 듣고 내면 탐색의 단서를 살피는 것이다.

- 2단계 감정(Affection) 탐색 질문:
'화가 많이 나셨군요.', 혹은 '지금 기분을 이해할 수 있습니다.'
환자의 분노의 감정을 주제화시키고 현재의 분노감과 연결된 다른 감정(좌절감, 상처)을 알아보는 것이다.

- 3단계 문제(Trouble) 탐색 질문: '어떤 것 때문에 가장 힘드신가요?'
화가 나게 만든 실제 원인(사실)보다는 상황에 대한 환자의 주관적 해석을 알아보는 것이다.

- 4단계 대처방식(Handling) 질문: '이 일에 대해 어떻게 대처하고 있나요?'
환자의 삶에서 이미 익숙해져 있는 대처방식을 파악하는 것이다.

- 5단계 공감(Empathy): '많이 불편하셨군요. 화가 나신 것을 이해합니다.'
현재 환자가 느끼는 감정을 수용하고 감정을 정당화하고 문제 해결을 지지하는 것이다.

(표 2) 화가 난 환자와의 면담 대화의 예시 (BATHE 기법의 순차적 적용)

- 환자: 이 병원이든 저 병원이든 의사들은 모두 사기꾼 아닌가요?
- 의사: 아드님에게 신장이식을 해주기 위해 정기 신체검사를 받으셨는데, 위암 진단을 듣고 많이 불편하신 것이지요. **(배경 질문)**
  환자분이 지금 느끼시는 기분을 저는 충분히 이해할 수 있습니다. **(침묵)** 오랫동안 아드님을 위해 애쓰셨고, 이제 마지막 기회로 신장이식을 해주려고 했는데 그 기대가 이루어지지 않을 것 같아 상심하신 것 같아요. 이런 상황에서 누구라도 어려움을 느낄 것입니다. **(감정탐색, 공감:감정 명명, 특이성 추인)** 특별히 환자분은 어떤 점이 가장 힘들게 여겨지는지 저에게 말씀해 주실 수 있나요? **(문제탐색 질문)**
- 환자: 예, 저는 제 아들에게 빨리 제 신장을 떼 주어서 학교생활을 제대로 하는 것을 보고 싶다고요. 일주일에 3번씩 투석을 위해 병원에 다니는 모습은 안쓰러워서 볼 수가 없어요. 이번에 잘 되어서 제 신장을 아들에게 주고 싶었는데, 이렇게 되어 너무 실망이 큽니다.
- 의사: 2년 동안 아드님을 위한 신장 공여를 위해 마음의 결심을 하시고 신체검사를 받아 오셨는데, 어려움이 생겨서 이 일이 잘 이루어지지 않게 되었습니다. 그래도 지금까지 아드님을 위해 꿋꿋하게 잘 해오셨습니다. 이런 어려움을 어떻게 대처해 가는 것이 가장 좋겠다고 생각하시는지요? **(대처방식 질문)**
- 환자: 저는 어떻게 해야 할지 모르겠습니다. 제가 어떻게 해야 좋을까요?
- 의사: 신체검사에서 위암이라는 좋지 않은 소식을 듣게 되고, 아드님에 대한 신장 공여가 뜻대로 이루어지지 않게 되어 좌절하고 상심하셨는데도 다시 용기를 갖고 대처해가시는 모습이 좋아 보입니다. 제가 앞으로도 이 문제의 해결을 위해 계속 상담해 드리고 도움을 드리도록 하겠습니다. **(공감: 지지)**

2) 신체화 환자

환자가 정서적 어려움을 신체 증상를 통해 표현하는 경우가 있다. 많은 경우에서 환자들은 사소한 신체 증상을 과장하며 진료를 받으러 온다. 의료인은 환자의 병력을 적극적으로 경청하며 환자가 느끼는 증상이 실제적인 것이라고 인정하고 수용해 주어야 한다. 환자에게 충분한 진찰을 시행한 후 환자의 호소 증상과 관련된 최소한의 검사를 시행하고, 검사 결과를 설명하며 환자를 안심시키고, 증상이 없어지지 않은 상태로도 생활할 수 있도록 격려해 주어야 한다. 최소한의 재진을 규칙적으로 하고 환자와 관계를 유지하는 것이 필요하다. 이때 환자를 불필요하게 다른 과 전문의에게 의뢰하지 않도록 주의해야 한다.

3) 요구가 많거나 조정하려는 환자

환자에게서 관찰되는 객관적 사실과 환자의 요구가 잘 일치하지 않는 경우가 있다. 환자는 약을 더 많이 타거나 검사를 더 많이 받기를 원하거나, 필요하지 않은 입원 치료나 수술을 요구할 수도 있다. 환자는 다른 환자와 유사하게 진료를 받았음에도 불구하고 스스로가 의료진으로부터 충분한 치료를 받지 않았다고 불평할 수도 있다.

의료인은 이런 행동 특성을 환자에게 이야기해 주고 그 이유를 알아보는 것이 필요하다. 환자의 행동이 내면의 불안, 염려, 우울 감정에 기인하는 경우가 많다. 의료인은 환자와 매우 구체적으로 치료 계약을 함으로써 환자의 요구를 조정해 나갈 수 있다.

3. 의사소통 장애가 있는 환자와의 의사소통 기법

의료인은 청력 혹은 구음 장애, 인지 혹은 학습 장애, 질병의 영향에 의한 언어 장애를 갖고 있는 환자, 외국인 환자에서 의사소통을 어렵게 느낄 수 있다. 그러나 이런 경우에도 환자와 원만한 관계를 형성하고자 노력하며 필요한 정보를 얻어야 할 것이다.

의사소통 장애가 있는 환자와 면담할 때에는 다음의 몇 가지를 주의할 필요가 있다.

1) 환자를 무시하지 말고 관심을 유지하라.

환자의 언어적 표현에서 정확하고 충분한 정보를 얻지 못해도 환자가 이야기하는 정보가 환자의 진료에 중요하다는 것을 계속 강조하며 정보 구하기를 위한 다양한 의사소통 방법을 활용하도록 노력해야 한다.

2) 환자가 말하려는 내용을 추측하지 말고 정확성을 유지하라.

환자의 언어적 표현이 정확하지 않고 정보가 충분치 않다고 하여도 단편적 정보로 환자의 문제를 예단하는 것은 피해야 한다. 의료인은 환자에게 닫힌 질문을 함으로써 환자가 예, 아니오로 간단히 답변하도록 하는 것이 좋고, 글말, 수화, 특정 단어나 기호 등을 이용한 다른 형태의 의사소통 수단을 활용하여 정보를 구하려고 노력하여야 한다.

3) 통역사 혹은 제3자를 활용하라.

자국어로만 말할 수 있는 외국인 환자를 진료하게 될 경우에 통역이 가능한 사람을 연결하여 활용하여야 한다. 통역사가 환자의 병력을 너무 요약하여 통역하는 경우에는 의료인은 통역사에게 환자로부터 들은 내용을 한 문장씩 통역해 달라고 요구할 수 있다. 환자의 비밀 유지가 문제가 되면 의료인은 통역사를 내보내고 환자와 다른 방법으로 면담하여야 한다.

청각장애, 시각장애나 언어장애가 있는 환자를 면담할 경우에 의료인은 환자의 부모(가족)나 간병인 등이 이미 알고 있는 지식을 활용하여 도움을 받을 수 있다.

4) 환자가 이해하고 있는지 확인하라.
설명이나 교육을 마친 후에 환자가 들은 이야기를 다시 요약해 보도록 하여 이해 여부를 확인하는 것이 중요하다. 환자가 의료인으로부터 설명을 들은 이야기를 잘 기억하지 못하면 설명이나 교육 내용을 환자에게 반복해서 이야기해 줄 필요가 있다.

5) 환자와 계속 대화하라.
환자가 의식이 없거나 인공호흡기를 장착한 상태로 말을 할 수 없는 경우라고 해도 환자가 듣는 것은 여전히 가능하기 때문에 의사소통을 유지할 수 있는 특별한 방법들을 고안하여 환자와 계속 대화하려고 노력하는 것이 필요하다.

▶ 요약

의사소통이 어려운 환자에 기여하는 요인들에는 의료인 요인, 환자 요인, 환경 요인, 의사소통 요인 등 다양한 요인들이 포함된다. 감정의 변화를 보이는 환자, 신체화 환자, 요구가 많은 환자에서도 환자중심적 면담기법을 적용할 필요가 있다. 환자의 특이한 행동 특성에 따라 적용할 수 있는 맞춤형 면담 기법들을 잘 숙지하여 효과적인 면담이 이루어지도록 노력하는 것이 필요하다.

▶ 토론주제

- 환자와의 면담을 어렵게 만드는 의료인, 환자 요인에 대해 열거해 보고, 자신이 경험한 어려운 환자와의 면담 사례를 이야기해 보시오.
- 화가 난 환자가 보이는 언어적, 비언어적 표현에 대해 토론해 보시오.
- 감정의 변화를 보이는 환자의 면담에 적용할 수 있는 BATHE 기법의 각 단계에서 필요한 질문들을 자신의 말로 표현해 보시오.
- 의사소통 장애가 있는 환자와의 효과적 면담을 위해 사용할 수 있는 의사소통 방법에 대해 토론해 보시오.

▶ 참고문헌

- 양희호, 백종훈, 이미라 등. (2016). 한국 가정의학과 의사의 어려운 환자 다루기. Korean Journal of Family Practice, 6(2), 124-135.
- Breen, K. J., & Greenberg, P. B. (2010). Difficult physician-patient encounters. Internal Medicine Journal, 40, 682-688.
- Haas, L. J., Leiser, J. P., Magill, M. K., et al. (2005). Management of the difficult patient. American Family Physician, 72, 2063-2068.
- Lloyd, M., & Bor, R. (2009). Communication skills for medicine (3rd ed.). Edinburgh: Chuchill Livingstone.
- Lorenzetti, R. C., Jacques, C. H. M., Donovan, C., et al. (2013). Managing difficult encounters: understanding physician, patient, and situational factors. American Family Physician, 87(6), 419-425.
- Luff, D., Martin, E. B., Mills, K., et al. (2016). Clinicians' strategies for managing their emotions during difficult healthcare conversations. Patient Education and Counseling, 90, 1461-1466.
- Maguire, P., & Pitceathly, C. (2003). Managing the difficult consultation. Clinical Medicine, 3(6), 532-537.
- Soklaridis, S., Hunter, J. J., & Ravitz, P. (2014). Twelve tips for asking and responding to difficult questions during a challenging clinical encounter. Medical Teacher, 36, 769-774.
- Stuart, M. R., & Lieberman, J. A. III. (2015). The fifteen minute hour: Therapeutic talk in primary care (5th ed.). Oxon: Radcliffe Publishing.
- Steinmetz, D., & Tabenkin, H. (2001). The 'difficult patient' as perceived by family physicians. Family Practice, 18(5), 495-500.

제 5부 환자의 특성에 따른 커뮤니케이션

4장 상황별 커뮤니케이션 전략

◇ 학습목표
환자와의 의사소통을 어렵게 만들 수 있는 상황을 이해한다.
의사소통이 어려운 상황에서 효과적 면담 기법의 필요성을 설명할 수 있다.
좋지 않은 소식 전하기 대화의 효과적 면담 기법을 단계적으로 설명할 수 있다.

의료인은 환자와의 면담을 어렵게 만드는 다양한 상황적 요인들을 고려할 필요가 있다. 본 장에서는 좋지 않은 소식 전하기, 의료 오류에 대해 진실 말하기, 말기 환자와의 대화, 성관련 문진 등의 상황에서 효과적으로 면담을 진행하기 위한 기법을 알아보고자 한다.

1. 좋지 않은 소식 전하기

환자에게 예후가 좋지 않은 중병 통보를 하는 것은 어느 의료인에게나 어려운 의사 소통이다. 질병 치료의 심리적 신체적 어려움이 예상되는 상황에서 환자는 질병에 대한 높은 수준의 정보와 함께 상당한 정서적 지지를 원한다. 따라서 의료인은 중병을 환자에게 전할 때에 상당한 심리적 부담을 느낀다. 환자에게 위중한 질환에 관한 정보를 전달하는 것뿐만 아니라 환자와 공감해 주고 삶의 질에 대한 대화를 나누는 것은 결코 쉽지 않기 때문이다.

좋지 않은 소식 전하기 대화의 핵심은 환자에게 정서적으로 잘 공감해 주고, 환자가 정서적 혼란 속에서도 정보를 정확히 이해하고 기억하도록 돕는 것이다. 다음의 세 가지 유형의 대화가 강조된다.

첫째, 병명을 통보하기 전에 환자가 자신의 질병에 대해 얼마나 많이 알고 있는지, 얼마나 심각하게 생각하고 있는지를 예상 탐구하는 것이다.
둘째, 환자가 자신의 질병에 대해 얼마나 자세히 듣기를 원하는지, 지금 듣기를 원하는지에 대해 정보 요구를 탐구하는 것이다.
셋째, 좋지 않은 병명에 대한 설명을 진행하기 전에 통보되는 중병에 대해 예비적으로 경고의 언급을 하는 것이다.

공감 대화로 환자의 감정을 이끌어내는 것이 중요하다. 이를 위해서는 감정의 주제화(어떤 마음이 드세요?), 정당성 확인(이 일에 놀라시는 것은 당연합니다.), 존중하기(의지력이 강하시니까 잘 이겨내실 수 있을 것입니다.), 지지하기(필요하시면 언제라도 전화를 주십시오.) 등의 공감 표현 기법을 사용하면 좋다.

281

좋지 않은 소식 전하기 대화를 수행하기 위한 대화의 격률로서 다음의 내용을 강조할 필요가 있다.

첫째, 기초적인 질병 정보의 통보는 솔직하고 직접적으로 이루어져야 하고, 질병에 대한 설명은 전문용어를 피하고 환자가 이해할 수 있는 용어로 작은 양으로 나누어 너무 빠르지 않게 제공되어야 한다. 병명 통보 대화 중에 환자의 이해 정도를 중간중간 확인해야 한다.

둘째, 빠른 시간 내에 환자가 자신의 감정을 표현하도록 유도하되 감정을 표현하라고 압박하지 말고, 환자의 언어적 비언어적 반응에 주의를 기울여야 한다. 앞으로의 긴 시간적 틀에서 차후 조치를 설명하되, 환자에게 치료를 급박히 요구하지 않고, 선택 가능한 치료법에 대한 다양한 정보를 제공하고, 환자가 기억하기 좋도록 메모나 설명 자료를 제공해 주어야 한다.

(표1) 좋지 않은 소식 전하기 대화 예시

(예비 단계)
- 의사: 오늘은 지난 번에 검사받으신 결과를 말씀드리고 그 결과에 따라서 앞으로 대처하셔야 할 일에 대해서 자세하게 말씀드리려고 합니다. **[대화 전체 예고]** 제가 말씀드리는 동안 잘 이해가 되지 않은 점이 있거나, 또는 더 알고 싶으신 부분이 있으시면 언제든지 제게 질문해 주시기 바랍니다. 제가 할 수 있는 범위 내에서 최대한 돕도록 하겠습니다. **[관계형성 능력]**
- 환자: 감사합니다. 그렇게 하도록 하겠습니다.
- 의사: 2주 전에 위 내시경하시고 조직검사하신 것 있으셨죠? **[검사결과 요약]**
- 환자: 예.
- 의사: 검사 받으시고 오늘 올 때까지 특별히 불편하거나 아픈 곳은 없으셨어요?
- 환자: 예.
- 의사: 지난 번 진료하실 때 소화도 안 되시고 쓰리고 아프셨다고 하셨지요?
- 환자: 예.
- 의사: 환자분은 어떤 질환이 있으실 거라고 생각하셨어요? **[예상 탐구]**
- 환자: 잘은 모르겠지만 아주 나쁜 병은 아니었으면 좋겠습니다.
- 의사: 혹시라도 검사결과가 좋지 않게 나타난 경우 자세히 알고 싶으신지 아니면 대략적으로만 아시고 싶으신지요? 경우에 따라서는 환자 분이 듣고 싶지 않을 경우 보호자에게 말씀드릴 수도 있습니다. **[정보욕구 탐구]**
- 환자: 제가 직접 그리고 자세하게 검사결과를 듣고 싶습니다.
- 의사: 그렇습니까? 잘 알겠습니다.

(질환확인 단계)

- 의사: 지난 번 검사결과가 별로 좋지 않게 나왔습니다. [사전 경고] 위암으로 확인되었습니다.
- 환자: 예, 위암이라고요?
- 의사: 예 많이 놀라셨죠? [공감: 감정의 주제화]
- 환자: 글쎄 너무 당황스러워서 뭐라 할 말이 없네요.
- 의사: 이런 일에 놀라지 않으실 분이 얼마나 계시겠어요? 놀라시는 게 당연하죠. [공감: 정당성]
- 환자: 어휴!
- 의사: 앞으로 여러 가지 힘든 일이 생기시겠지만 제가 할 수 있는 한 최대한 환자분을 돕도록 할테니 너무 걱정하지 마시기 바랍니다. [공감: 지지]
- 환자: 감사합니다.
- 의사: 위암에 대해서 잘 아세요? [질병 설명]
- 환자: 뭐 그냥 대략적으로는 알고 있지만 정확히는 모르죠.
- 의사: 위암이란 것은 위 내부에 있는 점막에서 생기는 일종의 혹을 의미합니다. 지난 번 내시경 검사에서 혹이 보이는 부위에서 조직을 떼어 검사를 해 보았는데, 그 조직에서 암세포가 발견되었습니다. 우리의 몸의 모든 부위에서 암 질환이 생길 수 있지만, 위암은 우리나라 사람에게서 가장 흔한 암 중의 하나이지요.
- 환자: 아, 그런 거군요. 위암이라고 결과가 나왔다면 혹시 말기입니까? [질병 정도]
- 의사: 말기는 아니구요. 현재 저희가 판단하기로는 약 2기쯤으로 추정됩니다.
- 환자: 위암 2기라면 상당히 심각한 것 아닌가요? 아, 이것으로 인생 끝났네.
- 의사: 아니 왜 그런 말씀을 하십니까? 뭐 아무것도 아니라고 할 수는 없지만 현대 의학이 많이 발달해 있고 또 위암과 관련된 우리나라 의료기술이 상당히 발달해 있기 때문에 지나치게 낙담하시거나 지레 포기하시면 절대 안 됩니다. [공감: 지지와 충고]
- 환자: 아니 그렇더라도 2기면 많이 위험한 것 아닌가요?
- 의사: 위험한 것은 사실이지만 여기에 적극적으로 대처하면 긍정적인 결과가 나올 확률이 높습니다.
- 환자: 완치될 수 있다는 말씀이신가요? [질병 예후]
- 의사: 그거야 현재로서는 장담할 수 없지만 환자분이 긍정적인 생각을 하시고 적극적으로 대처하시면 분명히 긍정적인 결과를 기대할 수 있습니다.
- 환자: 아, 예.
- 의사: 혹시 가족 분 중에 위암을 앓으신 분이 있으세요. [가족력]
- 환자: 아니요. 없는데요. 그런데 위암은 왜 생기는 거죠? [질병 원인]
- 의사: 뭐 딱히 한가지로 그 원인을 말씀드리기는 어렵구요. 매우 다양하고 복합적인 원인이 있을 수 있습니다. 유전적인 영향도 고려해야 하겠고, 짠 음식이나 신선하지 않은 음식, 탄 음식을 많이 먹게 되는 식습관 같은 환경적 영향도 고려해야 합니다. 오랫동안 만성염증을 심하게 앓고 있는 분들도 위암의 위험성이 좀 높아진다고 합니다. 요즘은 헬리코박터라고 하는 위 내부 점막에 있는 세균과 위암의 관련성에 대해서도 연구를 많이 하고 있습니다.

□ 환자: 아 그렇군요.

(질환확인 단계)

□ 의사: 제가 지금까지 드린 말씀 잘 이해하고 기억하실 수 있으세요? [이해 확인]
□ 환자: 그럼요.
□ 의사: 그러시면 제가 환자님께 지금까지 드린 말씀을 간단하게 제게 말씀해주실 수 있으세요?
□ 환자: 예, 제 병명은 위암이고 상태는 2기로 추정하신다고 말씀하셨고 잘 대처하면 좋은 치료 결과를 기대할 수 있다고 말씀하셨습니다.
□ 의사: 아주 잘 이해하고 계시네요. 놀라고 당황하셨을 텐데. 현재 위암의 상태를 봐서는 수술하셔야 합니다. [치료방법: 환자의 대처법 주도 여부]
□ 환자: 예? 수술 외에는 다른 방법이 없습니까?
□ 의사: 없다고 봐야 합니다.
□ 환자: 그렇습니까?
□ 의사: 예 수술하고 난 후에는 화학요법을 추가로 병행해서 받으셔야 합니다.
□ 환자: 그거 다른 사람들한테 들어보니까 그 치료 받는데 고생이 말도 못한다고 하던데요.
□ 의사: 예 고생이 좀 되실 것입니다. 그렇지만 마음을 굳게 잡수시고 긍정적으로 생각하시면서 받으시면 잘 견디실 수 있고 또 치료 결과에도 좋은 영향을 끼치니까 정신 차리시고 힘내셔야 합니다. [공감: 지지]
□ 환자: 수술은 대충 몇 시간이나 걸립니까?
□ 의사: 한 3-4시간이면 끝날 겁니다.
□ 환자: 수술하고 통증이 심하죠?
□ 의사: 아니요, 요즘은 통증을 적절하게 관리해주시기 때문에 그렇게 힘드시지는 않을 거예요.[의사의 대화진행 능력, 공감 능력]
□ 환자: 그나마 다행이네요. 위암 2기면 상당히 좋지 않은 건데 참 걱정이네요. [환자의 대화단계 후퇴]
□ 의사: 아까도 말씀드렸지만 여러 가지 대처법이 있고 최선을 다하시면 좋은 결과가 나타날 수 있으니 너무 걱정하지는 마세요. [의사의 대화진행 능력, 공감 능력]
□ 환자: 수술하고 나서 입원은 얼마나 해야 합니까?
□ 의사: 수술하고 나서 별 이상이 없으시면 2주 이내에 퇴원하실 수 있으세요.
□ 환자: 아 그렇군요.
□ 의사: 혹시 더 궁금하신 것은 없으세요? [추가 정보제공 여부 확인 질문]
□ 환자: 아! 치료비용은 대략 얼마나 들겠습니까?
□ 의사: 의료보험에 가입하고 계시죠?
□ 환자: 그렇습니다.
□ 의사: 그러면 비용은 그렇게 걱정하시지 않으셔도 될 겁니다. 요즘은 암환자의 경우 중증질환자로 등록하시면 나라에서 치료비의 95%를 지원해주시거든요. 이따

　　　　가 가시다가 이에 대한 자세한 사항은 원무과에서 문의하시면 됩니다.
□ 환자: 아 그렇군요. 감사합니다.
□ 의사: 지금까지 제가 드린 말씀 다 잘 이해하고 계시죠?
□ 환자: 그런 것 같습니다.
□ 의사: 당황하셔서 정신이 없으실 텐데 잘 이해하고 계시네요. 더 궁금한 것은 없으세요? **[추가정보 제공 여부 확인 질문]**
□ 환자: 그럼 어디서 수술을 받는 것이 가장 좋은가요? **[환자의 대화 단계 선취]**
□ 의사: 예, 그 부분에 대해서는 조금 있다가 자세하게 말씀드릴 거예요. 수술을 받으시면 아무래도 힘도 많이 드시고 당분간은 식사도 잘 하시지 못하실 수도 있으세요. 그리고 위암 수술 후에 좋은 음식들을 드시는 것도 아주 중요합니다. 이 부분에 대해서는 수술받고 퇴원하실 때 담당 선생님께서 더 자세하게 설명해 주실 겁니다. **[의사의 대화진행 능력]**
□ 환자: 예 감사합니다.
□ 의사: 그럼 수술을 받으시는 것으로 알고 있겠습니다.
□ 환자: 예.

2. 의료 오류에 대해 진실 말하기

의료 오류에 대해 진실 말하기 대화는 치료과정 중 의료 오류 혹은 의료진의 실수에 의해 발생한 부정적 결과에 대한 정보를 환자나 가족에게 솔직히 제공하는 것이다. 환자와 가족은 의료 오류가 생겼을 때 어떤 일이 발생했는지 의료진으로부터 충분한 설명을 듣기 원하며, 의료진의 실수에 의한 것이면 책임을 인정하기를 요구한다. 환자와 가족은 실수에 대해 의료진이 진심으로 사과해 주기를 원하고, 오류가 일어난 시스템을 고치기 위해 노력하고 있다는 증거를 보여 주기를 원한다.

의료 오류 혹은 실수의 부작용으로 환자가 고통을 받게 되면 환자와 가족은 분노하게 된다. 의료진은 환자의 분노감을 받아들일 준비를 하여야 하고, 환자와 가족을 지지하는 것을 우선적으로 하여야 한다.

의료 오류에 대해 진실 말하기 대화의 기본 원칙은 의료 오류 혹은 실수에 대한 인정, 유감 혹은 사과의 표현, 환자와 가족의 기대에 대한 인식, 비밀보장 등이다. 의료 오류 대화의 가능 단계는 대화 준비하기, 대화 시도, 사실 전하기, 경청하기, 환자 혹은 가족이 말한 것을 수용하고 인정하기, 환자 혹은 가족의 질문에 답변하기, 대화 마치기, 의무기록 작성하기 등이다.

3. 말기 환자와의 대화

의료진은 말기 환자와의 면담에서 더 이상 치료해 줄 것이 없다는 생각으로 대화를 기피하지 않도록 주의해야 한다. 지금 환자에게 중요한 것이 무엇인지, 지금 환자가 가장 원하는 것이 무엇인지를 질문하고, 환자가 나름대로 이야기하고 싶은 것을 충분히 들어 줄 필요가 있다. 이야기를 듣는 중에 조금 더 탐침해 볼 필요가 있는 주제가 떠오를 수 있다.

의료인은 진료 목표를 분명히 하여야 한다. 죽음의 과정을 돌이킬 수는 없어도 증상을 완화시킴으로써 임종의 과정을 평안하게 맞이하도록 완화의료의 도움을 줄 수 있다.

신체적 증상의 완화뿐만 아니라 환자의 질병경험을 수용해 주고, 환자가 느끼는 감정(슬픔, 애도, 분노, 염려)에 공감해 주고 충분히 정서적으로 지지해 줄 필요가 있다. 부정(denial)은 종종 나타내는 심리적 방어기제이다. 환자의 상실감을 수용해 주고, 지금까지 살아온 삶을 돌이켜 보며 삶의 의미를 발견할 수 있도록 반영자(reflector)의 역할을 해줄 필요가 있다.

환자의 요구에 맞추어 질병 정보를 충분히 설명해 줌으로써 환자의 불필요한 오해를 줄일 필요가 있다. 환자나 가족에게 질병의 경과를 예측하여 설명해 주고, 앞으로의 관리 계획을 미리 상의하는 것이 도움이 된다.

4. 성관련 문진

성관련 문진 시에 의료인이나 환자 모두가 부끄러움을 느낄 수 있다. 환자가 성과 관련된 것이 자명한 증상에 대해 말한다면 성관련 병력청취를 우선적으로 해야 할 것이다. 그렇지 않은 경우에는 성관련 문진을 계통적 문진의 한 부분에 포함시키면 자연스럽다.

성관련 문진은 성관련 내용의 포괄적인 청취로 이루어져야 한다. 그 내용은 처음 성경험을 한 나이, 성생활 빈도, 성생활 만족도, 불만족한 이유, 심리성적 문제(발기나 사정의 어려움, 성욕, 성교통, 성적 흥분), 피임 도구, 과거 성병 경험, 성폭행 경험, 문화적, 종교적 규율의 문제 등을 포함한다.

성관련 증상에 대한 문진은 주호소 증상, 시작 시기, 유병 기간, 악화 요인, 시간에 따른 변화 등의 순차적 단계를 따른다. 이외에도 성 문제의 원인에 대한 환자의 의견, 성 문제가 환자의 자존감이나 인간관계에 미치는 영향, 지금까지 치료받은 내력을 물어보아야 한다. 구체적인 문진 내용에는 성 반응 주기 등의 성행위, 약물 사용 여부, 수술 병력, 외상 병력, 만성 질환 유무 등이 포함된다. 지금까지의 성생활 내력을 문진할 필요가 있으며, 심리 내적 갈등, 성격장애, 정신병 병력 등을 알아볼 필요가 있다.

성관련 문진에서 사용하는 용어들은 환자에게 적합하고 쉬운 단어를 사용하여야 하고, 지나친 구어체나 속어를 사용할 경우에는 환자가 불편할 수 있고 의료인이 권위를 잃을 수도 있으므로 주의해야 한다. 환자마다 용어에 대한 이해가 다를 수 있으므로 용어를 구체적으로 정의할 필요가 있다. 문진이나 진찰 과정에서 의도적이든 비의도적이든 환자의 정보에 대해 판단하는 말을 하거나 행동을 보이지 않고 중립을 지키는 것이 중요하다.

▶ 요약

좋지 않은 소식 전하기, 의료 오류 공개하기, 말기 환자와의 대화, 성관련 문진 등은 환자와의 면담을 어렵게 만들 수 있는 특이한 상황이다. 이러한 특이한 상황에 적용할 수 있는 맞춤 면담기법들을 잘 숙지하여 효과적인 면담이 이루어지도록 노력하는 것이 중요하다.

▶ 토론주제

- 환자와의 면담을 어렵게 만드는 의료인, 환자 요인에 대해 열거해 보고, 자신이 경험한 어려운 환자와의 면담 사례를 이야기해 보시오.
- 화가 난 환자가 보이는 언어적, 비언어적 표현에 대해 토론해 보시오.
- 감정의 변화를 보이는 환자의 면담에 적용할 수 있는 BATHE 기법의 각 단계에서 필요한 질문들을 자신의 말로 표현해 보시오.
- 의사소통 장애가 있는 환자와의 효과적 면담을 위해 사용할 수 있는 의사소통 방법에 대해 토론해 보시오.

▶ 참고문헌

· 박용익. (2010). 환자중심의 의료커뮤니케이션. 서울: 백산서당.
· 한국의과대학. 의학전문대학원장협회. (2012). 의료커뮤니케이션. 서울: 학지사.
· Back, A. L., Amold, R. M., Baile, W. F., Tulsky, J. A., & Fryer-Edward, K. (2005). Approaching difficult communication tasks in oncology. A Cancer Journal for Clinicians, 55(3), 164-177.
· Buckman, R. (1992). How to break bad news. A guide for health care professionals. Baltimore: The Johns Hopkins University Press.
· Silverman, J., Kurtz, S., & Draper, J. (2005). Skills for communicating patients (2nd ed.). Oxford: Radcliffe Publishing.

제 6부 의료커뮤니케이션의 교육과 평가

1장 의료커뮤니케이션의 교육 · 292
2장 의료커뮤니케이션의 평가 · 302

제 6부 의료커뮤니케이션의 교육과 평가

1장 의료커뮤니케이션의 교육

◇ 학습목표

의료커뮤니케이션의 일반적 교육목표와 학습성과를 이해한다.
학습경험을 효과적으로 실천하기 위한 적합한 교수학습 방법을 설명할 수 있다.
의료커뮤니케이션 학습을 위한 다양한 학습자료를 예시할 수 있다.

보건의료 분야에서 의료커뮤니케이션 교육이 점차 강조되고 있으며, 의료인 전문가 자격의 평가에서도 인지적 평가뿐만 아니라 심리행동적 평가(수행평가)가 포함되고 있다. 의료커뮤니케이션 교육의 궁극적 목표는 환자를 면담할 때 필요한 면담 기법을 습득하는 것뿐만 아니라, 장래의 의료인으로서의 전문직 수행을 위한 바람직한 면담 태도를 지속적으로 유지하는 것이다. 또한, 환자중심적 진료의 가치를 인지하고, 자아 성찰을 통해 성장을 이루는 것이다.

의료커뮤니케이션에 대해 학습할 내용으로 의료인과 환자와의 면담기법에만 국한하여 학습할 수도 있고, 의료인과 의료인 사이의 팀커뮤니케이션으로 확대하여 공부할 수도 있다. 의료인과 환자와의 면담기법에는 일반적 의사소통 원리, 의료커뮤니케이션의 특성 이해, 효과적인 면담법, 공감 대화, 어려운 상황에서의 면담법 등 다양한 주제가 포함될 수 있다. 의료커뮤니케이션을 학습하는 시기는 전체 교육과정 중 특정한 학기에 국한되는 것보다는 몇 개 학년에 걸쳐 적용되어 반복심화적으로 학습하는 것이 더 효과적일 것이다.

본 장에서는 의학, 치의학, 간호학 등 보건의료 학생들을 위하여 의료커뮤니케이션 교과목을 구성하는 교육 목표, 학습성과, 교수학습 방법, 학습 주제, 학습 자료의 선정 등에 대해 알아보도록 하겠다.

1. 교육목표

의료커뮤니케이션 교과목의 최상위 목표는 '**환자와 의사소통을 잘하는 의료인**'이 되는 것이다. 학생들은 환자와의 원활한 의사소통이 갖는 중요성을 인식하고, 자신의 의사 소통 능력을 계발함으로써 이 목표를 달성할 수 있을 것이다.

첫째, 교육목표 달성을 위해 커뮤니케이션의 기본 요소인 듣기와 말하기 기술을 이해하는 것이 필요하다. 듣기와 말하기 기술은 인지적 요소와 정서적 요소로 구분할 수 있다. 듣기 기술의 인지적 요소는 환자의 호소내용을 파악하고 분석하여 방문 이유를 수용하는 것이고, 정서적 요소는 인간관계를 형성하는 능력, 즉 공감적 경청 능력이다. 말하기 기술의 인지적 요소는 환자의 입장을 고려하여 내용을 전달하는 능력이고, 정서적 요소는 인간관계를 운영하는 능력, 즉 공감적 설명 능력이다.

둘째, 듣기와 말하기 행동을 일으키는 자신의 가치관 및 태도, 심리행동적 발달을 이루는 것이 필요하다. 바른 가치관과 태도를 갖기 위해 환자에 대한 민감성을 발달시켜야 하고, 듣기와 말하기를 위한 효과적인 심리행동적 발달을 위해 언어적, 준언어적, 비언어적 커뮤니케이션의 특성을 이해해야 한다.

2. 학습성과

1) 효과적인 의사소통의 중요성 인식

일반적 의사소통의 원리를 이해하고, 의료면담의 문제점을 발견하는 능력을 습득하고, 의료면담에서 커뮤니케이션의 중요성을 인식할 수 있어야 한다.

2) 효과적인 의사소통 능력의 계발

첫째, 환자를 언어적 정서적으로 잘 이해할 수 있어야 한다. 환자의 입장을 이해하고, 환자의 말을 경청하고, 환자의 말에 공감하여 표현할 수 있어야 한다.

둘째, 환자로부터 필요한 정보를 정확하고 효과적으로 얻어야 한다. 환자의 인지 능력과 정서 상태를 고려하여 효과적으로 질문할 수 있어야 한다.

셋째, 환자를 잘 이해시킬 수 있어야 한다. 환자의 인지능력과 정서상태를 고려한 표현을 사용하고, 환자의 인지능력을 고려하여 정확하게 말하고, 환자가 이해하도록 충분히 설명할 수 있어야 한다.

넷째, 환자와 좋은 관계를 유지할 수 있어야 한다. 환자의 말을 경청하고, 환자의 말과 입장에 공감하고, 언어적, 비언어적, 준언어적 측면에서 환자의 입장을 고려한 의사소통을 할 수 있어야 한다.

다섯째, 원활하고 효과적으로 대화를 진행할 수 있어야 한다. 대화의 원리를 이해하고 이 원리에 따라 대화하고 환자의 발언권을 최대한 존중하며 대화할 수 있어야 한다.

3. 교수학습 방법

1) 다양한 교수학습 방법

의료커뮤니케이션을 학습하기 위해 다양한 교수학습 방법을 활용할 수 있다. 강의, 소집단 교육 및 토론, 역할극, 모의 환자와의 면담 연습, 실제 환자와의 면담 등이 가능하다. 효과적인 교육을 위해 경험 중심의 학습이 필요하다. 경험적 학습은 이론과 실습으로 이루어진다. 실습은 수업 차수별로 학습 주제에 따라 실습할 수도 있고, 학기 중간 및 학기 말에 전체 면담 과정을 구성해 보기 위해 종합실습을 할 수도 있다.

2) 경험적 학습

의료커뮤니케이션의 경험적 학습을 위해 역할극이 도움이 된다. 역할극을 위해 면담자, 환자 역할자 이외에 1명 이상의 관찰자 역할을 정한다. 관찰자 학생은 의료인이나 환자 역할을 하는 학생들의 면담 진행 과정을 관찰하고 피드백해 주는 반영자(reflector)의 역할을 하게 된다

경험학습은 소그룹 기반으로 이루어진다. 'PARE 주기 모델'은 소그룹 학습 과정을 단계별로 잘 설명해 준다. 첫째, 준비과정(Preparation)으로서 학습자 학생은 면담 시행 전에 어떤 면담기법에 관심이 많으며 오늘 면담 실습을 통해 무엇을 배우기를 원하는 지를 미리 결정하는 것이다. 둘째, 실행과정(Action)으로서 모의 환자나 실제 환자와 면담을 실행해 보는 것이다. 셋째, 면담 결과의 반영과정(Reflection)으로서 역할극에 참여한 학생이나 튜터를 포함한 반영팀이 피드백을 주는 것이며, 학습자 자신도 자신의 면담 기술에 대해 생각해 볼 수 있다. 넷째, 면담기법의 향상(Enhancement) 단계로서 학습 목표로 정한 면담기법의 성취를 이루는 것이다.

3) 반복 심화 학습

의료커뮤니케이션 교육을 위해 학생들은 반복 심화 학습이 필요하다. 학습 초기에는 학생이 자신의 능력에 초점을 맞추어 강의 및 토론 학습에 참여하게 된다(self-focused). 다음 단계는 학생이 적용할 수 있는 면담기법에 초점을 맞추는 것이다(method-focused). 세 번째 단계는 학생의 학습 요구에 초점을 맞추어 동료들과 역할극을 해보는 것이다(learner-centered). 마지막 단계는 환자중심적 경험학습으로서 다양한 시나리오를 갖춘 훈련된 표준화환자를 대상으로 면담기법을 연습하는 것이다(patient-centered).

4) 타 교과목과의 통합

의료커뮤니케이션 교육을 위해 타 교과목과의 통합이 필요하다. 예를 들면, 행동과학과목에서 비언어적, 준언어적 의사소통을 학습할 수 있고, 진단학 과목에서 신체진찰과 관련된 진찰 대화를 학습할 수 있고, 종양학 과목에서 병명통보 대화(좋지 않은 소식 전하기 대화)를 학습할 수 있고, 외과학이나 중환자관리학 과목에서 임종환자 대화기법을 학습할 수 있다.

5) 숨겨진 교육과정의 영향

정규 교육과정에는 포함되지 않는 '숨겨진 교육과정(hidden curriculum)'이 영향을 줄 수 있다. 학생들은 의료커뮤니케이션 교육과정을 효과적으로 잘 이수하였어도, 이수 후에 다른 교과목에서 받는 영향으로 의료커뮤니케이션 교육의 효과가 상쇄될 수 있다. 따라서, 학생들은 환자중심적 면담의 중요성을 늘 인식하고 좋은 역할 모델을 관찰함으로써 효과적 의료커뮤니케이션 수행을 위한 능력을 지속적으로 향상시켜야 할 것이다.

4. 가능한 학습주제

의료커뮤니케이션 교육의 구체적 내용은 어느 학년에 속하여 학습하는가에 따라 달라진다. 임상실습 전 학년 시기(의예과/치의예과, 의과대학/치과대학 1~2학년, 의전원/치전원 1~2학년, 간호학과 1~2학년)는 임상 실습을 준비하는 단계로서 많은 기초의료과목을 학습하면서 임상 과목의 일부를 경험하는 시기이다. 이 시기의 학생들은 임상실습 중인 학생들이나 의료인들에 비해 의료커뮤니케이션에 대한 선지식이 없고 진료경험이 없는 상태이므로 학습동기가 약하다. 그러나 장래 의료인으로서 앞으로 경험하게 될 미래의 진료 상황을 상상하며 미래지향적으로 학습하면 효율적일 것이다. 임상실습 중인 학생들은 의료커뮤니케이션에 대한 학습 동기가 비교적 강한 편이므로 임상실습과 연계하여 학습할 수 있다.

의료커뮤니케이션 교육을 위하여 다양한 학습 주제를 공부할 수 있다. 어떤 주제를 어느 시기에 배울 것인가는 학생들의 임상경험 수준과 학습요구도, 학교의 교육 환경에 따라 결정될 것이다. 각각의 주제에 따른 구체적 학습 목표와 준비물, 적절한 교수학습 방법이 정해지며, 각각의 주제의 매 차시 수업계획서에 따라 학습하게 된다.

학습 주제의 예시

인간과 커뮤니케이션
제도와 커뮤니케이션
커뮤니케이션 수단: 언어, 비언어, 준언어
성공적인 커뮤니케이션
실패하는 커뮤니케이션
의료면담에서 비언어적 의사소통 기법 활용
의료커뮤니케이터 자기 들여다 보기
의료인 체험하기
의사소통과 간접 표현
의료커뮤니케이션의 이해
의료인-환자 관계의 유형과 의료대화의 특성
의료면담 대화의 구조와 진행과정
의료면담의 시작 및 라포 형성
문진 및 병력 대화(효과적 질문법)
경청

환자의 감정 다루기(공감 기법) 설명
대화와 공동의사 결정
면담의 종결
병명 통보 대화
상담 대화
설득 커뮤니케이션
어려운 상황에서의 환자 면담술
의사소통과 의료분쟁
수술 전 동의확보대화
회진 대화
응급실 대화
환자 가족과의 대화
병원내 스텝과의 대화
노인환자와의 대화
소아환자와의 대화
외국인 환자 대하기

5. 학습자료의 활용

1) 수업 동영상 자료의 활용

효과적인 교육을 위해 학습 동영상 자료를 활용할 수 있다. 동영상 자료는 실제 진료 면담 장면 중에서 바람직한 면담 장면과 바람직하지 않은 면담 장면을 추출하여 구성될 수 있으며, 학생들은 장면들을 대조하여 비교해 볼 수 있다. 실제 면담 장면을 구하기 어려운 경우에는 실제 사례에 기반한 표준화환자의 진료 동영상 자료가 수업자료로 활용될 수 있다. 동영상 자료를 수업자료로 활용하는 경우에는 전사 자료가 동영상 자료와 함께 제시되면 유용할 것이다.

2) 시뮬레이션 학습

동영상 및 전사 자료를 이용하여 재구성된 시뮬레이션 상황을 이용하여 학습할 수 있다. 시뮬레이션 학습을 통해 교수와 학생 간의 상호작용적 교육이 가능해질 것이다.

면담 대화 시뮬레이션 상황에 참여하는 학생들은 동영상 시청 중간에 잠깐의 휴지기를 갖고 면담 전개를 위해 다음 단계의 적절한 대화가 무엇인지 생각해 보고, 학생의 반응에 대해 교수가 피드백을 줄 수 있다. 학생에게 주어지는 질문의 예는 "**학생은 지금 시점에서 환자에게 어떻게 반응하겠습니까?**"이다. 실제 상황과 유사한 상황을 이용한 시뮬레이션 학습을 위해 가상 현실 기반의 시뮬레이션 교육을 개발해 볼 수 있다. 메타버스(Metaverse)를 활용한 학습경험이 좋은 대안이 될 것이다.

3) 면담 평가표의 활용

동영상 자료나 역할극 평가를 위해 평가표를 활용할 수 있다. 평가표에는 면담 중 어떤 내용의 대화를 수행하였는가, 면담과정은 적절하였는가를 평가하는 항목이 포함되어야 한다. 학생들은 면담 평가표를 활용하여 자가평가, 혹은 동료평가를 자율적으로 시행할 수 있을 것이다.

▶ 요약

의료커뮤니케이션 교육은 교육과정 전반에 걸쳐 반복 심화하여 배치되는 것이 바람직하며, 강의실 교육뿐만 아니라 학생들이 실제로 면담을 수행할 수 있는 경험학습이 강조되어야 한다. 효과적인 의료커뮤니케이션 교육을 위해 표준화환자의 활용, 동영상 수업자료의 활용, 소그룹 토론 및 역할극 활용, 시뮬레이션 학습 등 다양한 교수 학습 방법을 활용할 필요가 있다. 학생들이 스스로를 평가할 수 있는 자가 면담평가서가 개발되어 교육에 활용되면 학습자 중심 의료커뮤니케이션 교육이 가능해질 것이다.

▶ 토론 주제

- 학생들의 경험 수준에 적합한 학습 주제들을 열거해 보시오.
- 학습 주제를 효과적으로 공부하기 위한 적합한 교수학습 방법들을 제시해 보시오.

▶ **참고문헌**

- 박용익. (2010).환자중심의 의료커뮤니케이션. 서울: 백산서당.
- 강현석, 김선, 박주현, 신좌섭, 양은배, 이영미 등. (2007). 의학교육과정 개발의 이론과 실제. 서울:시그마프레스.
- 손충기. (2006). 교육과정과 교육평가. 서울: 태영출판사.
- 양은배, 이승희, 황은영. (2008). 의학교육 교수학습 방법론. 서을: 군자출판사.
- Silverman, J., Kurtz, S., & Draper, J. (2005). Skills for communicating with patients (2nd ed.). Abingdon: Radcliffe.
- Kurtz, S., Silverman, J., & Draper, J. (2005). Teaching and learning communication skills in medicine (2nd ed.). Abingdon: Radcliffe.

제 6부 의료커뮤니케이션의 교육과 평가

2장 의료커뮤니케이션의 평가

◇ 학습목표

의료커뮤니케이션을 평가하기 위한 평가 요소, 평가 지침을 이해한다.
현행 보건의료인 면허 시험에서 적용되는 의료커뮤니케이션 평가 영역과 지침을 이해한다.

1. 들어가며

의료커뮤니케이션 기술은 환자의 생명과 안전에 직결되는 중요한 역량이다. 의료진은 환자가 호소하는 증상을 이해해야하고 환자의 생명과 관련된 정보를 적절하게 수집할 수 있어야 한다. 편견이나 비난, 판단하지 않는 태도로 환자와의 상담을 진행하고, 환자의 질병에 대해 어떤 관점을 갖는지 확인할 수 있어야 한다. 이러한 신뢰를 바탕으로 의료진은 환자에게 검사, 진단명, 치료법, 치료의 예후에 대한 의료정보를 환자가 이해할 수 있도록 전달하여 환자의 자기결정권을 행사할 수 있도록 해야 한다.

효과적인 의료커뮤니케이션 기술의 습득은 의학교육의 핵심적인 요소로 자리잡았으며 대부분의 의학교육과정에서 필수적으로 다뤄지고 있으며 보건의료인으로서 필수적으로 갖추어야할 역량으로 보건의료인국가시험원에서도 의료커뮤니케이션 기술을 직접적으로 평가하고 있다. 표준화환자와 상담하면서 수행하는 진료 수행평가에서는 기본적으로 환자와 의사(치과의사) 관계를 평가하며, 특정 문항의 경우에는 추가적으로 요구하는 핵심 의료커뮤니케이션 기술들이 명시되어 있다.

본 장에서는 효과적인 의료커뮤니케이션 기술의 교육 및 평가를 위하여 국내외 의학단체에서는 평가와 관련된 지침과 모델들을 기반으로 의료커뮤니케이션 역량을 평가할 수 있는 지침을 소개하고자 한다.

2. 의료커뮤니케이션 평가

의료커뮤니케이션의 효과적 평가 지침들이 국내외 단체에서 제안되었으며 이를 바탕으로 다양한 의료현장에 적합하게 변형하여 활용될 수 있다. 의사소통기술에 관한 평가지침은 학생 들의 역량을 진단하고 평가할 수 있는 좋은 평가 도구이면서, 동시에 학생들의 자기주도적 학습을 위한 지침서 역할을 할 수 있다. 또한 임상 교육 환경에서 역할극, 표준화환자-의사 면담 시뮬레이션 실습, 환자 대상 임상 역량 평가 실시하는 경우 학생-교수자 피드백을 주기 위한 루브릭으로 활용될 수 있다.

1) 캘거리-케임브리지 지침

Kurtz 등(2003)이 도식화한 의료 면담 과정은 대화의 시작, 정보 수집, 신체 진찰, 설명 및 계획 수립, 면담 마무리으로 구성된다(그림 1). 이러한 구조화된 흐름 속에서 환자-의사는 비언어적 행동, 라포 형성, 환자의 참여를 통해 상호작용을 수행하게 된다. 캘거리-케임브리지 지침은 각각의 단계에 따른 면담 지침을 제공하고 있으며 의료커뮤니케이션 관련 지침서 연구에 널리 활용되고 있다.

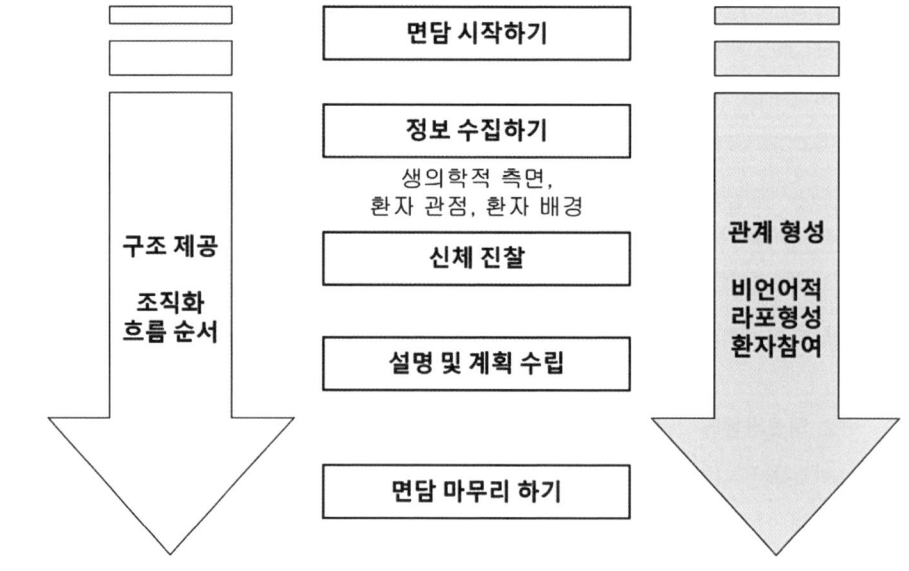

(그림 1) 의료 면담을 위한 기본 구조 (Kurtz et al. 2003)

2) Kalamazoo Consensus Statement

1999년 5월 Bayer-Fetzer conference에서 의학교육전문가들이 의과대학생을 대상으로 의료 대화 교육과정의 개발, 수행, 평가를 촉진시키고, 국제적 기준을 알리기 위하여 의료커뮤니케이션에 필수적인 7가지 요소에 대하여 제안하였다.

(표 1) 의료커뮤니케이션의 7가지 필수요소를 기반으로 한 평가지침

필수요소	평가요소
1. 대화의 시작	인사와 함께 한 인간으로서 환자에게 관심을 보인다.
	환자가 방해받지 않고 개진한 진술을 완성할 수 있도록 허용한다.
	방문의 이유를 설명하거나 결정한다.
2. 의사-환자 관계 형성	면담동안 돌봄과 관심을 보이는 어휘를 사용한다.
	관심과 돌봄을 보여주는 어조, 속도, 눈맞춤, 자세를 사용한다.
	일관성 있게 방해하지 않는다.
	정보의 중요한 초점을 follow-up 한다.
3. 자료의 수집	개방형 질문과 폐쇄형 질문이 효과적인 균형을 이룬다.
	구조화 및 요약으로 정보를 수정하거나 덧붙일 수 있는 기회를 환자에게 준다.
	건강에 영향을 줄 수 있는 생애 사건, 환경, 타인들에 대하여 질문한다.
	효과적으로 추가적인 질문으로 전환한다.
	진찰을 설명하고 환자에게 민감한 기술이 될 수 있음을 알려준다.
	커튼을 치거나 문을 닫는 등 사생활 보호에 힘쓴다.
4. 환자의 견해 이해	환자의 전체 관심사항 전체를 이끌어 낸다.
	질병과 치료에 관한 환자의 믿음, 선호, 기대사항들을 이끌어 낸다.
	환자의 가치 및 정서를 탐색하고 이에 반응한다.
5. 정보 공유	환자가 이해하기 쉬운 어휘를 사용하여 설명한다.
	문제에 대한 환자의 이해 정도, 환자가 추가 정보를 원하는지를 측정한다.
	상호 이해를 위한 점검을 한다.
	환자의 요구 및 소망에 맞는 정확한 정보를 제공한다.
6. 합의에 도달	환자가 원하는 만큼 선택과 결정에 환자를 포함시킨다.
	치료계획에 따르는 환자의 의지와 능력에 대하여 질문한다.
	필요한 경우 추가적인 자원들을 확인한다.
7. 종료하기	환자들에게 관심 사항이 있는지 질문한다.
	차기 방문 때까지의 계획을 환자에게 요약하도록 요청 혹은 정리한다.
	추후활동 혹은 약속 조정을 명확하게 한다.
	진찰을 설명하고 환자에게 민감한 기술이 될 수 있음을 알려준다.
	커튼을 치거나 문을 닫는 등 사생활 보호에 힘쓴다.

3) 환자중심의 의료커뮤니케이션

국내에서 출판된 대화분석을 기반으로 환자중심 의료커뮤니케이션 교육방법론이 박용익(2010)에 의해 제안되었다. 의료대화의 가장 중요한 유형인 병력 수집, 병명 통보 대화를 기능적 단계로 분류하고, 각 단계별로 수행해야 할 의사소통적 과제를 성실하게 수행하였는지 5점 척도로 평가할 수 있도록 제안하였다. 또한 의료 대화 전체 과정에서 나타나는 대화의 흐름이나 비언어적 의사소통, 공감에 대한 의사소통 과제에 대한 평가도 함께 수행하도록 제안되었다.

3. 국내 의사, 치과 국가고시 의료커뮤니케이션 평가

현행 의사, 치과의사 국가고시에서는 **표준화환자를 활용한 객관화 구조화 진료시험 (OSCE/CPX)**을 활용한 실기 시험을 적용하고 있으며 환자-의사(치과의사) 면담 과정 내에서 의사 소통에 관한 영역을 평가하고 있다.

* 의사 국가고시
2020년 공개된 의사 국가시험(실기) 평가 목표집에 따르면 2022년 의사 실기시험부터는 진료역량과 환자의사 상호작용평가의 타당도를 높이기 위한 방향으로 개선된다고 예고하였다. 환자와의 대면시간을 확대하고 실제 환자 진료에서처럼 환자의사 상호작용을 평가하도록 평가 지침도 개편되었다. 즉, 의사소통과 관련된 기본적인 소양뿐만 아니라 질병을 중심으로 환자의 관점을 파악하고, 임상 추론을 반영한 체계적인 병력 청취 및 환자 교육 등을 주요한 평가 지표로 제시하고 있다.

1) 환자와의 의사소통

진료수행평가에서는 표준화환자를 대상으로 진료 면담을 수행하며 진료 면담시 필요한 의사소통의 기본요소들을 활용하여 환자로부터 진단에 필요한 정보를 수집하고, 신체 진찰과 관련 하여 환자의 동의를 얻고, 적절한 진단 및 환자 교육을 실시하는지 평가하게 된다.

1. 초기관계 형성

1) 인사 및 환자 확인: 환자 확인은 개방형 질문으로 성함, 나이를 확인한다. (예) 안녕하세요? 환자분 성함이 OOO이세요? (잘못된 예) 안녕하세요? 환자분 성함과 생년월일이 어떻게 되세요? (잘한 예)

2) 자기소개 및 면담 소개: 자신의 이름과 소속, 역할을 소개하고 면담의 목적, 시간 등을 설명한다.

3) 편안한 분위기 조성: 환자의 상태와 맥락을 고려하여 관심을 표현한다. (예) 오시느라 고생이 많으셨습니다. (이동 장애가 있는 경우) 걱정이 많이 되시죠? (잘못된 예. 아직 면담을 시작하지 않았는데 맥락없는 공감 표현)

2. 진료받는 이유 알아내기

1) 개시질문: '오늘' 의논하고 싶은 문제가 무엇인지 개방형으로 질문한다. (예) 어디가 아프세요? (잘못된 예, 오늘 내원한 이유와 무관한 증상에 대한 대화로 연결 될 수 있음.) 오늘 어디가 불편하셔서 오셨어요? (잘한 예)

2) 개시질문 경청 및 선별 :
(예) 그 외 오늘 논의하고 싶은 다른 문제가 있으신가요?
3) 주요 의제 정하기 : 환자의 이야기를 경청하고 요약 확인한다.
(예) a,b,c가 불편하셔서 오셨군요. 그 중 오늘 이야기 나누고 싶은 것은 무엇인가요? 그럼 기침에 대하여 이야기해보겠습니다. (잘한 예)

3. 병력청취

1) 주증상 확인: 협의한 의제에 대하여 개방형 질문과 폐쇄형 질문을 적절히 활용하여 탐색한다. (예) 기침이 나는 것에 대하여 시간 순서대로 자세히 말씀해주세요.

2) 환자 관련 관점 탐색:
환자의 상태나 원인에 대한 생각, 걱정 등을 탐색한다. (예) 앞으로 1개월 이내에 금연을 하실 계획이 있으십니까? 무엇 때문에 금연을 결심하셨습니까?

4. 신체진찰
1) 신체진찰 소개하고 동의받기: 신체 진찰 전 검사 방법, 목적 등을 간단히 설명하고 동의를 구한다.
2) 신체진찰과 관련되어 환자의 불편함 배려: 부위와 자세에 따라 불편감이 발생할 수 있으면 이를 배려하고, 진찰 후 노출된 부위를 다시 가려준다.

5. 환자 교육
1) 진단명, 향후 시행할 검사나 치료법 등 설명 : 환자가 이해하기 쉬운 말로 설명하며 한 번에 너무 많은 내용을 설명하지 않는다. 중간에 환자가 정확히 이해했는지 확인한다.
2) 공동의사 결정 : 치료계획에 대하여 환자에게 충분히 설명하고 환자가 스스로 선택할 기회를 제공한다.

6. 면담 마무리
(예) 더 궁금하신 게 있으신지요?

표준화환자를 포함하는 실기문항에서 의료 대화는 실제 환자 면담과는 상당한 차이가 있을 수 있다. 환자중심의 의사소통에서는 개방형의 질문을 통해 환자로부터 정보를 충분히 유도하는 것이 필요하며 환자와 치료적 동반자 관계 형성 시에 유리하다.

그러나 시험 환경에서는 제한된 시간 내에 필요한 정보를 수집하고, 신체 검진을 시행해야 하여 폐쇄형 질문을 통해 감별진단에 필요한 정보들을 유도하는 경향성이 있다. 특히 임상 표현에 대하여 감별진단 관련 문항을 대사를 외우듯이 나열식으로 질문하는 식의 진료 면담은 지양해야 한다.

환자 면담 시 환자를 비난하거나 비판, 판단하는 표현은 피하고, 환자가 죄책감이나 부끄러움을 느끼지 않도록 정서적으로 지지하면서 면담을 진행해야 하며, 신체 진찰과 관련하여 검사 부위, 자세, 노출 등을 고려하여 환자를 배려해야 한다.

또한 환자의 느낌을 물어보지 않은 상태에서 **"많이 힘드시겠네요"** 라는 식으로 대사를 외우듯이 공감을 표현하는 것은 환자-의사 신뢰도에 부정적인 영향을 줄 수 있으며 제한된 시간 내에 환자 교육을 하다보면 무의식적으로 전문용어를 사용할 수 있어 주의를 요한다. 특히, 환자 교육 시 청하지 않은 조언, 훈계, 설교를 삼가고 환자 스스로 치료와 관련된 의사결정을 할 수 있도록 협의하는 자세로 임한다.

2) 임상 표현 중 의사소통/환자-의사 관계 구체적 성과

평가와 관련하여 구체적으로 의사소통/환자-의사 관계를 평가하는 임상 표현 문항도 있으며 이러한 경우 각각의 구체적 성과를 확인하여야 한다.

* 가정폭력, 성폭력
나. 환자의 협조와 동의를 얻고 상세한 설명을 하며 진료를 시행한다.
다. 환자에게 공감하고 배려하는 면담을 할 수 있다.

* 나쁜소식 전하기
가. 환자가 감정 표현을 할 수 있도록 배려할 수 있다.
나. 환자가 감정의 변화를 보일 경우에 충분히 시간을 배려하여 정서적 지지를 수행할 수 있다.
다. 환자와 의사소통이 가능한 시기를 판단할 수 있다.
라. 환자와 정확히 정보가 공유되었는지 평가할 수 있다.
마. 환자와 공감대를 표현함으로써 전인 치유적인 동맹관계를 유지할 수 있다.

* 음주상담, 금연상담
가. 면담 시 환자의 태도에 따라 설득력 있게 교육을 할 수 있다.

* 자살
가. 환자의 무망감, 수치심, 분노 등을 충분히 공감하며, 적절히 대처할 수 있다.
나. 환자와 치료적 동맹을 맺을 수 있다.

* 기억력 저하
가. 보호자로부터 적절한 정보를 얻을 수 있다.
나. 치매 환자 및 보호자의 입장을 이해하고 공감할 수 있다

* 의식장애
가. 의사소통/환자의사관계에서 보호자나 목격자로부터 적절한 정보를 얻을 수 있다.

* 성장지연, 발달지연
가. 보호자의 걱정에 대해 아이의 상태에 따라 안심시키거나 배려할 수 있다.

* 토혈
가. 응급처치나 수술이 필요한 경우, 환자의 불안감을 배려하면서 설명할 수 있다.

* 고혈압
가. 고혈압 인지, 질환이 미치는 영향에 대해 가지고 있는 환자 관점을 이해한다.
나. 만성질환으로서 환자의 치료에 대한 순응도를 높일 수 있는 적절한 환자의사 관계를 형성한다.

* 성폭력
가. 환자가 수치심이나 자책감을 느끼지 않도록 적절한 질문기법을 사용해야 한다
나. 피해자의 입장을 공감하고 협조할 수 있다
다. 피해자의 감정이나 반응에 적절히 대응할 수 있다.
라. 증거자료 확보를 위한 동의를 구할 수 있다.

* 기침
가. 만성 기침 환자의 경우 지속적인 치료의 성과를 위하여 환자의 고통에 대한 공감 표현과 인간적인 유대 관계 증진을 위해 적절한 대화를 할 수 있다.

* 붉은색 소변
가. 신체 진찰 시행 시 적절히 환자를 배려하며, 필요한 예절과 위생 절차를 지킨다.

* 복통
가. 비뇨생식기 관련 면담 혹은 신체진찰 시 환자가 수치심을 느끼지 않도록 배려한다.
나. 응급처치나 수술이 필요한 경우, 불안감을 최소화 할 수 있도록 설명할 수 있다.

* 배뇨이상, 변비, 혈변,
가. 진찰 시 환자가 수치심을 느끼지 않도록 배려할 수 있다.

* 소화불량, 월경이상, 산전진찰, 질분비물/질 출혈
가. 환자가 수치심을 느끼지 않도록 배려할 수 있다

* 유방통
가. 유방통에 대해 불안해 하는 환자를 배려하며 면담할 수 있다.
나. 유방 신체진찰 시 환자가 수치심을 느끼지 않도록 심리적 지지를 시행할 수 있다.

* 피부발진
가. 성매개성 질환을 의심하는 경우 환자에게 심리적인 지지를 얻은 다음 자발적 답변을 얻는 병력청취를 시행할 수 있다.
나. 병력청취 및 상담을 할 수 있는 편안한 환경을 조성할 수 있다.

3) 환자-의사 상호작용

표준화환자를 포함하는 모든 실기 문항에서는 공통적으로 **환자-의사 상호작용**과 관련된 평가지가 적용되며 Kurtz 등(2003)이 제안한 거리-케임브리지 지침를 기반으로 하여 **(표2)**에 제시된 바와 같은 평가 지침을 사용할 예정이라고 공지한 바 있다.

환자-의사 관계는 표준화환자가 직접 채점하여 국가고시 실기고사에 반영하고 있다. 신좌섭, 박훈기 등(2005)의 연구에 따르면 표준화환자의 채점과 임상 의사의 채점 결과는 유의한 상관관계를 보이며, 적절한 교육이 선행된다면 표준화환자도 신뢰할 만한 평가자가 될 수 있다.

평가내용	가중치			
내 이야기를 효율적으로 물어보고 잘 들어주었다.	아주 우수	우수	보통	미흡
개방형/폐쇄형 질문, 호응, 대답 여유, 확인, 쉬운 용어, 분리 질문, 경청 자세, 면담주제 협상				
나의 생각과 배경을 효과적으로 알아냈다.	아주 우수	우수	보통	미흡
생각/걱정 질문, 기분/정서 표현, 격려, 나의 기대 파악, 일상생활 영향 파악, 나의 입장/배경/처지 등에 관심				
내가 이해하기 쉽게 설명하였다.	아주 우수	우수	보통	미흡
쉬운 용어, 필요한 정보, 내 의견과 선택권 고려, 기억하기 쉽게 설명, 이해 점검 및 질문 기회, 근거 있는 설명				
나와 좋은 유대관계를 형성하려고 했다.	아주 우수	우수	보통	미흡
편하게 시작, 공감과 지지, 무비판적 수용, 진정성/솔직함, 편안한 분위기, 신뢰, 자신감, 존중				
면담을 체계적으로 이끌어나갔다.	아주 우수	우수	보통	미흡
논리/체계적 순서, 적절한 시간 배분, 주기적 요약/면담 방향 제시, 내 생각에 따라 질문 이어가기				
신체진찰 태도가 좋았다.	아주 우수	우수	보통	미흡
손 위생, 사진 설명, 가려주기, 환자안전과 불편함 배려				

(표2) 환자-의사 관계 평가 지침 (2020년 개정판)

* 평가 사례 (우수한 사례)

- 모의환자와 눈을 마주보면서 환자의 이야기를 경청하면서 맥락에 따라 공감의 표현을 한다.
- 공감적이고 무비판적인 태도로 병력을 청취하며 환자의 입장을 공감하면서 감정을 자극하지 않으면서 면담을 이끌어나간다.
- 죄책감이나 부끄러움을 느끼지 않도록 정서적으로 지지하면서 면담을 진행한다.
- 이해하기 쉽게 설명하고 환자가 이해가 되지 않는 부분이 없는지 확인하면서 면담을 진행한다.
- 신체 검사 시 이해하기 쉽게 설명하고 환자 동의를 구한다. 신체 노출이 있는 검사 시에는 노출에 대하여 가려주기 등의 불편함을 배려하는 행동을 한다.
- 환자의 의견과 선택권을 존중한다.
- 환자 교육 시 적절한 도해를 그려가면서 환자의 이해를 돕는다.

* 평가 사례 (우수하지 않은 사례)

- 환자와 눈을 마주치지 못하고 기록지만 보면서 질문을 한다.
- "날씨가 좋네요" "아프셨겠네요" 등의 공감 표현을 대화의 맥락과 상관없이 시행한다.
- "왜 술을 그렇게 많이 드십니까?" 등 환자를 비난, 비판, 판단하는 표현을 한다.
- 환자와의 대화보다는 외워온 대사를 읊듯이 짧은 시간동안 다수의 폐쇄형 질문 목록을 나열하거나 전혀 상관없는 맥락의 질문을 진행한다.
- 환자를 존중하지 않는 비언어적인 태도를 보인다.
- 원론적 주장, 훈계나 설교하는 식으로 환자 교육을 한다.
- 환자 교육 시 환자의 이해도를 확인하지 않고 전문용어를 남발하여 설명하며 추가 궁금한 내용이 있으신지 확인하지 않는다.

* **치과의사 국가고시**

치과의사는 2005년 외국대학교 졸업자의 국내면허자격 예비시험에서 실기고사가 첫 도입되었으며 2021년 국가고시부터 전면 도입되었다. 치과의사 실기고사도 표준화환자를 이용한 진료수행평가에서 환자-의사 상호관계 및 의사소통능력을 공통적으로 평가하고 있으며 환자-의사 상호관계는 표준화환자가 직접 평가하여 실기고사에 반영한다.

한국치의학교육평가원에서 발간한 국가적 수준의 치과의사 역량에 따르면 "치과의사는 전문인으로서 자기 자신을 인식할 수 있고, 대인관계 기술 및 심리학의 기본 사항을 숙지하고 타인과 효율적인 의사소통을 할 수 있어야 한다.

치과의사직을 바람직하게 수행하기 위해, 환자, 환자보호자, 진료보조자 등 업무 관련자와 원활한 의사소통을 할 수 있어야 한다."로 정의하고 있으며 환자-의사와의 의사소통 외에도 의료진 내부의 의사소통도 평가영역에 포함된다. 즉, 환자와의 면담, 신체검진, 진단을 통해 전문가 의료가 필요한 경우 적절히 전문가에게 의뢰할 수 있는지 여부도 핵심평가항목 중 하나로 전문가간 의사소통에 필요한 적절한 정보가 포함된 의뢰지 작성여부가 평가된다.

* **자문 및 의뢰 편지 쓰기**
의뢰 편지에 기재되어야 할 필수 항목

1) 의뢰하는 임상가의 이름, 주소, 전화번호
2) 환자의 이름, 주소, 나이, 성별
3) 환자의 병력, 임상 소견, 임시 진단명
4) 의뢰 이유
5) 관련된 의과 병력, 최근의 치료 (특히 약물치료) 등에 대한 정보
6) 최근에 시행한 검사 결과 : 방사선 사진, 혈액 검사 등 (동봉하는 진단자료에 대한 목록 첨부)
7) 의견을 구하는지, 치료를 의뢰하는지에 대한 여부

참고로 2016년 개정된 의료법 시행 규칙 제 14조 제 3항에 진료정보교류 표준에서 고시 된 진료의뢰서에 필수적인 구성항목은 아래와 같다.

1) 기본정보: 문서 정보, 환자 정보, 의료기관 정보, 진료의, 문서 작성자, 수신기관 정보
2) 진료정보: 진단내역, (아래는 해당시 필수) 약물처방내역, 검체검사 결과, 병리검사 결과, 영상검사 결과, 기능검사 결 과, 알러지 및 부작용, 소견 및 주의사항, 의뢰사유, 예약 관련 정보

▶ 요약

의료커뮤니케이션 기술은 의학 교육에서 필수적인 핵심 역량 중 하나이다. 최근 의사, 치과의사 국가시험에서는 이러한 의료커뮤니케이션 기술에 대한 평가를 강화하고 있는 추세이다. 환자-의사의 관계 뿐만 아니라 전문직 대화, 법적 서식인 의뢰서 작성, 의무기록 작성 역시 큰 틀에서 의료커뮤니케이션에 포함된다. 따라서 본 장에서 소개한 평가지침은 의료 커뮤니 케이션 기술을 훈련 시 자기 평가, 동료 평가, 교수자 평가를 위해 활용될 수 있다.

▶ 참고문헌

· 박용익. (2010). 환자중심의 의료 커뮤니케이션. 백산서당.
· 유승흠. (2006). 의료대화기법 교육, 한국의학원.
· 한국의과대학, 의학전문대학원협회. (2016). 기본진료수행지침 (2판).
· Makoul, G. (2001). Essential elements of communication in medical encounters: the Kalamazoo consensus statement. Academic Medicine. 76(4), 390-393.
· Kurtz S, Silverman J, Benson J, Draper J. (2003). Marrying content and process in clinical method teaching: enhancing the Calgary-Cambridge guides. Acad Med. 2003, Aug;78(8):802-9.
· Silverman, J., Kurtz, S., & Draper, J. (2013). Skills for Communicating with Patients (3rd ed.). CRC Press.

제6부 의료커뮤니케이션의 교육과 평가

저자소개

이명선
(현) 서울대학교 간호대학 명예교수
미국 버팔로 뉴욕주립대학교 간호학 전공(DNS)
서울대학교 간호대학(질적연구, 간호커뮤니케이션)

임정준
(현) 서울대학교 치의학대학원 부교수
연세대학교 교육경제학 전공(PhD)
서울대학교 치의학교육학(의료경제, 행동치의학)

강창우
(현) 서울대학교 인문대학 교수
독일 뮌스터대학교 독어학 전공(PhD)
서울대학교 인문대학 독어독문학과(화용론, 대화분석, 의료커뮤니케이션)

박일환
(현) 단국대학교 의과대학 교수
서울대학교 의과대학 의학 전공(MD, PhD)
단국대학교 의과대학 가정의학과(가족체계의학, 의료커뮤니케이션)

이민정
(현) 서울대학교 치의학대학원 강사
서울대학교 보건대학원 보건정책관리학 전공(PhD)
서울대학교 치학연구소 연구원(환자중심의료, 건강 커뮤니케이션)

박신영
(현) 서울대학교 치의학대학원 부교수
서울대학교 치과대학 치주과학 전공(DDS, PhD)
서울대학교 치의학교육학(치의학 임상교육)
서울대학교 치과병원 원내생 진료센터

환자중심 의료커뮤니케이션 길라잡이

이명선·임정준·강창우·박일환·이민정·박신영

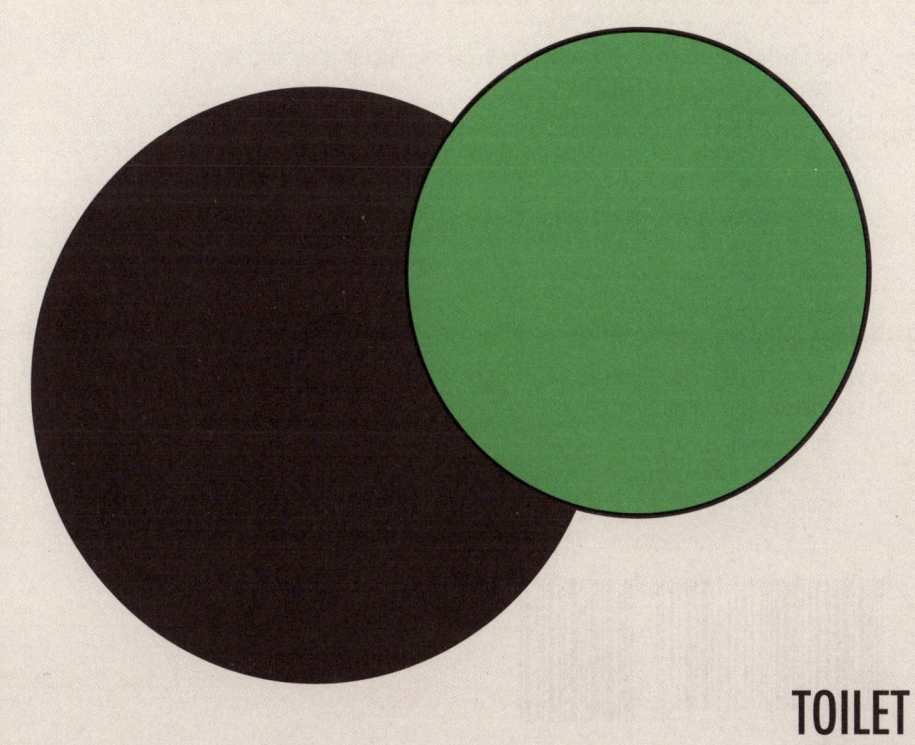

TOILET PRESS

환자중심 의료커뮤니케이션 길라잡이 © 2023

본 도서는 법에 의하여 대한민국 내에서 보호받는 저작물입니다.
무단 전재 및 재배포를 금합니다.

초판 발행일 | 2023년 3월 1일
저자 | 이명선 · 임정준 · 강창우 · 박일환 · 이민정 · 박신영
펴낸이 | 안나
교정 · 교열 | 박현아 · 김범진
삽입 이미지 디자인 | 박현우
펴낸곳 | 토일렛프레스
주소 | (06575) 서울 서초구 반포동 612-146
홈페이지 | http://toiletpress.com
전자우편 | ceo@toiletpress.com
인스타그램 | www.instagram.com/toiletpress_
ISBN | 979-11-977774-4-8(03510)

ISBN 979-11-977774-4-8